U0270517

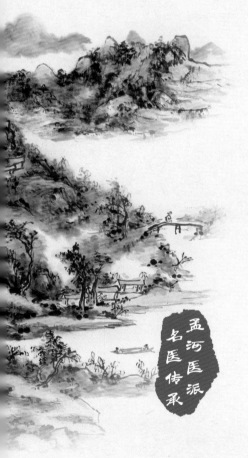

临证积验撷萃

丁林宝上海市基层名老中医专家传承研究工作室 编著

孟河医派名医传承

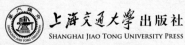

上海交通大学出版社
SHANGHAI JIAO TONG UNIVERSITY PRESS

内容提要

孟河丁氏内科自丁甘仁先生始,迄今已有百余年历史。世代更迭,丁氏内科传承未辍,其卓著的疗效、和缓平正的风格为人称道,享誉医界。丁林宝医生是孟河丁氏内科第四代医者,本书刊载他四十多年的部分临诊经验,有医论、医话、医案、膏方及用药经验等,从中展示他受惠于师承而又善于学习,不断汲取学识,治学严谨而不泥,守规而取于巧,临诊善于通变,化裁务实,既不失孟河丁氏内科的特色,又形成自己的学术特点和医疗风格,文笔简练,内容贴合临床,对临床中医学学者有学习和借鉴意义。

图书在版编目(CIP)数据

临证积验撷萃/ 丁林宝上海市基层名老中医专家传承研究工作室编著. —上海:上海交通大学出版社,2019
ISBN 978-7-313-21061-6

Ⅰ.①临… Ⅱ.①丁… Ⅲ.①医论—汇编—中国—现代②医案—汇编—中国—现代 Ⅳ.①R249.7

中国版本图书馆 CIP 数据核字(2019)第 047973 号

临证积验撷萃

编　著:丁林宝上海市基层名老中医专家传承研究工作室
出版发行:上海交通大学出版社　　　　　　地　　址:上海市番禺路 951 号
邮政编码:200030　　　　　　　　　　　　电　　话:021-64071208
印　　制:苏州市越洋印刷有限公司　　　　经　　销:全国新华书店
开　　本:710 mm×1000 mm　1/16　　　　印　　张:14
字　　数:230 千字　　　　　　　　　　　插　　页:8
版　　次:2019 年 4 月第 1 版　　　　　　 印　　次:2019 年 4 月第 1 次印刷
书　　号:ISBN 978-7-313-21061-6/R
定　　价:88.00 元

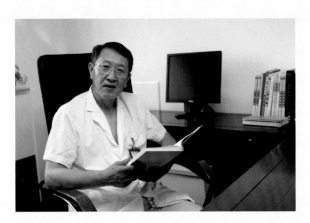

丁林宝 简介

1955年生，上海人，副主任医师。中医内科临床工作42年，师从中医孟河医派嫡传弟子、名老中医方宝华、席德治教授，是孟河医派丁氏第四代弟子。任上海市中医药学会亚健康分会常务委员，上海市中医药学会老年病分会委员，孟河医派传承学会理事。获"全国基层优秀名中医""上海市基层名老中医丁林宝传承研究工作室"等荣誉。曾发表论文数十篇，主编出版中医学术著作一部（中国中医药出版社出版）。

擅长：心脑血管疾病（心律失常、心肌梗死、冠心病、眩晕等）、消化道疾病（萎缩性胃炎、溃疡性结肠炎、慢性泄泻等）以及甲状腺结节、乳房结节、痛风、妇科病等慢性病的治疗及冬令膏方调治。

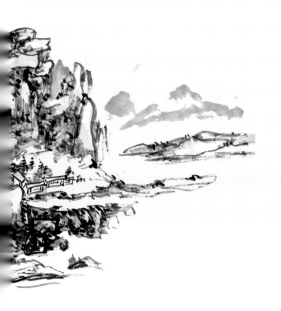

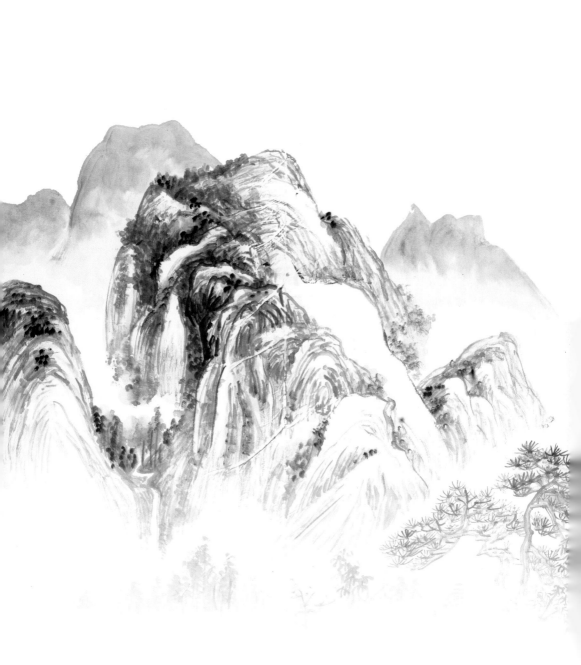

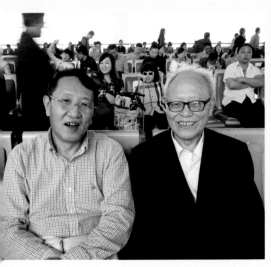

▶▶▶▶▶ 与上海市名中医王羲明先生合影

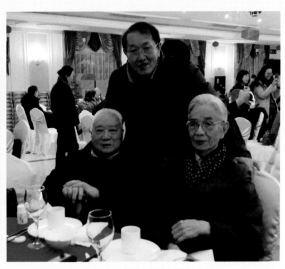

▶▶▶▶▶ 与名中医黄吉赓、儿科名中医程家正先生合影

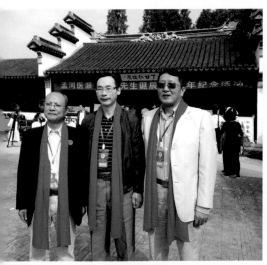

▶▶▶▶▶ 2015年12月参加丁甘仁诞辰150周年纪念会，与石氏伤科邱德华主任、上海市名中医党甫平之子党惠庆合影

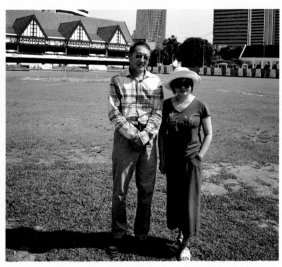

▶▶▶▶▶ 2018年6月参加广德组织马来西亚游，与曙光医院余小萍教授合影

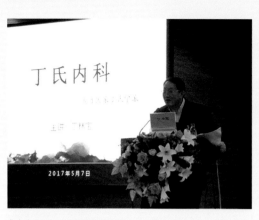

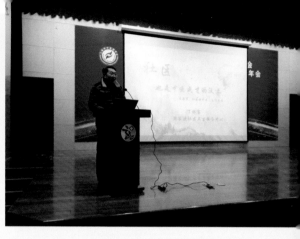

▶▶▶▶▶ 2017年5月在国家级中医流派学术
专场讲课

▶▶▶▶▶ 2016年12月在上海市中医药学术年
会上交流

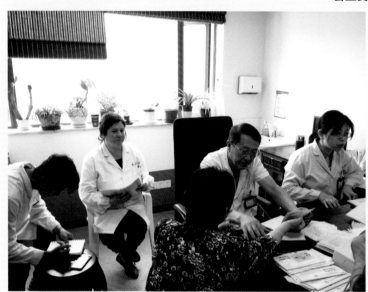

▶▶▶▶▶ 临床带教学生

▶▶▶▶▶ 2017年在德国罗
腾堡参加国际中医会议

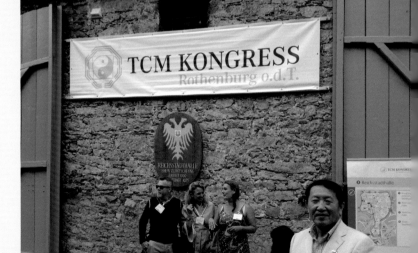

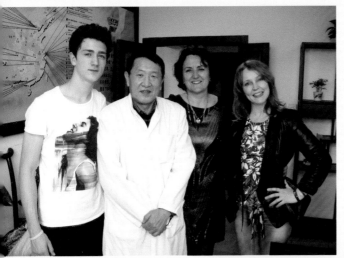

▶▶▶▶▶ 与法国患者合影

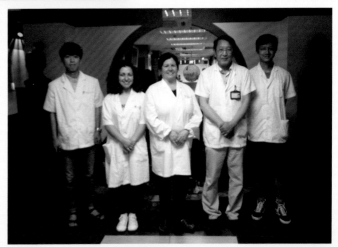

▶▶▶▶▶ 与来院留学生合影

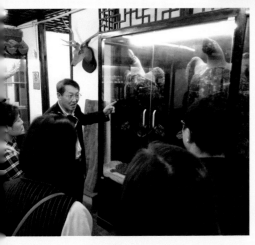

▶▶▶▶▶ 2016年5月，在益大百草园为工作室成员集体授课

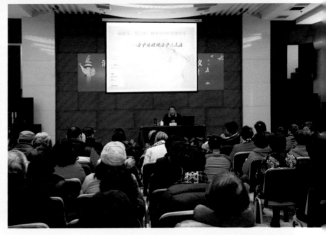

▶▶▶▶▶ 2016年2月在上海市居民健康大讲台讲课

编委会名单

------ ⟋⟍ ------

编委　王　珺　晏　飞　刘　畅　徐维娜
　　　吴卉丽　马　业　胡爽杨　程　愉
　　　高志欣　王麒凯
执笔　晏　飞　王　珺　吴卉丽

序　一

中医学要发展,继承为首要。没有良好的继承便谈不上创新和发展。丁林宝主任发轫于中医基层,数十年来孜孜不倦、沉潜力学,并在实践中对典籍理论、前辈的经验加以消化吸收,逐渐形成自我的感悟颖识,在学术上努力拓展,在杏苑辛勤耕耘不辍。他师承孟河丁氏内科,受孟河医风影响颇深,研习良有心得。为追求医术上的进步,他不闭门户,对其他医家之长、流派特色兼收并蓄,提升自己,丰富自己,以更好地服务于临床。

2015 年,他入选"上海市基层名老中医专家传承研究工作室"建设项目,这是对他四十多年在医学道路上勤奋和精益求精追求的肯定,也是一种激励。他带教的数名年轻医生全部来自基层医院,传授临床经验、医派之长。讲课内容和临证资料经归纳整理而成此书,内有医论、医案、用药心得、基础理论讲习等章节,切合中医临床实际,对有志于中医临床工作的医者可备为借鉴参考之用。此书即将付梓,欣而为之序。

国家级名老中医,上海市名中医,上海
曙光医院终身教授,上海市中医药学
会呼吸专业委员会顾问

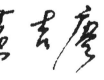

2019 年 1 月

序 二

在杏林之路上，要想成为有所作为的医生，当重视学习经典，继承前人经验，锲而不舍地在长期临床实践中，有所创见，逐步形成自己的诊疗经验和特色，在悉心为民服务中产生影响力。丁林宝主任就是这样一位从漫长的医途上走来，在基层的中医岗位上，以医德仁术济世，惠泽社会，受到赞誉。他从医四十年，学渊孟河，通过师承，得丁氏内科学术熏陶，遣方用药不求奇异，看似平淡，内藏法度，"醇正和缓"的孟河医风特征颇为鲜明。为提高对老年病、基础性疾病的临床疗效，他扎根临床，心摩研思，探先贤临诊奥秘，索不同医家之心法，重视其他名家的经验、学术思想，以之为养料丰富自己、完善自己，继承而不拘泥、发展而不离宗，融古训与新知为一体，临诊通常达变，追求实际疗效，从本书文字叙述中，可见一斑。恒兀兀以坚持，终有厚积薄发之时，成孟河丁氏内科忠实追随者和有所兼学的医家。

本书是丁林宝主任近年在临床上带教学生的经验传授之结晶，虽不是学术总结，但较突出地反映了他在医疗生涯迄今所积累的学术思想、处方用药特点和临诊思路。本书内容翔实，体例简约，脉诊清晰，案文分析不无精辟之处，也蕴含了一些理论创见和某些方面的突破，对阅者的医疗实践或有启迪。

是为序。

上海市名中医，国务院特殊津贴专家，
上海市中医院主任医师，上海市中医
药学会肿瘤分会顾问 王羲明

2019 年 1 月

植根基层沃土，服务社区百姓

——访周家渡社区卫生服务中心丁林宝医生

专家简介： 丁林宝，副主任医师，周家渡社区卫生服务中心中医科医生，孟河医派丁氏第四代弟子，上海市中医药学会亚健康分会常务委员，上海市中医药学会老年病分会委员，孟河医派传承学会理事，从事中医内科临床工作41年，曾获"全国基层优秀名中医"和"浦东新区社区名中医"等荣誉。

清华大学老校长梅贻琦曾说过："所谓大学者，非谓有大楼之谓也，有大师之谓也。"是说大学最重要的是大师而不是大楼。今天我们所到周家渡卫生服务中心楼也不高，但这里却有一位全国基层优秀名中医、上海市社区好中医，也是今天我们拜访的主人公，孟河医派丁氏第四代弟子——丁林宝。

服务于基层，出入于孟河

和其他出身于中医世家名中医相比，丁林宝医生走上中医的道路完全是听从国家分配而步入岐黄，在1972年，那个时代国家就业政策提倡"四个面向"（面向农村、面向工厂、面向基层、面向边疆），初中生毕业后根据国家的需要进行就业，而丁林宝则分配到了当时上海南市区卫生学校继续深造，学习当时很提倡的中西结合专业。三年学业完成，应区卫生局的需要将他和其他三名同学充实到当时卫生条件最为薄弱的周家渡卫生医院，把他们作为卫生储备人才使用，没想到这一干就是大半生，再也没有离开过基层。40年在基层门诊中耐心服务于每一个病人，让社区百姓受益于中医药的福泽、减轻民众求医的苦辛。

1980年，改革开放开始不久，万象更新，为适应新时期卫生需求，丁林宝被单位推荐入读上海市卫生局主办的中医大专班，在四年的大专班学习中，遇到了其人生中两位最为重要的导师——方宝华和席德治，两位孟河医派的传人，他也从此进入孟河一门。而在为期一年不间断地侍诊于方宝华身旁，丁林宝心中深深地为这位老师的"德医双馨"所佩服。他的这位老师乐善好施，拯黎民于疾苦中，默默耕耘，服务于百姓不计个人辛劳；临床上驾轻就熟孟河医派之法，疗效卓著，患者接踵而至；中医经典条文顺手拈来，探先贤临诊之奥秘，游刃有余。这些都影响着丁林宝后来的为人、为医之路。孟河医派临床诊病讲究"轻、清、灵、验"风格，这又极为符合基层就诊"一招灵、费用低"的需求，丁林宝从此扎进了深入学习和研究孟河医派的行列当中。

有孟河医派两位老师的谆谆教诲，加之有了多年的临床经验和扎实中医基础理论，丁林宝在后来的医疗事业中不断进取，节节攀升。率先在基层医院开展专科门诊，采用前人智慧结合自己临证体会，首创虎杖草薢汤和定搏汤，让痛风、心律失常的患者在家门口就可解决。每周定时坐诊"治未病"门诊，为社区居民进行体质辨识，建立中医健康数据库。进社区义务开展健康讲座，拉近居民与中医药的距离，让社区居民感受中医药的智慧和疗效。为社区医院研制协定方，让基层中医科疗效与临床服务能力不断提升，深得孟河医派医道的他，现年平均门诊量一万五以上也从容不迫。卫生服务中心成立"丁林宝社区名中医工作室"后，丁林宝更是将学术传承和科学研究提升了一个水准，承担并完成了市、区级各类各项科研课题。

师古不泥古，继承不弃新

丁林宝医生在治疗消化道、心血管疾病及痛风病症上小有建树，为周边群众所称赞。而他的奇招妙术仅仅是"辨证准确，用药精当"，以达到四两拨千斤的效果。作为孟河的传人，医学的道要追求"醇正和缓"，医学的术要追求"轻、清、廉、验"，才算是真正地学习到孟河医派的核心内容。然而仅仅牢记古人的医训还远远不够，"临证用药不能只是窠臼于口号和形式，更重要的是结合自己的临床体会，将这些理念应用到现今各种不同的疾病治疗中，掌握的是这种中医思维，面对新情况才可以手到病除。"对于如何学习古人的经验，丁林宝如是说。继承而不忘创新，现今社区以老年病、基础性疾病为多，丁林宝根据这些特点，不仅时研经典，还参加各类学术交流，学习和吸收当代中医名家经验，心摩研思，不断提高处病能力，在临床实践中形成自己的见地和经验，赢得了社区内外、甚至外省市众多求诊病人的好评。在学习和继承前人经验的过程中，丁林宝做了一件对他以及方氏整个师门都有继往开来的事情，那就是整理老师方宝华的医论和医案。历经约三年时间的文献整理，丁林宝从散落的发表文章、各种跟师笔记、同门师兄弟的侍诊札记中辑得方宝华医学精华，将老师的学术思想、临证经验汇集成册，同时对老师的整个学术思想进行了系统研究，这也为丁林宝继承老师的医术思想更进一筹，同时也完成其师的遗愿。

丁林宝时常用"治病不构古人成法，亦不趋奇之异，而宜通变化裁"来劝勉他的传承人，鼓励他们能在广泛继承前人经验的基础，敢于探索治病新方法，只有这样才能走出自己的特色，才能不被教条所左右而忘记去创新，做到广而后才能达到深，才可能有新见解。为了提升能力扩展见闻，他认为年轻人必要的时候需要出去寻访名师跟诊，在新境遇、新环境下他推崇师古不泥古，继承不弃新。

坚守医之仁德，传播医之文化

中医通过"望闻问切"这种医者与病人直接交流的方法使得中医能在解除病痛之外，还多了一层温度。丁林宝的诊室外面总是排着长队，平均每天个人门诊数达到 100 多人次，对每位病人来者不拒、详尽关照，用中医简便方法在基层解决患者疾病之苦，进课堂宣讲健康卫生保健之道，下社区义务就诊服务，几十年如一日的坚持，他的付出得到社会各界的认可，"上海社区好中医""全国基层优秀名中医"等光荣称号一个个接踵而来，而让丁林宝最开心的事莫过于在 40 年的基层医疗生涯中和很多病人成为亦医亦友的关系。早年由于工作忙碌妻子又在外地，让他无暇顾及自己孩子的换季衣装，有位病友得知后为了让丁林宝更加专心看病，每年春冬季都为他儿子准备一套衣裳，而这位病友的举动一下就坚持了十年。丁林宝说这也是他从医以来最为感动的事情，每每想起心中都涌现出一股温暖，他认为能被人认可高于其他一切荣誉，让他更加相信中医是有温度的，这种温度不只是医生对患者的仁爱，也可以是患者对医生的信任和理解。在周家渡卫生服务中心中医科有一个仁德馆，中心有个传统就是让每一名新进医生入职第一天都要走进仁德馆，让他们回溯一下自三国时代董奉行医济世的传承，让他们感悟"仁心、仁爱、仁术"的中华医道，让后来者成为忠实的"杏林守望者",让新来的医生坚守医之仁德。

古朴的走廊,中国风的诊室,墙上的中医药文化展板,让每个走进周家渡卫生服务中心中医科的人,首先在视觉上体验了中医药文化的核心价值,感官上加强了对中医药的认可。而在卫生服务中心的一隅,建有中医药科普走廊,廊上两边悬挂着常见中药的小故事,走廊的尽头又是一个中药百草园,可谓是方寸之间览乾坤,它们共同营造了一个中医药文化氛围,让中医药更贴近周边居民。这些中医药文化设置都是丁林宝在任中医科主任时精心打造的一张文化名片。中医药价值需要传播,中医之术也需要代代传承和播种,丁林宝作为上海市基层名老中医传承工作室的专家,孟河医派丁氏内科第四代弟子,深感责任和义务要将自己所学传授给年轻人,要把基层中医人培养好,以期社区中有更多杏林巧手。在此过程中除了一般的临床传帮带,还推荐学生加入孟河医学会,参观孟河医派故里,参与孟河医派学术讨论,引导学生从思想上走到孟河医派轨道上来。他说让学生传承孟河医派的精神,把孟河医术和口碑在百姓中扎下根,孟河医派才能代代繁盛。而今的周家渡卫生社区服务中心中医科作为上海中医药大学国际教育学院的实习基地,丁林宝希望通过这一机会,能让优秀的基层中医医生走到世界的面前,让世界各地喜爱中医的人继承和传播好中医药这一伟大的宝库,把中医药事业推向更大的舞台,福泽更多人群。

采访后记: 对于中医在基层,以及基层中医该有何作为,丁林宝医生谈了很多设想,感慨也颇多,而丁林宝借用毛泽东主席那句"风物长宜放眼量",来勉励自己以及未来有志在基层做番事业的年轻人的话,则足以体会其基层临床服务40余年的心路历程。那就是为医者需去掉浮繁的东西,安神定志保持一颗清心,在基层脚踏实地做好自己,服务好社区百姓,基层也是中医成才的沃土,相信每个人的头上都会有自己的一片天空。

陈稳根

(摘自《上海中医药报》2018年第51期)

目　录

第一章　医论 ………………………………………………… 001

第一节　分邪治则在湿热兼证疾病的应用 ………………… 001

第二节　概论膏方 …………………………………………… 002

第三节　苦辛合用,辛开苦降 ……………………………… 007

第四节　孟河医派丁氏内科 ………………………………… 008

第五节　浅议反流性食管炎的治疗 ………………………… 017

第六节　通阳非温补,在于温通 …………………………… 019

第七节　痛风的辨证和辨病用药 …………………………… 020

第八节　心律失常的治法和用药探索 ……………………… 022

第九节　学贵思悟,医者意也 ……………………………… 024

第十节　一代宗师,炳如日星 ……………………………… 026

第十一节　张景岳论治精要 ………………………………… 028

第十二节　治病需重视调气机 ……………………………… 032

第十三节　治胃通降为宜 …………………………………… 035

第十四节　治虚之本肺脾肾,重在脾 ……………………… 036

第十五节　治瘿之要,理气化痰兼以透散 ………………… 038

第十六节　结合体质辨识对社区痛风人群的中医药处理 … 039

第二章　用药经验 …………………………………………… 043

第一节　验方 ………………………………………………… 043

第二节　临床用药 …………………………………………… 047

第三章　医案和膏方 …………………………………………………… 056
　第一节　医案 …………………………………………………………… 56
　　一、鼻渊案 …………………………………………………………… 56
　　二、咯血案 …………………………………………………………… 57
　　三、咳嗽（慢性支气管炎急性发作）案 ………………………… 58
　　四、不寐案（一） …………………………………………………… 60
　　五、不寐案（二） …………………………………………………… 61
　　六、不寐案（三） …………………………………………………… 63
　　七、心悸案（一） …………………………………………………… 64
　　八、心悸案（二） …………………………………………………… 65
　　九、胸痹案 …………………………………………………………… 67
　　十、胃炎案（一） …………………………………………………… 68
　　十一、胃炎案（二） ………………………………………………… 70
　　十二、胃炎案（三） ………………………………………………… 71
　　十三、胃炎案（四） ………………………………………………… 73
　　十四、胃炎案（五） ………………………………………………… 74
　　十五、胃脘痛案（一） ……………………………………………… 76
　　十六、胃脘痛案（二） ……………………………………………… 77
　　十七、胃脘痛案（三） ……………………………………………… 78
　　十八、痛风案（一） ………………………………………………… 79
　　十九、痛风案（二） ………………………………………………… 81
　　二十、泄泻案（一） ………………………………………………… 82
　　二十一、泄泻案（二） ……………………………………………… 84
　　二十二、泄泻案（三） ……………………………………………… 85
　　二十三、带下案 ……………………………………………………… 86
　　二十四、痛经案（一） ……………………………………………… 88
　　二十五、痛经案（二） ……………………………………………… 89
　　二十六、头痛案 ……………………………………………………… 91
　　二十七、瘿病案（一） ……………………………………………… 92
　　二十八、瘿病案（二） ……………………………………………… 94

二十九、乳癖案 ·· 95

三十、带状疱疹案 ······································ 97

三十一、湿疹案 ··· 98

三十二、瘾疹案 ··· 100

三十三、汗证案 ··· 101

三十四、舌菌案 ··· 103

三十五、腰痛案 ··· 104

三十六、鼻衄案 ··· 106

三十七、便秘案 ··· 107

三十八、中风偏瘫案 ·································· 108

第二节 膏方 ·· 110

一、胃炎案(一) ······································ 110

二、胃炎案(二) ······································ 111

三、虚劳案 ··· 111

四、痛风案 ··· 112

五、胸痹案 ··· 113

六、心悸案 ··· 114

七、多汗案 ··· 115

八、耳鸣案 ··· 115

九、心悸案 ··· 116

十、不寐案(一) ······································ 117

十一、不寐案(二) ·································· 118

十二、眩晕案 ·· 119

十三、消渴案 ·· 120

十四、月经不调案(一) ···························· 120

十五、月经不调案(二) ···························· 121

十六、咳嗽案 ·· 122

十七、咳喘案 ·· 123

十八、带下案 ·· 124

十九、中风案 ·· 124

二十、遗尿案 ································· 125

二十一、肾病案 ······························ 126

二十二、泄泻案 ······························ 127

二十三、尿浊案 ······························ 128

二十四、更年期综合征 ······················ 128

第四章 中医学理论在基层慢性病处理中的应用 ········· 130

第一节 卫气营血及三焦辨证概要 ············· 130

第二节 伤寒论六经辨证理论 ················· 138

第三节 脏腑辨证理论 ······················ 180

第四节 三大慢性病的基层中医学处理 ········· 190

主要参考文献 ································· 205

编后记 ······································ 207

第一章 医 论

第一节 分邪治则在湿热兼证疾病的应用

温病学说在清代形成了较完整的理论体系,叶天士创立卫气营血辨证,吴鞠通确立三焦辨证。后世医家因之,在温病治疗中广泛遵循分邪、透邪原则。分邪,即风邪与温邪相合,采取风与热分而治之,以透风于热外;热邪与湿邪相恋,则渗湿于热下,不与热相搏而孤其势。邪可从汗解,也可以从小便去。湿热证以中焦脾胃为病变中心,脾为湿土之脏,胃为水谷之海。湿性属土,同气相求,内外相引,故湿热之邪易犯阳明、太阴,可见轻重不等的胸闷、脘痞、呕恶、腹泻等脾胃气机阻滞症状。湿热之邪传入手少阳三焦或是少阳胆经,可见湿热困阻胆腑、三焦之候,导致口苦、干呕、耳聋等症状,入厥阴,可见湿热蒙蔽心包或肝经动风等症。典型的湿热之邪入营血证,社区中医临床极少遇,有发生者大多已入上级医院救治。内伤夹湿热之症临证中殊多,表现在气分,在肺则咳常伴胸闷、头重等,在脾胃见脘痛或泄泻并伴湿阻之候,在胆则热多寒少、口苦胁痛等,以舌腻为湿,苔黄为热。论治湿热当辨湿热轻重、湿热交阻病位而定方,法则当遵叶天士所倡导:"渗湿于热下、不与热相搏,势必孤矣!""分消上下之势……杏朴苓等类,或如温胆汤之走泄"。分消走泄是湿热交阻的分邪之法。

肺系湿热证常与肺气不足、肺失肃降、肺气不固、痰湿蕴结相关联。痰为阴邪,加上湿邪,临床上痰浊蕴阻、痰热胶着是肺系疾病迁延不愈原因之一。临证用祛湿、化湿、燥湿药以分邪(如茯苓、厚朴、半夏、苍术、藿香类),同时清肺或肃肺或益肺降气,对湿痰、痰热或久咳不愈之肺部疾病常有桴鼓之效。

脾胃湿热证常与湿热蕴结、湿热交阻之消化道疾病相关。如胃炎,初起或病程较短者多夹有湿热症候,法先祛湿,湿祛热孤,继则治本或标本兼治法,方用连朴饮、藿朴夏苓类或泻心汤等以辛开苦降,亦可合治胃之剂分而治之。湿热泄泻急迫者,暴用分利,葛根芩连汤、白头翁汤佐分邪法以祛其湿,利小便而实大便,所谓"治泻不利小水,非其治也。"湿热蕴结少阳胆经,胆为奇恒之腑,在伤寒为少阳枢机,半表半里,温病设为膜原,见症如疟,往往热多寒少,口苦胁痛,临证慢性肝炎、慢性胆囊炎、胰腺炎夹湿热者多见,以薛生白所谓开达膜原,辛开辛泄,分利水湿,孤立热势并对因处理,可获明显疗效。湿热弥漫三焦,甘露消毒丹、杏仁滑石汤均为分消走泄之分邪方剂。前者用于湿热并重,后者用于湿重于热。湿热下蕴,膀胱气化失司,泌别失职,小便短赤不畅,大便下利,则淡渗分利,通调水道,茯苓、猪苓、滑石、通草、萆薢均是可选之品。肾系疾病如慢性肾衰、糖尿病肾病、痛风性肾病等凡兼湿热者,当以渗湿泄热,开启气化,分利水毒而减轻肾脏压力,病势可显著缓解。

湿热之邪不自表而入,由太阴内伤,湿饮停聚,客邪再致。内伤疾病兼夹湿热,往往给基础疾病治疗带来难点。薛生白提出:"热得湿而愈炽,湿得热而愈横。"湿热二分,则病轻而缓;湿热二合,则病重而速。温病对湿热兼证疾病的处理,或祛湿、化湿、燥湿、运湿,甚而分消走泄以分其湿,而颓其热,是临床治湿热常用的分邪方法。

第二节　概论膏方

一、膏方的定义

膏方,又称"膏滋",是中医学丸、散、膏、丹、汤五大剂型之一。膏方组成药物较多,可追求多种功效,口感较好,因其特点不同于一般中药制剂,既可治病去疾,又有强壮体质、改善和恢复机体功能的效果,适用中医学内、外、妇、儿等科慢性病、基础疾病的扶正祛病,也可用于现代亚健康状态、免疫功能低下等人群的调理与防病,纠正偏颇体质,平调阴阳,强体抗衰。

二、膏方的分类

现代膏方有两类。一类按规定处方,批量生产制作,上市销售,处方常为中医学既成方剂或对于常见病的验方,适用人群较广泛,如市场上所售的"十全大补膏""洞王长春膏"之类。另一类是由中医师根据患者体质、病证,经辨证而处方之,再经加工制成,一人一方,针对性强,用药数量相对较多,功效也更强,这种个体化的膏方形成,也更为当今民众所接受。

三、膏方的由来

中医学膏方的出现,在秦汉时期已有文献记载,如战国时期的《五十二病方》、东汉末年的张仲景《伤寒论》,均载以膏方治病。晋葛洪《肘后备急方》、南北朝陶弘景《本草经集注》均有膏方载录。彼时膏方多为外用治病,迨之唐宋金元时期,膏方更广泛地运用于内外科病证的治疗中,对虚劳功效得到肯定,疗虚却病之剂开始增多。从《千金要方》《外台秘要》都可见诸多膏方记载。金元时代膏方补益强身作用得到充分重视和发挥,所遗文献记载甚多,如元代《饮膳正要》一书收录了牛髓膏子、羊蜜膏、天冬膏等,指出膏方壮元阴,益精气,助胃润肺。明清时代中医学传统理论经过较长期的实践和历史积淀,至此已臻于完善,具备较完整的体系,膏方发展也进入成熟时期。当时著名的医家层出不穷,如李时珍、张景岳、王肯堂、徐甫春、叶天士等在其著作或临证实践中论及养生,重视膏方在慢性病的调理、强身延年方面的作用。膏方运用呈现由却病疗疾向防病补虚方向发展的趋势。直到近代,中医名家在膏方运用上更有发挥,孟和丁甘仁擅以膏方施治疾患,著名中医学家秦伯未著有《膏方大全》《谦斋膏方案》等书。一些颇有经验的医者,入冬也是门庭若市,膏方需求应接不暇。直到中华人民共和国成立以后,膏方需求仍为旺盛,"文革"开始,膏方因各种原因而中断。改革开放至今,膏方运用重新复苏,并在疾病治疗领域内发展甚为迅猛,临床医师也积累了相当丰富的运用膏方防治诸多常见慢性疾病的经验,治疗范围不断扩大,临床疗效也不断提高,值得我们去学习了解,从而提高应用临床膏方治病养生的业务能力。

四、膏方的相关理论

目前专论"膏方"的书籍和文章不多,从依稀可稽考的论"膏方"著作和文章并结合自身实践体会,认为"膏方"作为一种有特殊功效的中医学剂型,有其相关的理论基础涵盖。

1. 命门学说

命门内藏元阴元阳,是人体最本源的基础物质,主宰机体的阴阳功能状态,协调阴阳平衡,五脏发挥其生理功能均有赖于命门所藏之元阴元阳,是主导人体的生长、发育、转归、预后的重要因素,肾虚命门不足便是疾病和人体虚弱衰老的内在之因,故处膏方必须重视对肾和命门的调治。

2. 气血、精气理论

气血是人体最基本的物质,气血充盈、正常活动是人体生理活动得以维系和保障,气血各司其职,气能生血,气能行血,"气为血之帅";血能载气,血能资气,"血为气之母"。气血协调运行,濡养全身,机体功能正常。在病理上,气虚、气滞、血虚、血瘀可令人之全身或局部出现病理症状。故膏方治疗调气血之法,必参入于其他治法之中,以调理气血达平和之态。精有先天后天之分。先天之精,得之父母;后天之精,乃脾、胃、肺等脏腑纳化外界物质而成,并不断充养先天之精。精是构成人体脏腑形态,气、血、津液的物质基础。精与气、血、津液之间有密切联系。《素问·阴阳应象大论》认为"气归精";亦认为"精化为气",精气互生,在肾阳蒸化下,变为元气,支持生命功能。精与血,《诸病源候论》中指出:"肾藏精,精者,血之成也",是指精气充盛,血液才能正常生化。津液也是精的组成部分,内渗于骨室,补益脑髓。精可养神,神赖于精,精盛则神旺,精衰则神去,形消体枯。养精是历代医家在养生中非常重视的法则。《类经》提出:"善养生者,必宝其精"。惜精旺神是养生要旨,故在膏方治疗中,用补肾填精以充养肾精,滋养形骸,资助脏腑功能。

3. 救偏却病理论

邪正相搏,形势消长。罹病后,邪气可使机体的正气破坏削弱,而正气具有保护机体免受邪气伤害,减轻、减少伤害或消除邪气的作用,此乃虚实病机。病态中,正邪力量对比是动态变化的,有强弱盛衰,进退消长转化,决定了疾病的好转、痊愈或是恶化,甚至死亡的不同预后或转归。扶正祛邪是针对虚实病机而采取的治疗原则,针对正气不足的补法,针对邪气之盛的泄法,两者相互为用、相辅相成。临床膏方病者,多以慢性病、虚损性病为主,病程往往迁移、纠缠,有本虚标实,因邪气伤正,也有因虚致实,如气虚血行不畅之瘀血阻滞、脾肾亏虚、水湿痰饮内聚等。故医者处膏方当明察邪正所处状态,细辨病因病机,扶正祛邪要有权衡,掌握用药法度,处膏方当如近代中医学家秦伯未所指出:"膏方非单纯补剂,乃包含救偏却病之义"。

4. 养生理论

中医学有四时养生理论,根据四季特性"春生、夏长、秋收、冬藏"有相应的养生方法。《素问·四气调神大论》详细介绍:"春三月……夜卧早起,广步于庭,被发缓形,以使志生,生而勿杀,予而勿夺,赏而勿罚,此春气应,养生之道也,逆之则伤肝……",这是指春天养生方法。书中也记录有夏、秋、冬相应的养生法则,体现"天人相应"的理论内涵。中医学养生理论还包涵了阴阳五行学说,将四季特性和更替规律与人体功能状态紧密联系,在养生、保健及治疗上强调顺时而治的原则。如《素问·上古天真论》曰:"淳德全道,和于阴阳,调于四时。"也总结出养生原则,"春夏养阳,秋冬养阴"。在养生方面,中医学对冬季尤为重视。冬令,主封藏,主寒冷,在自然界万物肃杀,生长缓慢或暂停生长,事物以收敛状,减少消耗,内部则进行物质能量积聚储备以期当春再发生。万物之灵长的人类亦然,冬季的活动能力会相应减少,这有利于精微物质吸收积累,强体抗病,改善虚损状态,亦为来年机体正常运行创造良好内环境,提高抗病能力。

5. 治未病理论

中医学治未病在黄帝内经中早有论述。近年来,治未病理论和实践推广工作方兴未艾,未病先防,已病防变,瘥后防复,治未病思想经广大中医人努力宣传,已为大众所接受。现代中医学膏方正是体现了这一治未病思想。

当今社会生活工作节奏加快,压力陡增,亚健康状态人群增多,膏方已不仅仅局限冬令服用,四季都可以处膏方,既有荤膏,也有素膏,还有颗粒剂膏方等。无论何种膏方剂型,其治疗的理论基础是相同的,膏方组成原则也是相同的。

五、膏方的组成

一张膏方,君、臣、佐、使用药应分明,通常君药可有5味药左右,针对主病或主症起主要治疗作用。味少,而分量重,乃对证之要药。臣药可5~10味,用于辅助君药加强治疗作用。所谓臣,即臣护君也,助君药发挥专一而主要作用。佐药,可用15味左右,是协助君药以治疗兼证,或用以减轻与消除君、臣药之过于峻烈之药性。使药,起引经或调和诸药物性味的药物,一般为5~7味。一料膏方通常为汤剂处方10~14帖。处方配伍精当权衡,勿盲目追求大而全,品种过多,药味超量,浪费药物而不得宗旨;也要避免药味不足,功效不达。处方者要有较扎实的临床功底,具有整体和局部的处方平衡能力。膏方的细料常用类:如各类参、羚羊角、鹿茸、紫河车、蛤蚧、藏红花、三七粉、冬虫夏草等。有些细料在收膏时直接加入,有的需另煎、烊冲、另炖或单独处理后浓缩收膏时加入。膏方

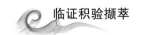

所用胶类,主要是阿胶、龟板胶、鹿角胶等,要正确选择胶类药物,如填肾精补肾阳当选鹿角胶,滋补阴血当选阿胶,养阴兼清虚热以鳖甲胶与龟板胶为宜。辅料如冰糖、红糖、饴糖、蜂蜜、木糖醇作为膏方中的调味剂,可掩盖药物的苦酸味,便于膏滋服用,本身也有一定的功效,如冰糖有和胃润肺、化痰止咳作用,饴糖有缓中补虚之用,糖类还有助于膏滋剂的固定成形。一剂膏方用糖量多为 250~500 克。糖尿病患者处膏方,常选用木糖醇替代。

六、膏方的组成原则

膏方的组成原则是医者在漫长的实践中逐步形成的共识,虽非行业标准,却是膏方治疗实践的结晶,显示出其独特功效。膏方建功全在缓缓图治,长期服用尤应防偏颇,既防补益太过而恋邪,亦勿使攻邪太过而伤正,防温热太过而动火,亦应注意偏寒凉而伤脾胃,滋养运化得当,升散潜藏运宜,故处膏方应考虑周全,用药设法求以平衡原则。

1. 寒热温凉需平衡

辨析患者体质,务求精细。人体阴阳为统一体,但非静态,时时处于互动平衡状态。即使在病态状况下,机体也是存在阴阳平衡的调节,只是这种调节不能发挥最佳效果,于是方药作用是去除病因而助人体调节平衡。故用药切不能见阴寒则以一派温热,见热则一派寒凉。膏方服用时间较长,如此必生弊端,为医者所造次,标本不保,反滋生彼颇,邪气不服。阴中求阳,阳中求阴当为处膏方的辨证思维。

2. 邪正标本处理平衡

临床服用膏方者,多为罹患某些慢性疾病并表现为虚损为主导的临床过程,虽夹杂标实,有因虚而起,因虚而不能愈,故治法当以扶正祛邪。虽言扶正,亦应注意不肆以补之,补益过之反恋邪;但若轻投补剂,亦有残邪不去之弊。当以标本同治,补正兼以泻邪,邪去则补自为得力。两者权衡,心中明了,掌握适度。

3. 注意气机动静升降

人体气机出入升降无所不在,故处方药要考虑气血、脏腑的生理特性,药物性味的升降,动静之不同,准确运用配伍。如肺在高位,用药宜轻,非轻不举;肾病宜重尚可降达于下;脾胃中焦,升降之枢,升降平调。又如施以温阳发散为主,当酌加养阴、收敛之品,以防其升散太过而劫阴津,以滋肾育阴补血,补气培元为治,稍佐理气行血通利之品,以防药性滋腻不化,气滞不行而生腹胀不适。调脾胃是中医学主要的治疗方法。脾为后天之本,胃为受纳之器,饮食药饵全赖其消运受气取汁,化生精微,充养机体。李东垣治杂病而重脾胃的学术思想尤应在膏方中体现。健脾而顾护胃气以壮中土之化生,生化有源,乃强身壮体之基础,提高抗病的能力。顾护脾胃,药物芳香消导,亦利于膏滋吸收而不腻呆,故膏方中常于滋腻药中配以砂仁、佛手、陈皮、枳壳、六神曲、焦山楂、谷麦芽等以助消运。而利膏方服用无碍,增进饮食受纳,使膏方功效更完美地体现,令服用者真正领受到膏方的特殊功效及其魅力。

第三节　苦辛合用,辛开苦降

辛开苦降法是中医学一治疗大法。以辛味药和苦寒药组成方剂,用于治疗气机不畅所致疾病的一种方法。以辛、苦药开启机体郁闭之气机,同时借助苦味药向下降泄给邪以出路,两者反佐相合,用之得当,则阴阳得调而和,病可自愈也。从药性分析,辛味药性走而不守,具分散、行气作用,主开通;苦味药具沉降下行,两者相合又是和法之属。苦、辛两类不同性质药物合而配伍指导,最早见于内经《素问·至真要大论篇第七十四篇》:"阳明之复,治以辛温,佐以苦甘,以苦泄之,以酸补之。"仲景《伤寒论》立泻心汤以寒热并用,苦辛通降治痞证之寒热错杂,为后世医家所效仿。迨之清代,叶天士在《临证指南医案》提出:"微微苦以清降,微微寒以宣通"这一见解,"辛开苦降"法为首次明确提出。继之温病四大家之一吴鞠通提出:"非苦无能胜湿,非辛无能通利邪气",指出药性苦寒的药物与药性辛热的药物组合应用能渗湿,能通利,揭示了辛开苦降法配伍的机制及其作用内涵。故辛开苦降法形成有其历史渊源,是历史上医家从实践中逐步形成乃至成熟。后世因之,并通过临床医者不断实践、总结,丰富了"辛开苦降法"的应用内涵,不但运用于脾胃病、湿热证气机失调,也运用于多种内伤杂病、脏腑功能失调等病证。

辛开苦降法的配伍法则是以苦寒与辛热药物合用,原本相反的药性配伍于一个处方中产生一种新的整体功能,主要用于寒热错杂之病机,这在临床上见之并不鲜少,有上热下寒、外热内寒、脏腑偏热偏寒交杂、疾病胜复纠缠等。比如胃炎、胃痞,寒热错杂,脾胃升降失调,临床上单以苦寒或辛热之品均不能收效,甚

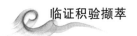

至会加重症状，以苦、辛同用，则寒热平调，并能调节气机升降，降阳和阴，气机得复，升降得宜，气化复常，而病向愈。代表方：半夏泻心汤，方中以半夏、干姜和胃降逆，温中散寒；黄芩、黄连苦寒清热和胃；党参、大枣益气和胃，起辛开苦降，寒温并用，攻补兼施之效。现在也有医者延用于反流性食管炎、胃炎寒热错杂者，均有良效。

又如湿热证，胶结不化，阻遏气机，以辛开苦降，宣畅气机而利湿热泄化，如王孟英之连朴饮，均是典型辛开苦降之方。此外，如左金丸、苏叶黄连汤、二妙丸等均是此法之方剂，其机奥在于辛以开宣，苦以降泄畅通气机。百病气为长，治病先调气机，从这点来讲，辛开苦降法非独用于中焦或湿热。三焦之病，无论外感内伤，有寒热相兼、虚实夹杂致气机失调，均可以寒、温、苦、辛恰当配伍，以调气机在先，并据证配合他药，参以使用更切病机，可收到事半功倍之效。

寒温并用，辛开苦降常有对药，临床医者各有颖思心得。举例，黄连一药配对就有如下几种：黄连配肉桂、黄连配砂仁、黄连配细辛、黄连配苏叶、黄连配半夏、黄连配厚朴、芩连配姜夏等，所举上述药对，或可启迪思路，举一反三，寒温同法，苦辛配伍，辛开苦降，常为有经验的临床医者用来治疗较为复杂疾病的手段和方法。

第四节　孟河医派丁氏内科

孟河医派是我国中医药近代史上一支影响力巨大的学术流派。费、马、巢、丁四大家，丁甘仁是集大成者和弘扬光大者，是孟河医派的杰出代表。他学养厚实、造诣高深、医效卓越。晚清、民国初期蜚声医林，名震大江南北。他又是中医教育事业的伟大先驱，开中医办校之先河，倾心教育培养中医后继，从学弟子中不少亦成国医高手、著名中医大家。丁氏学派学术传承延续至今，影响犹在。丁氏内科现已作为海派中医研究项目之一。

一、丁氏内科形成渊源

1. 根植孟河医学

丁甘仁是孟河四大家后起之秀，也是"丁氏内科"奠基人。

丁甘仁(1866—1926)，名泽周，字甘仁，江苏武进孟河镇人。孟河地处苏南，位武进西北,河川秀丽,物产丰富,人文繁荣。中医学于此昌盛久远。费、马、巢诸家医术名播四方,孟河医学誉标列省。

费伯雄(1800—1879),清代名医,以调治内伤杂病见长。清道光年间二度应诏入官为皇太后、皇上治病,均获良效,受赐匾额"活国手"。他倡导"医醇和缓",理念为孟河医者所共享,成为孟河医派显明的学术特点,是孟河医派奠基人。

马培之(1820—1903),内、外、喉三科兼擅著称,曾应诏为慈禧诊病,赞他脉理精细,受赐"务存精要"匾额,声名显赫。

巢崇山(1843—1909),擅内外二科,刀圭之术独到,早年行医沪上,名闻遐迩。

孟河诸家有着渊源家学,之间有一定程度的协作、交流、知识和病者的共享,由社会人文活动产生。如诸家成员之间亲属关系、姻亲关系等,由此发生学术交融,既利于巩固诸家在当地的医疗主导地位,也促进了学术交叉、精粹化的发展趋向。

丁甘仁根植于得天独厚的孟河医学环境,度过了六年的学医生涯。

2. 学融诸家之长

丁甘仁自幼聪慧过人,少年已能文章。因家道不畅,未及束发(12岁)即拜师学医。初师马仲清(也是马氏医家一员),后又受业于族兄丁松溪(费伯雄门人),继又侍学于名家马培之。得马氏内、外、喉三科之长。后外出行医于苏锡地区(吴门医派),学到"叶、薛"温病门法,尤于"轻灵"方面颇为收获,于沪上向孟河三大家之一——孟医巢崇山学刀圭之术,问业于经方大师汪莲石,得伤寒六经辨证真谛,获益匪浅。

丁氏学风勤笃刻苦,沉潜力学,兼收并蓄,功底日益深厚,亦善思考,敏悟融会,通晓内、外、妇、儿、咽喉诸科,为日后发达于医界打下坚实基础。

3. 发轫沪上,终成一家

丁甘仁未及弱冠(1884年)外出行医,最初亦为不畅,由苏锡移业沪上初期,也是备尝艰辛。来沪第四个年头,出现转机,因坐诊仁济慈善堂,治愈众多贫民,名声不胫而走。1896年,沪上流行时疫"烂喉痧"(即猩红热),丁甘仁以马氏治喉之法与"温、伤"二法结合,内外同治,十分有效,因而名声大震,他的医学才能得到发挥。因名而利,他的经济状况也大大提升,后置业于白克路(今凤阳路)人和里设诊室行医。由于其医术精湛,医德高尚,广为患者拥戴,求诊者比肩接踵,

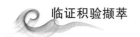

门庭若市,车水马龙,未及中年已驰名海内。同辈上海名医夏应堂说:"丁甘仁先生穷研致理,内外兼善,悬壶海上,户限为穿。"可见其诊疗盛况。

1912年,上海再现痧疫流行,丁甘仁妙手救厄无数,为此,孙中山书"博施济众"匾额,以资勤勉。

纵有名声,在学术上丁甘仁仍虚怀若谷,常常秉烛夜读,这是他在繁忙的一天诊务结束后的习惯。亦与当时沪上名家如唐容川、张聿青、余听鸿等常相交往,不断吸取各家之长,在临床内、外、妇、幼、喉科及疑难杂症无一不精。而在医治外感热病方面更卓有成效,成为造诣高深、理法全面、方药独到之医界巨擘,名震大江南北,成为孟河四大家之——丁氏学派。后创办上海中医专门学校,开中医办校之先河。在沪南、沪北设立两所广益中医院,培养门人,不少佼佼者如程门雪、黄文东、王一仁、秦伯未、张伯臾、章次公、许半龙、陈耀堂、严苍山、陈存仁等,这些中医大家我们耳熟能详。他的后代、儿子、孙辈如丁仲英、丁济万、丁济民等十余人继承家学,都有建树。还有后继者、再传弟子不计其数,并有大家出现,如上海四名国医大师,其中三位均受益于"丁氏内科",他们是丁氏学派第三代人物。

1926年,丁甘仁先生过劳成疾,经治不愈,于8月6日逝世,享年62岁。他留给后人的学术经验、学术思想是中医学珍贵的财富,值得我们探讨、研究、学习。

二、丁氏内科学术特色

丁氏内科突破了伤寒派与温病派分立的格局,开创了伤寒温病统一论的新学派。丁甘仁治疗外感热病,打破常规,独出心裁,采用伤寒辨六经与温病辨卫气营血相结合、经方与时方并用的新方法。

丁甘仁继承孟河医学的"醇正和缓"的学术风格,认为"和缓"乃先贤遗风,"和"则无猛峻之剂,"缓"则无急切之功。在他处方用药上,大多以"轻灵"见长,即便是重症顽疾都治法平淡、处方精炼、药量轻灵,既不伤患者的脾胃,又有利于疾病的治愈,擅长"轻可去实"之法。

丁甘仁治疗内科杂病,妙用祛湿诸法。他认为江南为湿地,湿邪内困,每使症情复杂,善用解表散湿法、通痹除湿法、健脾逐湿法和消肿祛湿法等。

丁甘仁在治疗时疫喉痧时,体会此病"以畅汗为第一要义","重痧不重喉,痧透喉自愈"。他自拟一套治喉痧方,结合外用吹喉药,疗效显著。

丁甘仁一生勤勉笃学,致力于中医学术至臻完美,对历代医籍钻研甚深,兼收各家之长,医道渊博,学术精良。作为孟河医派的杰出代表,秉承了孟河医派的学术理念,药尚轻灵。平淡之中深合法度和机奥,兼熔伤寒、温病于一炉,对外感热病处理独创一法,喉痧重透,风温善变,利在速战,湿温缠绵宜于宣化,急病救治善用变法……这些既是他临证之长,亦彰显他的学术风格和特色。所遗著述有《孟河丁氏医案》《脉学辑要》《药性辑要》《诊方辑要》《丁氏套方》《喉痧症治概要》及《伤寒六经辨证定法》等书,是留给后人的一份珍贵学术遗产,亦借以是对丁氏内科学习研究之资料,可归纳如下几个方面。

1. 学融古今,融通各科

丁氏内科最大亮点在于学术兼容。丁甘仁是"勤求古训,博采众长"的忠实实践者。根植孟河医学,精研医理,上涉"内、难",下及"叶、薛",各家之说,内、外、儿、妇著作,重视精读,格言、警句,甚至整段章节熟记在心,深于剖析,取其精华,融百家之长以养自身。"学无止境,见闻宜广"一直是他的学习主导思想,在学术上择善是从,不存偏见,认为中医学各科虽然技法不同,然皆为中医学瑰宝,医理贯通。如以借鉴相融,不啻有利患者就诊,犹可提高疗效。通过不断学习求教,终成通晓内、外、妇、儿、眼耳鼻喉科的医家。同时代名医夏应堂说:"丁甘仁先生,系出孟河,孟河固多名医。先生耳目所及,取精撷华,益复上追古人,穷研至理,熔古铸今,内外兼善,盖无病而不治,无治而不瘥者也。悬壶海上,户限为穿,社会推为良工,医界让为巨擘。"诚则斯言,其名声及至办校学子趋之如鹜,桃李遍及全国,逐至形成一大学派。

2. "温伤"兼熔于一炉

丁甘仁潜心研究《伤寒论》与温病学说的辨证施治原则及应用方法历数十年。通过临床实践,深入体会,认识到两学说不能对立,若融会贯通,因人因病制宜,才能取得最佳效果。他以平和的心态、发展的眼光,提出了灵活融会伤寒、温病二大学说的主张,从创新视角化经方、时方于一炉,提出学《伤寒论》法而不拘泥于其方,学温病学说而不拘泥于四时温病的主张。倡《伤寒论》与温病学说的辨证方法在临床诊治时互相补充联系,二学说之方药可密切结合,同时采用。由此他创立了许多具有明显丁氏学派特色的新方,这些方子在具体病例应用中,往往达到比单用《伤寒论》方或温病方时有更高的疗效。因而后来仿效丁氏理法方

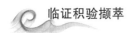

药者无数,伤寒、温病之争终渐偃旗息鼓。

在丁氏遗著中,随处可见温伤兼容的治法方药,如在治疗寒邪传阳明除用葛根汤外,还采用藿香正气散宣化中焦湿滞;风温类病证除用辛凉清疏、清瘟息风涤痰等时方外,也兼以用麻杏石甘汤、白虎汤,甚至参附龙牡汤回阳救逆之法。他指出:"温病用参、附、龙、牡等,是治其变证,非常法也。盖人之禀赋各异,病之虚实寒热不一,伤寒可以化热,温病亦能化寒,皆随邪势的传变而转化。"

他的温伤兼容治法是对中医学外感热病处理的发展。

【举方】感冒:体虚冒邪,乍有寒热,胸闷纳少。先宜疏解。

川桂枝(一钱半),赤茯苓(三钱),嫩前胡(二钱),葱白头(二钱),大白芍(三钱),生枳壳(一钱半),象贝母(三钱),荷叶(一角),紫苏梗(三钱),粉桔梗(一钱),薄橘红(一钱)。

上方中桂枝、白芍是桂枝汤药,其余均为温病时方中药。

3. 药尚轻灵,轻可去实

用药轻灵是丁氏一贯的学术思想,这也与孟河医派奠基人费伯雄主张的"医醇和缓"学术理念是有联系的。费氏曾说:"天下无神奇之法,只有平淡之法,平淡之极,乃为神奇。"丁氏在长期临诊中,药量尚轻,也是丁氏学派医风标志。从其所遗的有剂量的方子中,每药通常为 4.5~9 克,少者如用黄连仅用 2 分(0.6 克),而常能收到四两拨千斤之效。看似寻常之方,却内含机奥无限,是建立在精准的辨证基础上,寥寥数味而击中肯綮,实乃非凡的临床功底使然。亦以其重视吴门叶氏"轻可去实"学术见解,以轻药治重病在其遗案中随处可见。他强调投剂无效时必须细究原因,是药不对症或药不胜病,切不可任意加重药量以致变生弊端,带教中再三叮嘱学生:"药量无可再加而又无法可施之时,可以运用轻可去实之法。"

【举方】虚损:培养气血,柔肝通络。

潞党参(一钱半),白归身(二钱),大熟地(二钱),生姜(一片),云茯苓(三钱),大白芍(二钱),广陈皮(一钱),红枣(三枚),生白术(一钱半),大川芎(八分),厚杜仲(一钱半),炙甘草(八分)。

丁氏实质对药性研究甚深,善于精心选药,强调用药法度、善用、妙用、巧用。在其《药性辑要》中对每药说明详细而多有发挥,其轻灵处方实极具匠心,是深邃学验功底的反映。

4．脉理精要，指下明了

传统中医学重视脉证，孟河医派尤为重视，诸家均乃诊脉高手。丁甘仁脉诊研讨精湛，他全面对照参证王叔和的《脉经》、李时珍的《频湖脉学》和《奇经八脉考》、李士材有关脉学辨析著作及陈修园之脉论，去芜存菁，由繁返约，又吸取有费伯雄珍藏之蒋趾真《秘传脉诀》心得，兼收并蓄，重视八脉。八脉为诸脉纲领，认为"能穷浮、沉、迟、数、虚、实、大、缓八脉之奥，便知表里寒热盛衰邪正八要之名"。诊脉之道，首要寸口，重申寸口诊脉重要性，阐述寸口之脉能知三因之病，二十七脉可探求疾病之深浅吉凶。他编著成《脉学辑要》以陈修园论脉篇起，继则以李濒湖、蒋趾真论脉为主体，参以自己的体验，为初学者提供了切合实际、临诊实用之脉书。诚如他所指："脉学为四诊之一，辨之不详，则临证茫然。"《脉学辑要》尽得脉理真谛，使脉诊重得要领，脏腑分邪正八要，诸脉辨析其体状、主病类相、对举、兼至，辨析细致入微，多有卓见，使后学得以启迪，指下明了，使脉学得以发扬。

5．喉痧之治，独有心法

喉痧为时疫，又称烂喉丹痧，传染迅速，有朝发夕毙，夕发朝亡者，易发冬春。治法上丁氏继承了马家经验兼以"温、伤"二方，在他所遇的二次在沪上流行烂喉丹痧疫情施救高出同道，疗效卓著，诊愈万人之多。并总结出治喉痧三层用药次序。喉痧初期，当表则表之，而后可清则清之，可下则下之，并提出喉痧"以畅汗为第一要务"。轻则荆防败毒散，重则麻杏石甘汤。疫邪化火，由气入营，以清营解毒佐以疏透，冀邪气从气分透出而解；重则犀豉汤、犀角地黄汤等方加减。此外，外用吹药，如加味珠黄散、锡类散等。在他所著《喉痧证治概要》中对该病作了全面精要的论述，体现"重痧不重喉，痧透喉愈"之要义。

在丁氏医案中甚多治喉痧验案，善用透药随处可见，治法精当，切合病机，活人无数，医功医德彰然，亦为后世留下此病中医学处理的珍贵经验。

6．杂病百症，法多用活，兼重脾胃

丁氏所诊病证甚广，而每有良效在于他深厚的中医功底；也在于他对前人所用之法的深入研究，均归纳整理，谙熟了然于心，结合自身实际经验，充分发挥，临证通变，灵活运用于每一病例，取得最佳疗效。在其医案中，随证变法为常而有法度。如治中风，有育肾阴柔肝息风法、涤痰浊畅通经隧法、通腑气导热下行法、降肺气承制肝阳法。祛痰更有息风化痰、通络化痰、开窍涤痰、顺气化痰、运

中涤痰、通胃涤痰、清热化痰、祛湿化痰……根据具体病例,更掺入和营通络、涤痰通络手法,均据证随机变法灵活选用,特色明显,体现绳规活法的治学精神。

对各种病证及重症病后调理特别注重调理脾胃,时时顾及脾胃之气为补给营养之源泉,治杂病参以东垣治脾之理在他的大量医案中随处可见。有统计显示:仅《孟河丁氏医案》处方648张,以补气药为君者最多,人参、黄芪为君者达165张,占26%。方中常见有构成四君子汤合二陈汤加用川贝母之框架,蕴含丁氏重益气健脾、化痰燥湿的学术思想。

7. 危急救治,机宜特点

丁氏凭借深厚功底,善于思考、善于沉着应对,在无数次危急救治中积累丰富经验,形成治疗急症用药思路的学术思想。

强调把握大证时机为首要。急诊出现、多见危象,千钧一发,攸关生死,亟当把握时机。如伏温夹湿、邪陷正虚、气郁不适、四肢厥冷,即应取四逆散,意在救治转危为安。温病内陷少阴导致神昏症状,于此关键时刻,即放弃温为阳邪,忌投热剂之规,评审大证以温治温之变法急于回阳敛阴,投参附龙牡,庶可化险为夷。

善用轻清透达是丁氏每起急重症多用技法,邪入营血,仍可透热转气。强调不仅营分之邪可透热转气,血分之邪也可转出气分而解,此论有补叶氏未备之处。擅用涤痰开窍法应对神志昏迷是他多用之法,叠进加减温胆汤以涤痰醒神亦是他极救危厄创见之一。此外,尚有吐血量多不止,运用降肺平肝之法;疼痛顽重之时,善用疏肝理气以畅达气机定痛,均乃其救危独到之处。

8. 制方化裁,套路精到

丁氏临证用方,在"用其法而不泥其方"的学术思想指导下很少直接照搬、施用前人或当代方,而是根据疾病的实际病情编制出崭新处方。处方有以经方为主,也有以时方为主,或经、时方掺和再予以加减而成。他的处方数量之多难以数计。以已出版的书籍、医案中估摸有数千张之多。每方都是在据理立法基础上创设。然于理法基本相同情况下,由于病证、舌脉有异而创治方亦有区别,这在《丁氏套方》中尤为彰显。以外感咳嗽为例,《丁氏套方》中有外感咳嗽夹风热案,拟予祛风清肺而化痰热之法;而外感咳嗽夹痰湿案,拟予祛风宣肺、和胃化痰之法。两者同为外感风邪而咳,治法亦同用祛风宣肺,同用前胡、蝉衣、象贝、桔梗等。然因兼夹症候不同,用方有异,前者兼夹痰热故加入桑叶、牛蒡子、瓜蒌皮、芦根等以清热化痰。而后者兼挟痰湿,故加入半夏、橘红、枳壳等以燥湿化痰。同中有异,方药熨帖。类似案例很多。制方甚为精到,运古方化裁而不失中规,化新奇而仍折以中矩,形成丁氏制方套路,切合理法,用之皆验,又富有特色,亦为丁氏对中医方剂学之贡献和发展。

三、丁氏内科传承和现状

丁甘仁是近代杰出的中医学家,也是有卓越成就的中医教育家。其所创办的上海中医专门学校后由其长孙丁济万执掌,并更名为上海中医学院,直至1948年停办,历时三十二年,连续办至三十届。师资优秀,所聘教授皆为当时医家名流,如谢利恒、曹颖甫、夏应堂、余听鸿等。培养出大批中医优秀人才,如程门雪、秦伯未、许半龙(此为丁氏三大弟子)、陈存仁、章次公、陈耀堂、张伯臾、严苍山等,这些是丁氏内科第二代代表人物。

第三代也是人才辈出,频出名家、中医学教授、主任医师,内、外、妇、儿、伤骨、针灸专家广为其人。有的虽为他科著名传人,但内科功底仍为精湛,如外科名家顾伯华、针灸大师尤益人、石氏伤科传人石仰山等,均得益于丁氏内科的传授,并在自己从事的专业中,融入丁氏内科的学术理念,促进了专科精粹发展。

这二代弟子是海派中医学的中坚力量,获国家级荣誉称号者殊多。上海四名国医大师中三名均渊学于孟河丁氏内科。

也有兼任医疗行政领导者,如秦伯未、章次公曾为国家最高卫生行政机构之中医顾问。上海中医药大学的首任院长程门雪、继任院长黄文东及近年的严世芸校长为中医的传承、培养后继作出贡献。这是外姓弟子传承概况。

丁门直系也培育出为数不少的优秀子孙,问世家业承其术。其长子早逝,立长孙丁济万为传人,次子丁仲英及孙丁济华、丁济民、丁济南,丁济万之子丁景源,丁济华之子丁景孝,丁济民之子丁一谔等皆继其志,行岐黄术而各有建树。

丁氏内科家传家谱图如图1-1所示,共十位子嗣承业。丁氏后代中丁济万医名尤为突出,其身材修长,外貌、举止行为颇似其祖父,非常聪明,深得丁甘仁喜爱,得其精心教育,如丁氏套方即为丁济万所制,以规其范、绳其法,可谓深得真传,立为继承人。后诊业极其繁忙,声名亦宏,又执掌中医学院(1926—1948),兼顾教学医院的诊务,言传身教,丁氏内科的特色、学术精粹弘扬于后。第三代传承教育,其主力当出于其门下,包括国医大师裘沛然得之真髓,对"温伤一体"

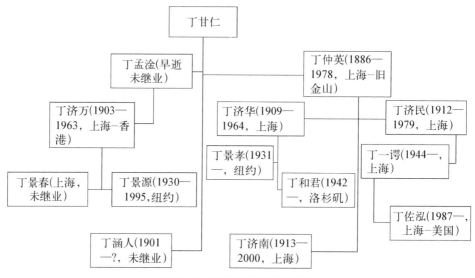

图 1-1　丁氏内科家传家谱图

学术思想极为提倡,是忠实的追随和运用发挥者。我的两位老师,席德治(系丁济万内弟)、方宝华及我熟悉的一些第三代名家如胡彭寿、黄吉赓、王義明等前辈均是丁济万弟子。

如今在中国的港、澳、台地区及世界诸地的中医事业,仍活跃着不少丁氏内科后继者,影响波及五洲。

"和缓轻灵"是丁氏内科显明的学术特征。几代相承至今,真正受到丁氏内科学术熏陶的医者,大多数在自己的临床实践中信奉和保持这样的风格,用药不多,药性亦多平淡,虽有兼顾,仍不失轻灵之长,犹在对湿热、温病处理的疗效显著,或温伤兼用追求实效。

【举方】荐宝华师常用沙参麻黄方:南沙参 10 克,炙麻黄 6 克,前胡 10 克,光杏仁 10 克,赤茯苓 10 克,江枳壳 6 克,苦桔梗 3 克,知母 10 克,贝母 10 克,连翘 12 克,冬瓜子 12 克,鲜芦根 12 克。

是方用于风温初期,咳嗽不绝,痰黏气逆,口渴不仁,舌质红苔薄腻,脉细数带紧。

病机:风温痰热逗留,肺气宣肃失司,治则散风温化痰热。方中特点:沙参与麻黄相伍,麻黄伤寒经方多用之,此用以其性温透散之功,沙参伍之防其燥热而润肺,方中枳壳、桔梗乃丁氏所习用之药,谓天地升降汤,一升一降而利肺气宣肃,此二组药是丁师常用治咳对药,合时方加减,治咳效如桴鼓。笔者曾写了总结案例,发表于《上海中医药杂志》。

受师承影响和启发,本人临床处理胃疾较多,十分注意理气药的轻灵运用,慎用开破之气药,以通降为主柔理为辅,旨在恢复脾胃中枢的升降之性,较快缓解胃疾胀痛之症。并在临床上,对处病先调气机理论与和缓轻灵用药的思路融合,用于多种杂病处理,秉承了取法用药平淡的风格,在实践中受益良多。本人系丁氏内科第四代门人,同辈之中,丁氏内科后人,像我一样受之裨益不少。

丁甘仁逝世行将百年,丁氏内科学习传承现已至第五代。对这位近代杰出的中医学家、中医教育家及丁氏内科的研究活动虽有断续但未终止过。近十年来出现了官方或民间组织的孟河医派学会。2008 年,常州孟河成立了"孟河医派传承学会",主要是以丁氏内科为主兼孟河费、马、巢氏后人参加的民间组织,参与的主要成员是沪上丁氏门人。学会自筹资金复原建成了丁甘仁故居等配套建筑,设立了孟河医派书院,学习活动不断,吸引了全国各地及海外丁氏内科后人加入,约 300 人。2015 年举行了丁甘仁诞辰 150 周年纪念会。学会在常州设有孟河医派名医堂,沪上医家定时前去坐诊,并在继承工作中大力推进对孟河丁氏内科的学习继承力度,从各地中医药大学毕业生中挑选了一批有志于学习继承丁氏内科的学生,结对拜师,在孟河书院学习,临床带教主要在沪上跟随尚健在的第三代老先生。

此外,学会不断推进丁氏内科传人学术著作的编撰。国家中医药管理局、中医药学会、地方政府都给学会以莫大的关心和支持,对丁氏学派传承做出了切实的努力,让丁氏内科代代相传,造福人民,让先辈留下的科学、文化遗产得到保护并发扬光大。

第五节 浅议反流性食管炎的治疗

反流性食管炎是临床上常见的一种疾病,患者症状多种多样,有的可无任何不适;有的以反酸、胃灼热、胸骨后灼热感或不适感为主;也有的表现为咽中异物感,吐之不出、咽之不下、酷似中医学的梅核气;严重的可以因为反流性食管炎引起夜间入睡呛窒,长期不愈,可造成食道黏膜溃疡出血,妨碍饮食,引起呕吐。反流性食管炎与中医学的"郁证""噎膈""反胃"关联,病因多与情志不畅有关:肝

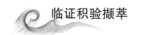

郁气滞,横逆犯胃,胃失和降或过食肥甘,或脾虚湿盛,痰浊内生,肝脾失和,中焦气机不畅。早期邪浅症轻,病在气分,后期可入血分,阴血受灼,气、火、痰、瘀交阻胸膈,上延咽喉,甚而发为膈症。

本证的主要病机是胃失和降,浊气上逆。病变脏腑在肝(胆)、脾(胃)二脏。临床表现多症型,常见以脾胃湿热、肝气郁滞居多。病由饮食不节,情绪不畅,过食辛辣煎炸甘厚之品,湿热蕴结中焦,肝郁化火,挟湿热壅滞中土,升降不利,浊气上逆。治疗上主张以祛邪为主,以清膈降逆,涤痰散瘀为主,辅之以疏肝理气泻火为法。具体运用当切合病机,以降、疏、清三法合参处理为宜。降:降逆,使胃火浊气下降,六腑以通为顺,复胃气和降之性。疏:既指疏理肝气,亦指疏导痰、瘀、食积之邪,使腑道不致壅滞,浊气上逆。清:既指清泄湿热之邪,也指清心火、痰火、郁火。备选方有温胆汤、旋覆代赭汤、泻心汤、丁香柿蒂散、橘皮竹茹汤、左金丸等,可单用或组合使用。药物选用,清膈降逆药:半夏、黄连、枳壳、旋覆花、枇杷叶、代赭石、竹茹、柿蒂等;涤痰降气药:瓜蒌皮、竹茹、半夏、枳实、莱菔子等;和血散瘀药:赤芍、郁金、丹参、桃仁。如胸膈或胸骨后疼痛者宜气分药与血分药合用,如元胡与乌药、香附与三七、制没药与木香;疏肝理气解郁药,如柴胡、川楝子、郁金、佛手、合欢皮、木蝴蝶、生麦芽等;清火药如生栀子、黄连、黄芩等。

治反流性食管炎重视调理脾胃升降枢要。久病、病程反复发作者,一般理气药难以治愈病例,调枢机升降有利提高疗效。升降药对如枳壳配桔梗、沉香配升麻、杏仁配瓜蒌、竹茹配刀豆子、桔梗配牛膝、木蝴蝶配柿蒂等。升中有降,降中有升,升降得宜。

反流性食管炎多为经久不愈,虚实夹杂,阴液不足。食管失于濡养而吞咽干涩不适、口干舌红者,治宜润燥适当,据证选用麦冬、玉竹、生地、玄参、杏仁以资濡润;血虚者配用润养补血之品,如白芍、何首乌、枸杞子、桑葚等,并可酌加枳壳、佛手等微辛理气药物,以求润养不滞,兼助和胃通顺之功;有脾胃虚弱本证,当以健脾胃同治,以香砂六君子汤主用。病程迁延,临床表现有反流性食管炎主症兼见食少、无力、胸闷、舌质紫暗是为气滞血瘀之证者,当以行气化瘀,可选择血府逐瘀汤或桃仁红花煎之药。

反流性食管炎治疗亦有从胆胃同治,责之胃气不降,胆火上冲,见呕吐、吞酸、嘈杂等症。近代名医张锡纯设降逆汤:生代赭石18克,青黛6克,清半夏

9克,生白芍12克,龙胆草9克,吴茱萸3克,生姜6克,野台参(党参)6克,录方于《医学衷中参西录》,现代用之仍效,体会本病初期或复发症状较剧者,可较快缓解症状。也有医家在辨证基础上加入辨病用药,如鹅管石,有扩张食管之作用;娑罗子行气宽胸利膈,宣通食管,对胸骨后隐痛,刺痛用之效验。威灵仙历来用于治骨鲠在喉,现在亦运用于治疗食管疾病,这些均可用于临床。

第六节 通阳非温补,在于温通

通阳即通阳治法,适应证为阳遏(即阳气阻遏)。阳气具有流动性,呈布散状态,弥散于五脏六腑、四肢百骸、五官九窍,具有温煦、温养作用。《素问·生气通天论》言:"阳气者,若天与日,失其所则折寿而不彰……"。当机体发生病理变化时,阳气功能受阻遏不通,人体会出现相应症状。造成阳气阻遏原因责之于阴邪,如寒、痰、饮、湿、水等,因其凝结、黏滞、留踞特性,而阻碍阳气流动。如阴霾笼罩,阳光难以敷布不得温散,患者可表现为寒凝遏阳、寒湿遏阳、痰浊遏阳、饮停遏阳、湿阻遏阳等,即如丁甘仁所言"阳气不利之处,即浊阴凝聚之所"。阳气窒闭,为浊阴所阻遏,失却敷布、温煦,见症以怕冷、畏寒为主。但阳遏与阳虚尚有不同处,冷在局部为阳遏,在全身者意为阳虚;冷在病时多为阳遏,在平时者多为阳虚。阳遏失于推动表现为凝滞不通,气机不畅,往往可见痹、痞、满、痛等征象。如阳气痹阻于胸,则可见胸闷、胸痛(如胸痹);阳气痹阻脘腹,则受纳运化无力,胃脘痞闷,呕吐痰涎清水,或脘腹痛、便溏等中阳为寒、痰湿所阻遏;阳气痹阻于四肢,见冷重、冷痛症状等。

因阳遏气化受碍,亦令津液生成、输布、代谢异常,变生出湿、痰、水、饮等邪,又进一步加重阳气的阻碍。故阳遏属于"邪气"之实证,治疗上非给予温补,应以温通切合病机,以通阳法予之。

通阳即为通达阳气。叶天士指出"欲去浊阴,急急通阳"。如何通阳,叶氏又言,通阳必用辛热,即在温阳基础上才能通阳。具体运用当先明阳遏之因,病因一除,则阳气自通。当散寒、祛痰、化饮、祛湿、解除阳气阻遏之因,使阳气通达、通透、复阳气流动、敷布、煦养之性。若阳遏因于寒凝,法主温散通之,药如薤白、桂枝、细辛等;因于痰浊壅塞,以化痰通之,药如半夏、薤白、瓜蒌、细辛等;因于饮停,主温化而通,药如桂枝、半夏、白茯苓、白术等;因于湿则以化利渗湿而通之,药如厚朴、苍术、草果、砂仁类,或以淡渗如白茯苓、泽泻、薏苡仁、通草、淡竹叶等。

通阳法常用病证如痰饮、水肿、胸痹、寒湿痹症等,通阳法不局限于辛散、温散之通阳,清代叶天士治温病、湿温证有范例。他在《温热论》中说:"热病救阴犹易,通阳最难……通阳不在温,而在利小便。"蒲辅周先生概括为:"淡以通阳"。通利小便,俾三焦弥散之湿,达膀胱而去,阴霾湿浊既消,则热孤委久自透,阳气得通。此乃通阳法常中有变,给后世医家颇多启迪。吾师方宝华先生乃中医肾病专家,常以通阳法治肾病,后期肾功能受损之肾阳不足、水毒内聚证,以通阳利水屡获良效。现代中医学以通阳法治多病,后期阳遏阴浊证之报道亦多见,如糖尿病并发脉管炎之脱疽,已故中医名家奚九一先生行瘀之中以通阳泄浊法兼之,获得良效,为通阳法在实践中灵活使用,类似案例不少,可资临床借鉴。

第七节　痛风的辨证和辨病用药

"痛风"之名最早见于梁·陶弘景《名医比例》,症类"痹证"和"历节"等,故归此范畴。元代朱丹溪之《格致余论·痛风》专论本病,"彼痛风者也,大率因血受热已自沸腾,其后或涉冷水,或立湿地,或扇其凉,或卧当风,寒凉外博,热血得寒,污浊凝涩,所以作痛,夜则痛甚"。此论述可视为古代医家对本病发生机制早有周详认识。明代《寿世保元·痛风》记载:"夫痛风者,皆因气体虚弱,调理失宜,受风寒暑湿之毒。"对痛风,亦有诸多古代名家,各有论述,其治各有出方。现代已认识到"痛风"是嘌呤代谢障碍所致的代谢性疾病。病因病机概括为饮食因素,六淫外邪诱发,脏腑功能因素,责之脾、肾运化泄浊不力,内生湿浊,郁蓄积滞,阻于经脉,血气为邪气所闭,湿热浊毒流注关节而现疼痛红肿。治疗上,西医以拮抗尿酸为主,药如秋水仙碱、别嘌醇等。现代中医学临床处理,在继承前人理论的基础上进行辨证,方药类证,虽以"痹证"论治,同时也借鉴西医之说,撷选出一些具抵抗尿酸作用的中药参入同用,明显提高了临床疗效,且无西医不良反应之弊。故治疗痛风,辨证、辨病用药,已成为中医学治疗痛风的一种优势,悉为临床医家所认可,并用之于实践。

痛风有急性期、缓解期之分,以关节肿胀疼痛为主症,且血尿酸升高为临床诊断要点,据不同症状表现可概括为以下几种症型。

一、湿热蕴结型

症见局部关节红肿热痛,发病急剧,病及一个或多个关节,可有发热、恶风、口渴、烦闷不安、小便短黄、苔黄或黄腻、脉弦滑带数,治以清热利湿,通络止痛。自拟虎杖萆薢汤:虎杖、萆薢、土茯苓、车前子、百合、威灵仙、海桐皮、川牛膝、薏苡仁、苍术、黄柏、赤芍,以通利关节,引湿热下行,凉营止痛。

二、痰湿阻滞型

症见关节肿胀、甚而关节周围漫肿,局部有酸、麻、疼痛感,或见"块"和"瘰",硬结不红,可伴有目眩痞闷、舌胖苔白腻、脉缓或弦滑之脉象,予以苍芥二陈汤(自拟),药物如苍术、白芥子、山慈姑、半夏、象贝母、皂角刺、白术、白茯苓、薏苡仁、威灵仙、桂枝、陈皮等,以消利痰浊,通络散结。

三、瘀浊阻滞型

症见关节肿胀刺痛,甚而局部变形,屈伸不利,肌肤色泽紫暗,舌质紫暗或有瘀斑,脉细或沉涩,可予以桃仁红花煎(药略)加入虎杖、威灵仙、山慈姑、海桐皮等,行瘀通络消肿。

四、肝肾不足型

此证型多为缓解期状态,关节疼痛常不明显但血尿酸仍偏高,亦有虚象,如精神易累,腰膝酸软,常伴耳鸣头晕、口干、颧红舌红少苔、脉细弦等,予以加味左归饮(自拟),以左归饮加入虎杖、威灵仙、千年健、海桐皮、桑枝等,以补益肝肾,强筋健骨疏络。

四个基本证型均在辨证基础上加入辨病用药。如湿热蕴结证型方合四妙丸以导湿热下行,入虎杖泄热散瘀通络,其提取物有减轻炎症、抵抗尿酸作用,萆薢、土茯苓、百合、海桐皮均可抵抗尿酸,且有泄浊通络之功,尤其百合、山慈姑富含植物秋水仙碱,直接抵抗尿酸。痰湿阻滞型选方取清代医家沈金鳌之苍术二陈汤改变,入白芥子去皮里膜外之痰且有散结作用,象贝母碱性亦以抵抗尿酸且以化痰散结。肝肾不足型以左归饮滋养肝肾,兼顾泄浊通络而入海桐皮、虎杖、威灵仙、川牛膝、虎杖、桑枝通泄兼施。

痛风缓解期,亦可以中药方代茶频饮,以扶正泄浊为主法,缓缓图功,防治痛风复发,自拟痛风茶方,扶正药物:黄芪、黑豆、淫羊藿以益气补肾健脾,泄浊药物:玉米须、土茯苓、百合、药物有抗尿酸之功用,亦取泄渗利湿作用,促进尿酸排泄。

现代药理学研究分析,具有抗利尿酸药有百合、山慈姑、虎杖、海桐皮、大叶金钱草、青皮、象贝母、萆薢、玉米须、土茯苓、六月雪等,以后当还有新的中药被挖掘发现。上述药物可作为治痛风辨病用药,但亦应据药物性味参入相应的痛风症型,是为当今提高中医学治疗痛风疗效的一条现实途径。

第八节　心律失常的治法和用药探索

心律失常乃心搏异常,患者自觉心中悸动、惊惕不安,甚则不能自主的病证,属于中医学惊悸和怔忡范畴,病位在心。历代医家对本证各有己见,有主惊扰,主水饮,痰迷,主虚劳、血虚、瘀阻等,并遗有治本证的一些方子。著名的如张仲景《伤寒论》中的炙甘草汤,即是治伤寒后气血受损之心动悸,脉结代之方药。心为君子之官,乃心神之居,脉之宗,血之主,对各脏器和物质具有统领和主宰的作用。故《内经》说:"心者,五脏六腑之大主。"心脏的活动主要由心气作用来实现,而心气又赖心阴、心血的滋养,心阳的推动,从而推动血液灌溉百脉,营养脏腑、经络、肌腠、百骸。生理上相互依承,相互为用,体现君子之官作用。若因禀赋不足,年迈体弱,或疾病所伤,损及心之阴阳,则"心病"生矣。现代社会生活节奏增快,琐事烦恼,思劳过甚,化火伤津,暗耗气阴,心气受损不足或心气郁滞,推动不畅,血脉涩行,藏神失常,致心悸、胸痹等证发生。在脉象上有相应表现,如脉缓或速,或结代,如心动过速、心动过缓、期前收缩(早搏)、心房颤动(房颤)等。临床上,心律失常患者以心气阴不足为多。乃忧劳过度,有时代因素,益气养阴法是治心律失常的基本法则。生脉散、炙甘草汤常作为治心悸之基础方。心律失常主乎心又不囿于心,与肝的疏泄功能也密切相关。心与肝,五行上属火,属木,木生火是母子关系,心主血脉,主神明;肝主疏泄,主藏血。疏泄得宜,气机得畅则心脉亦调畅,血运正常;若情志不适,长期忧思不解,则疏泄无端,心气郁结,神明不宁,夜不成寐,心之气阴暗耗,心神失养,惊悸恐虑,以致心律失常频频而作。故在心律失常治疗中,亦当注重对肝气的调畅,以逍遥散、四逆散等方药选择参入以疏泄肝木,理气宣通,而利心气畅行。入选药如柴胡、郁金、川楝子、绿梅花、淮小麦、玫瑰花、薄荷等。

治心亦应调肾,盖心与肾为水火之宅。肾藏之精,元阴、元阳根居肾命。心君与肾水相容,阴阳相调。心阳依靠肾阳资助煦养,肾水有赖于心火之温化推动。心肾相交,水火即济,两脏功能为常。心肾不交,心之阴阳失调则无以主血脉,心神失以涵养,易于发为心律失常之证。故治心亦当配合调肾,从培补肾阴、肾阳入手,庶使肾元得固,水火相济。左右归丸、金匮肾气丸等方可加减参与治疗之中,并注意培补肾阴、肾阳药物的温凉平衡,遵"善补阴着,必于阴中求阳;善补阳着,必于阳中求阴"之义。如用肉桂配黄连;入附子、桂枝可适量加入天麦冬、枸杞子、女贞子;用淫羊藿、巴戟天常可与知母、黄柏为伍。兼以培补肾元之法对禀赋不足、久病虚损或中老年患心律失常者,可提高疗效,有利于稳定病情。

心律失常,病久不愈,必有痰瘀。痰源于津液,乃水谷精微不归正化之病理产物;瘀是血脉运行不畅之产物,久病入络,病势痼结,阻滞气机,致使心律失常缠绵难愈。痰瘀并治,亦常应贯穿于心律失常治疗之中,权衡痰浊、瘀血之轻重,斟酌用药。偏痰浊者以化痰祛浊为主,半夏、苍术、茯苓、远志、石菖蒲、瓜蒌皮,以至薤白、桂枝通阳化痰,均可择用;偏于瘀者,以活血化瘀为要,三七、川芎、桃仁、丹参、红花甚至没药、三棱破瘀药都可选用。务使痰消瘀散,气血畅和,利心律复常。

在长期临床实践中,临证体悟,心律失常有不同证型,病因病机有异。历史遗方如炙甘草汤、天王补心丹、柏子养亲汤、归脾汤仍为对因治本之良方,可为医家临床参考应用。因时代因素,疾病成因亦有变化,心律失常之证往往虚实兼之,心之阴阳气血失协不调,发为是证。从西医角度认识为心脏窦房结功能受损失常,故从辨证辨病角度用药,不失为处理心律失常可探索之路径。鉴于此,笔者自拟"定搏汤"治疗心律失常,临床观察有较好疗效,相应论文发于《上海中医药杂志》2015 年第 1 期。

【定搏汤处方】虎杖 30 克,葛根 15 克,丹参 18 克,郁金 12 克,桂枝 10 克,毛冬青 30 克,甘松 3 克,黄精 15 克,玉竹 15 克,五味子 10 克,三七 6 克,红景天 12 克,磁石 30 克,炙甘草 9 克。

此为治心律失常基本方。方中虎杖为祛风湿治痹痛之品,现代药理学研究其有明显的抗心律失常作用。葛根治外感解肌,现代药理学研究所含葛根素可降低垂体后叶素所致心律失常的发生率,改善心肌缺血,并有抑制血小板聚集作用。甘松辛香以开心结,改善窦房结功能。毛冬青性平无毒,有解毒清热之功,其活血通络作用常用于闭塞性脉管炎、胸痹瘀阻。现代药理学研究指出毛冬青有扩张冠状动脉、抗心律失常、抗房颤等作用。丹参活血化瘀,可改善心脏微循环,减轻心肌缺血,增加耐缺氧能力。黄精、玉竹和五味子有养阴、强心、宁神的作用。三七、红景天强心行瘀,提高心肌耐缺氧能力。磁石、五味子起镇纳安神明之用。

定搏汤从心气、心阴、心阳、心血等方面多靶点用药,以调摄心主血脉,心主神明之功能,庶使心律复常,改善和缓解心悸、胸闷、气短症状。谓"定搏汤"实不止于治疗期前收缩(早搏),对心缓、心速患者可增减运用。方剂组成既借鉴参考现代药理学,亦以传统治心悸方中取舍通变使用。

加减:心速者可加抗心律失常药,如珍珠母、龙齿、苦参等;心缓者去方中葛根(葛根有类β受体阻滞剂作用),选加茶树根、细辛、麻黄以提高心率;房颤者可加用附子、黄芪强心;气虚者可加党参、黄芪、太子参等;阴虚者可加用天麦冬、龟板;血虚者加熟地、当归等;兼痰者选用半夏、苍术、陈皮、瓜蒌皮等;血瘀明显者增加祛瘀活血之品,如蒲黄、桃仁、红花、益母草等;阳虚者酌加附子、肉桂、仙茅、淫羊藿等;有热象者可加用知母、生栀子、黄连等;气郁者加柴胡、郁金、青皮、淮小麦等药;肾虚者加用山茱肉、菟丝子、淫羊藿等。

定搏汤尚可与传统方子配合应用,如偏气阴不足者与生脉散合用;气血不足者与炙甘草汤或四物汤、归脾汤合用;与天王补心丹合用可治心律失常偏心阴不足,心火偏旺证型;兼水气亦可与五苓散、真武汤合用。

上述乃在实践中揣摩思考,努力提高治疗心律失常临床疗效的治则和用药探索,尚有粗疏,有待进一步在实践中不断探索完善。

第九节　学贵思悟,医者意也

自古以来,论治学之道多讲勤学、苦学,这自然是对的,但要达到学识的高境界,不能仅停留于勤、苦学态,还必须要勤思、多悟。悟是思的结果,勤而不思等于食而不化。当然,思而不勤也是根基不牢。学中医须学经典,中医学典籍浩如烟海,恒兀兀以穷年,如学而不能思悟,即便皓首穷经,也只是白发死于章句,成寻章摘句老雕虫耳。

悟是对所学的东西进行由表及里、由实及虚的思考、研究而出现的认识升华，需要社会实践及丰富的学养。对多数人来说，悟比勤更难。既业于杏林，必从学终身，追求成为一名良医。有的人读书不可谓不多，治学也不可谓不严，记诵能力不可谓不强，但终无立识，亦无突破，流于平庸，缺失点悟，应是重要原因之一。每个行业都有顶尖高手，他们成材的途径，大多有勤学和善于独立思考的因素。悟也是学习的一种方法，是学习的更高级状态，学中医善悟者更易领会学术的精妙、医理之细微，也常会予以启迪而形成自己的学识，在诊治中形成自己的创见。从效率上来讲，善悟者，学习效率更高，成良医之路的努力或更为有效。从中医学历史上看，不乏古代科举不第者，不为良相，就为良医，不走举子路而从医业，很快立足于医林，蜚声社会。这既与他们掌握的扎实人文基础知识有关，也是学而敏悟，机颖明发所使然。学中医者，悟性好坏，确实与学业进步快慢有关。而悟性高低也确实有点天分因素。然则悟性也是可点点培养的，那就是丰富的学养。

中医学是含有许多人文知识内涵的医学。因此，学医者既要学专业知识，也应学习完善自己的中国文化内涵，应涉及历史、天文、地理，甚至文化艺术，诸如书法、绘画、诗文等，丰富内心、灵活心智，既志虑渊微，亦思纵悟横，自然对学医思悟能力提高大有裨益。

医者，意也。自古中医传授，多以师带徒的方法随师临诊，有难以用语言明其理处，只可意会，不可言传。孙思邈在《千金要方》中说："医者意也，善于用意，即为良医。"医者意也的内涵深刻，中医学主体的诊疗方法以阴阳五行、天人相应等，按其特点进行推理、演绎，结合脏腑、经络、气血平衡、内外病因等因素，形成诊疗思维模式，是医者灵活运用意象思维的高度概括，代表一种科学实用的思维方法，但又有难以表述性等特点，比如藏象和脉象，是具体和抽象相结合的表述，肺为华盖，有通调水道作用，泻肺利水，提壶揭盖而利水排出，似乎代表了部分泌尿系统功能，从现代生理学、解剖学来讲是不通的，而在临床治疗中确实存在这样的功效。又如涩脉脉象如轻刀刮竹，更只能意会。中药学的四气五味、升降浮沉、寒热温凉、阴阳偏胜、补泻攻益、君臣佐使，方药配伍药量增减变化之妙，难以一言释之，只有通过临床体验和习者悟性，意会心领其中细微精要，按中医学思维方法学习，方可事半功倍，较快地成为一名有经验的临床中医师。

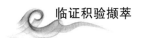

第十节　一代宗师,炳如日星

　　杏林巨擘丁甘仁先生一生为促进中国医学的发展做出了巨大贡献。历史的车轮已越过了一个世纪,他留下的卓然不灭之功绩,炳如日星,载入史册,值得我们永志缅怀。

一、继往开来,可执牛耳

　　丁甘仁先生诞生在近代名医摇篮常州孟河。这块神奇的土地,历史上南朝齐梁二帝生于此,厥后文人、志士辈出。明清始,乃以医闻名,孟河医派声誉远播,名标列省。有资料为证,当时两百多户人家的孟河小镇,竟有十余家中药铺,求医者纷至沓来,业务炽盛。受乡风熏陶,丁甘仁先生志学为医,先后受师于马家(马仲清、马培之),继而问业于汪莲石等名家,复与费伯雄门人论医切磋,沪上邂逅巢崇山,兼受并蓄孟河医派的精华。加上他的天资,沉潜力学,备受磨砺以及坚韧不拔的性格,终成一代宗师,是孟河医派继往开来之人、杰出代表,造诣之深、影响之大,可执牛耳。

　　丁甘仁先生有极丰富的临证经验,治学绳规活法,运古法而仍周以中规,化新奇而仍折以中矩。医风秉承了孟河医派醇正和缓风格。在伤寒和温病学派之间,他择善而从,汲取其中精华,灵活付诸实践,逐步形成温伤兼容的孟河丁氏医疗风格。在当时民贫国穷、生产力低下、疫病和急性热病高发的年代,他执良技救厄危,活芸芸众生,特别是几次烂喉丹痧流行,唯他疗效甚佳,起沉疴无数。他的声誉如日中天,是清末民初时期突出的中医大家,领衔医业。

二、倡国医,行善举,功在千秋

　　清末民初是中国历史重大转折时期,世事动荡,社会矛盾交集,八国联军入侵,外患内忧,西学东渐,对中医学的质疑声噪起。北洋政府先后出台,歧视中医学、废中医教育案,中国传统中医文化受到挑战,面临危机,整个业界为之震动,也引起许多社会有识之士的愤慨。在抗争的队伍中,丁甘仁先生走在前列,以他的声望和影响多次发表演讲或撰文辩论,力倡国医,明确表态,"昌明医道,莫如设立医学……",他的爱国救医的想法就此逐渐酿成,并付诸行动。1916 年 8 月,丁甘仁先生创办的上海中医专门学校,在费尽周折后,终于迎来开学的日子,标志着上海乃至全国有了一所正式的中医教育机构,具有划时代的意义。民间办中医学校,他可称为先驱。与此同时,又设立广益善堂,后发展为南北广益中医院两家,既培养中医学后继人才,又慈善济民,施诊送药,在平民百姓中享有盛誉。

1961—1926 年是丁甘仁先生命中的最后十年,他几乎把所有的精力、时间以及财务用在了中医教育事业上。从资料上考证,丁甘仁先生未及弱冠便离开了他的衣胞之地——孟河,辗转苏锡行医后抵沪上,不多年医道大行,家境始厚,实现了父辈寄予他振兴家业的期望,或可苟且于钟鸣鼎食之家的优渥生活。然他唯不图安逸,投入社会兴医办学,救助济民,其思想基础与当时社会背景有关,也是他博爱施众、多行善举的品德、宽广的胸襟、蕴蓄的民族气节所使然,这是主要的因素。在时代重要的节点上,他高尚的人格力量得以升华和释放。

所以可以这样讲,丁甘仁先生不仅是一名声望极高的中医学家,而且也是一位极爱国的中医学教育家,一位华夏优秀文化的坚定捍卫者。所创中医专门学校,自他后其孙丁济万先生接手至 1947 年终,历时 32 年,培养了大批中医栋梁之材,至今影响深广,为促进中国医学可持续发展作出杰出贡献,功在千秋。

三、群星璀璨,遗泽后继

孟河医派从费伯雄始,经几代人不断努力逐渐形成。丁甘仁先生承前启后,孟河医派学术思想得到进一步弘扬光大。从他这里走出的弟子中,许多已成为耳熟能详的中医大家,青史留名,如秦伯未、程门雪、章次公、黄文东、张伯臾等,还有众多名家、精英骨干,各有建树,著书立说,开示后人。近年来,国家评选国医大师,上海地区入选的 4 人中,其中 3 位均渊学于孟河丁氏。他们都是当代医林的脊梁人物,蔚然可观,可谓群星璀璨。孟河医派是我国中医学流派中的一枝奇葩。

如今,孟河医派弟子遍天下,影响力波及中国大陆和港澳台,足涉五洲、芳溢四海。在上海地区,孟河医派传人是沪派中医形成和发展的坚实基础。许多前辈,从丁甘仁先生所办学校出,成长为现代中医药专家、领军人物。回想自己学医过程,初学质鲁,踯躅医业多年,幸遇方宝华、席德治二师启发愚蒙,始得路径而入孟河医派殿堂,医业有进。感铭于师恩和丁氏医宗遗泽所惠,余非颖异之辈,学识肤浅,犹当奋蹄追随,不懈努力,为中国医学的繁荣、发展奉献一分力量。

(注:丁林宝,常州孟河医派传承学会理事,学会创会理事方宝华、席德志之弟子,本文刊于丁甘仁先生一百五十周年诞辰纪念册。)

第十一节　张景岳论治精要

张景岳,明代杰出医学家,他的元气、肾命理论对中医学基础理论的完善和临床进步,起了巨大的推动作用,被后世尊称为补肾派、肾命学派。因其善用熟地被称为"张熟地"。张景岳才学博洽,文采言词俱佳,行文气势宏阔,议论纵横捭阖,逻辑条理清晰;著作多部,以《景岳全书》最著,可谓"博采前人之精义,考验心得玄微",全然跃于纸上。论治篇是《景岳全书》中一节,文并不冗长,内涵厚敦,文中未见出方,却是治法指迷,增临床医者功底之精论,绳规治法,裨益于实践。

一、施治疾病,贵乎精一

论治篇开论就指出治病贵在乎精专。其云:"盖天下之病,变态虽多,其本则一;天下之方,活法虽多,对证则一。故凡治病之道,必确知为寒,则竟散其寒,确知为热,则竟清其热,一拔其本,诸证尽除矣。"这也是《内经》治病必求其本之思想。临证治病,医者必先辨清阴阳、寒热、虚实,探清疾病的本质,然后用药,热者寒之、寒者热之;虚者补之,实者泻之,便可中的。如若未能察知疾病性质,可以稍待时间,再加以仔细详尽观察,得以辨识清楚,一举用药,击中肯綮,药到病除,才堪为良医。

二、施治之要,必须精一不杂

强调治疗用方精专,批评用药模棱两可,范无定久。指出:"今之医者,凡遇一证,便若观海望洋,茫无定见,则势有不得不为杂乱而用广络原野之术。盖其意谓虚而补之,则恐补之为害,而复制之以消;意谓实而消之,又恐消之为害,而复制之以补。其有最可哂者,则每以不寒不热,兼补兼泻之剂,确然投之,极称稳当,此何以补其偏而救其弊乎?又有以治风、治火、治痰、治食之剂兼而用之,甚称周备,此何以从其本而从其标乎?若此者,所谓以药治药尚未遑,又安望其及于病耶?即使偶愈,亦不知其补之之力,攻之之功也。使其不愈,亦不知其补之为害,消之为害也。是以白头圭匕,而庸庸没齿者,其咎在于无定见,而用治之不精也。使其病浅,犹无大害,若安危在举动之间,即用药虽善,若无胆量勇敢而药不及病,亦犹杯水车薪,尚恐弗济,矧可以执两端而药有妄投者,其害又将何如?耽误民生,皆此辈也,任医者不可不深察焉。"

上述之现象,恐历代医界常有。今之重温,仍有现实意义。"广络原野"之术,原是对疾病辨证不清,遣方用药不专使然,取法用药模棱两可,用治不精,标本俱也不得,责之基础不实,见识不足,茫无定见,即使行医至老,终为没齿庸者,值得临床医师反思。改过弊端,穷研医学,增加胆识,努力成为合格医者。文中,张景岳对某些治法提出自己的观点,如补虚恐过为害又复以消剂,何不如少用纯补药以渐进使愈,如用攻法恐伤正复以补,何不如微用纯攻之法渐渐图功。并指出,用补之法,贵在乎先轻后重直至正复,用攻之法,应先缓后峻,中病则罢。若方药不精,那么补未必可达到治虚目的,用攻法也未必达到去实的效果。这些经验之说,在临床上是极有借鉴和启迪意义的。

三、治贵精专,还宜果敢

"凡久远之病,则当要其终始,治从乎缓,此宜然也。若新暴之病,虚实既得其真,即当以峻剂直攻其本,拔之甚易。若逗留畏缩,养成深固之势,则死生系之,谁其罪也。"用治精专,一直是张景岳所主张,对疾病轻重缓急,又要分而论知。病程既久,治不宜急,而宜从缓,贯彻整个治疗过程。急病、暴病,明确虚实权宜,用攻法当以峻猛之剂直达病舍,攻其要害,取效则速,施治用药精专并且果敢不致病情延误而成偾事。反之,医者畏缩、踌躇,病势加深而成痼危难返,则是生死系之,这便是医生的过失。举例:"故凡真见里实,则以凉膈、承气;真见里虚,则以理中、十全。表虚则 术、建中;表实则麻黄、柴、桂之类。但用一味为君,二三味为佐使,大剂进之,多多益善。夫用多之道何在?在乎必赖其力而料无害者,即放胆用之。"取用精专和果敢,是对处理急病、暴病的要求,只有辨析精准,方可用药专一,投药果敢。故张景岳文中说:"此用攻之法,贵乎察得其真,不可过也。"

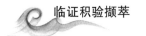
四、虚实、补泻之治,轻重有度,缓速救宜

张景岳指出:"虚实之治,大抵实能受寒,虚能受热,所以补必兼温,泻必兼凉者,盖凉为秋气,阴主杀也。万物逢之,便无生长,欲补元气,故非所宜。"此论为张景岳定虚实治法之绳纲。病实者,用法多取寒凉以攻泻为主;病虚者,补当兼温,因凉不利于补,味凉如同秋气肃杀,不利万物生长,故非所宜。即使有火盛气虚者,补中兼凉,权宜用之,火去即可止用,因这非治虚根本之法。"形不足者温之以气,精不足者补之以味。"张景岳是元气,肾命学说主张者,指出"阳非有余,阴常不足"的观点。虽言温补,倡阴中求阳,阳中求阴之说。在《景岳全书·本草正》收录药物 300 味,补命门药有以补肾阴为主,偏重于壮阳益水,也有助肾阳以补肾阴的药物,补肾益气,兼养肾精,偏向于肾的阳中之气,阳中之阴。也有以补肾阴,填肾精之温敦之品,偏向于阴中之阳,甘温益补,寒凉无益于补。故文中以《王应震要诀》概括:"一点真阳寄坎宫,固根须用味甘温,甘温有益寒无补,堪笑庸医错用功"。一言而蔽之补泻之涵义。

至于补泻,张景岳提出治疗法度。"如以新暴之病而少壮者,乃可攻之泻之。攻但可用于暂,未有衰久之病,而屡攻可以无害者,故攻不可以收缓功;延久之病而虚弱者,理宜温之补之。补乃可用于常,未有根本既伤,而舍补可以复元者,故补不可以求速效。"攻则用急,补则用缓,为历代医家实践中所遵法则。补则用缓,对临床蛮补、滥补有提醒作用。但是对临床无虚病者施补,张景岳提出看法。曰:"则凡临证治病,不必论其有虚证无虚证,但无实证可据而为病者,便当兼补,以调营卫精血之气;亦不必论其有火证无火证,但无热证可据而为病者,便当兼温,以培命门脾胃之气。"临床上确也有如此病者,虽无明显虚象,热象而有不适者,如某些老年者,当代的亚健康人群,处理上以温补命门脾胃之气,调先后天之脏腑功能,对养生强体防病是有现实意义的,也体现了张景岳治未病思想。

五、治法有逆从,辨寒热真假

以寒治热,以热治寒,是正治法,正治即逆病性;以热治热,以寒治寒,是反治法,反治即从病性。《内经》曰:"逆者正治,从者反治。"但如此以热药治寒病而寒不去,张景岳指出是"无火也,当治命门,以参、熟、桂、附之类,此王太仆所谓益火之源以消阴翳,是亦正治之法也。"又如热药治寒病而寒不退,反用寒凉而愈者,此正假寒之病,以寒从治之法也。又如以寒药治热病而热不除者,张景岳指出:"是无水也,治当在肾,以六味丸之类,此王太仆所谓壮水之主以镇阳光,是亦正治之法也。又有寒药治热病而热不愈,反用参、姜、桂、附、八味丸之属而愈者,此即假热之病,当以热从治。"归属甘温除大热之法。真热假寒、真寒假热之症,临床并不鲜见。外感、内伤之病均有发生,医者当明辨,治法当以逆从,取得确切疗效。

临证对疾病虚实有难明、寒热有难辨之处。张景岳提出探病之法。其曰:"病在疑似之间,补泻之意未定者,即当先用此法。若疑其为虚,意欲用补而未决,则以轻浅消导之剂,纯用数味,先以探之,消而不投,即知为真虚矣。疑其为实,意欲用攻而未决,则以甘温纯补之剂,轻用数味,先以探之,补而觉滞,即知有实邪也。假寒者,略温之必见躁烦;假热者,略寒之必加呕恶,探得其情,意自定矣。"此段文字,明了流畅易懂,对临床处病有实际指导意义。亦可引申临床处方,给予甘温而有躁滞必有夹热、夹实之处,反之给予寒凉而有倦怠、呕恶,多有夹寒、夹虚之处,反治当以补偏就弊。张景岳也指出,但用探之法,法药极宜精简,不可杂乱。精简则病之真伪立马可辨别,探法用药杂乱则病真伪状不能辨清。探法为权宜之法,必有不得已才可用之。

六、治法格言

论治篇末列有治法格言:"见痰休治痰,见血休治血,无汗不发汗,有热莫攻热,喘生休耗气,精遗不涩泄,明得个中趣,方是医中杰。行医不识气,治病从何据? 堪笑道中人,未到知音处。"上述医诊格言应是众多临床医家经验之论,张景岳引之,强调治病求本,其中诗意,皆言不治之治,为求本之理耳。对"行医不识气,治病从何据"一联做出解释。其曰:"夫天地之道,阳主气,先天也;阴成形,后天也。故凡上下之升降,寒热之往来,晦明之变易,风水之留行,无不因气以为动静,而人之于气,亦由是也。凡有余之病,由气之实,不足之病,因气之虚。如风寒积滞,痰饮瘀血之属,气不行则邪不除,此气之实也。虚劳遗漏,亡阳失血之属,气不固则元不复,此气之虚也。虽曰泻火,实所以降气也。虽曰补阴,实所以生气也。气聚则生,气散则死,此之谓也。所以病之生也,不离乎气,而医之治病也,亦不离乎气。"此段所论,指出百病生于气,处病先调气机。如治痰先治气,气顺则痰消,治血不在乎止,贵乎于泻火降气,这在唐容川《血证论》中奉为治法大

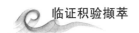

旨。张景岳为明代杰出医学家,虽朝代更迭,他的论治法则和学术思想,如今仍有实际指导意义,增长我们学养,从而裨益临床。

第十二节　治病需重视调气机

气机学说是中医学重要的基础理论,始源于《黄帝内经》,是研究气的升降出入运动变化的机制,与自然界和人体生理病理密切关系的学说,对人的生理、病理和防治疾病等方面有重要的指导意义。气机的升降出入为其基本运动形式,以维持全身总体上阴阳协调生理功能的常态。脏腑有脏气,经络有经络之气,以及卫气、营气等,人体内外上下无不存在着气机活动。在病理状态下,人的正常气机活动首先受到影响和干扰,而后出现临床症状。如气血盈虚失常、升降失调而致病。七情内伤、六淫外伤、饮食劳役等可致气机逆乱、气机失调,则痰、气、火、湿可相因为病。所谓:盛则实,夺则虚,逆为病,顺即平。百病皆生于气,临床辨证注重分析气机阻遏、通畅,立法用药通虚轻灵务使气机顺和,当贯彻于疾病治疗的整个过程中。

调气机首先应谙熟脏腑气机特点。如肝之疏泄升发,务使条达;心之曲运神机,贵在畅通血脉;肺之宣发肃降,用药宜轻;脾之运化主升,运脾即是补脾;胃之受纳传导,降和为用;肾之开阖,用药补中有泻;膀胱气化利水,气行则水行。肝、脾、胃为气机升降枢纽,脾胃病调肝气前贤早有笃论,肝郁化火犯肺,肝郁化火上扰心神,肝郁胆失疏泄,肝气横逆犯胃,脾虚木乘土位,肝郁膀胱气化不利,无不与肝气有关。疏泄肝气以畅气机便是治法之重。此外,气与血是如影随形的一对。气有所郁,血有所阻,故调气不忘和血养血。

调气机在治法中往往更切合某些疾病的病机。如小柴胡汤,即疏利少阳枢机,和解而达邪于半表半里,在《伤寒论》中多有体现。成方始于仲景,温病学说则发展气机学说,在治疗实践中更多贯彻运用,如透营转气之"清营汤",叶天士主张治温病以通阳利小便亦然。孟河医派丁甘仁公所遗丁氏套方中亦充分体现了在治疗中重视宣畅气机的临床思想,如"天地升降汤"中枳壳、桔梗在治咳中宣畅胸膈气机以利痰外出,药性一升一降使然。笔者系孟河丁氏门下第四代弟子,师承再传,余沿用至今而无不爽,并在胸痹属夹痰气之证中运用,以开启胸膈被闭之气机,屡获桴鼓之效。名家前贤处病先调气机案可谓不胜枚举,是余等后学之辈临证可鉴资料。结合自己临床实践,探讨常用调气机方法如下。

一、辛开苦降、宣畅气机

湿热以湿热中阻为多,中焦气机被遏,以致脾不升、胃不降,而见口苦黏腻、胸闷脘胀、纳呆、尿赤、四肢困重等。治拟清化,常用连朴饮,以黄连、半夏、生栀子、厚朴辛开苦降,并酌加枳壳、赤苓以助开宣阻遏之气机,湿偏盛者加用六一散、车前子以通阳滑利机窍,使湿热之邪分消外泄。

二、升清降浊、升降并调

《内经》云:"清气在下则生飧泄,浊气在上则生(月真)胀"。慢性泄泻虽有脾虚、脾肾阳虚之分,但总因脾不升清为患。前者以"参苓白术散"为主,后者以"四神""附子理中"或"真人养脏汤"并加入升清之品,如柴胡、葛根、升麻,少佐厚朴、神曲寓降浊而助升清更为妥切。清升浊降则泻自止。中气下陷者,补中益气乃常用之方。但脾虚运化无权,胃中水谷停滞不化,气机壅滞,既有形疲体虚,又见滞胀之象。纯用升提腹胀难解,则宜升降并调。可于补中益气汤中加枳壳、香橼皮、木香等,更适合病机。

三、调气运痰、补肾纳气

痰饮、痰浊属黏滞之邪,且易异化胶痼阻遏气机,气机失调则停痰留饮,故而治痰与顺调气机并举。已故中医泰斗董建华先生常以二陈汤加厚朴、槟榔、苏子等药以理气、顺气、运痰。著名中医儿科专家程家正先生习以柴胡、前胡调肺气宣肃之性而治咳。丁氏天地升降汤中枳壳、桔梗调气以利痰出。虚喘、虚咳乃肾不纳气使肺不肃降,肺气上逆,以附桂八味、黑锡丹可佐入坎炁、五味子、紫石英等药纳气降肺,这也是孟河丁氏常用之方药。

四、调气治水

水液代谢与肺、脾、肾等脏气化关联。肺气通调水道,脾气运化传输,肾气蒸腾开阖,是水液代谢常态。在水肿各种治法中,注重调畅气机,取气行则水行之意。如在治疗阴水代表方"实脾饮"中,有厚朴、木香、大腹皮,取气滞则水停、气行则湿化之意,加以理气行水。五苓散有气化行水之功。宣肺利水可用麻黄、杏仁、浮萍,可配苏子、桑白皮;健脾利水可用黄芪、白术、茯苓配合木香、枳实、乌药,肝郁气滞、膀胱开阖失司致小便不利则疏肝理气利水,不治小便而小便自利。

五、治脾(胃)调肝

肝属木,脾属土,木乘土位,脾为病而责之于肝,当扶土抑木。治疗上以疏泄肝木为主,则肝不乘脾,如痛泻要方。厥阴之脉,挟胃属肝,土得木而运,土恶木则病,治胃病调肝为医家广泛运用之治法。如脘胀胁满用疏肝和胃,恶心呕吐用平肝降逆,肝胃阴虚以柔肝和胃,肝火犯胃以清肝和胃。常用方:柴胡疏肝散、一贯煎或化肝煎合治胃之方药,常可获确切疗效。

六、补虚寓运

经云:"虚则补之",气血阴阳偏衰,治法以滋补为主。如气虚与四君子汤,血虚则四物汤主之,滋阴温阳各有属方。补虚方药中佐入行运之品常可防偏而不致气机壅滞。古人所立异功散即是范例,于四君子汤中入陈皮,补气而助运。四物汤中芎、归养血,且寓行血,也可加入血中气药以助之。滋阴当防止碍脾,致中焦气机不利,可入运脾益气之品,如白术、佛手等。温阳犹防过燥,不致气化太过,选择温润之品参中,如淫羊藿、苁蓉、锁阳等,或适当选择凉润之品反佐。

对轻可去实的理解:"轻可去实"为叶天士提倡,后世医家在治疗中多用于上焦受邪,如温病肺气壅滞,以清宣之品而收轻可去实之功。笔者临证感悟,轻可去实对调气机之法也有指导意义。调气机不宜用药厚重,当应气薄轻清为宜,重在切合气机被阻之病机,以拨动宣畅通滞。所谓轻清易行,重厚易滞即是。多位名家论治胃炎痞胀,均提出慎用性猛理气开破之品,至理也。对郁证处理,犹可遵轻可去实之义,多用轻清柔理之品,如柴胡、绿梅花、合欢花、佛手、香橼、木蝴蝶、生麦芽等以疏利气机,患者大多体质敏感,伤于多思而郁,用药厚重反而不耐。

调气机药多用药对,加减灵活变化,如柴胡枳实、枳壳桔梗、藿梗苏梗,郁金旋覆花等,意在一升一降,可于临床选用,亦可按药物性味、功效、归经、按升降意,灵活选择配对运用。

第十三节　治胃通降为宜

胃疾为常见多发病种。按胃镜及组织病理可分为慢性浅表性胃炎、慢性萎缩性胃炎、慢性糜烂性胃炎、慢性肥厚性胃炎、慢性疣状胃炎等。中医学归属为胃脘痛、痞证、腹胀、嘈杂等证。中脘痛、胀是慢性胃炎基本特征,其病因病机主要是饮食不节、脾胃虚弱、情志所伤和外邪侵袭,最终导致胃气失和、气机不利、胃失濡养而发为胃痛。胃为阳土,喜润恶燥,为五脏六腑之大源,乃多气多血之腑,主受纳水谷,其气以降为顺。脾为阴土,主运化输布水谷精微,喜燥恶湿。故胃痛的发生,关键在胃,肝脾起重要作用。中焦气机不畅、升降失调贯穿于胃疾发生与演变过程。并根据个体的体质因素、饮食习性、情志原因衍为不同证型,如有木郁犯胃、湿热内蕴、胃阴亏虚、脾胃虚弱、瘀滞胃络等。久病者,则虚实夹杂,症情复杂,有兼夹病机。如脾胃虚弱、胃阴不足是"虚"的一面,又有气滞、湿热、血瘀"实"的一面,使辨证存在一定的难度,当以主症结合舌苔、脉象着手,即从痞胀特点、疼痛性质、食欲状况、吞酸、嘈杂、大便溏结及舌脉象不同辨证论治。但主要病机仍是胃失通降之故,影响阻碍了脾土运化,中焦升降失协,纳运不调,酿生兼邪,病程绵长,影响气血运行。盖中焦脾胃之升降乃全身气机的枢纽,同时又是血液的生化之源。胃腑气血状况相关于胃之生理和病理变化,主宰着胃的强盛衰弱。胃腑气血功能一旦发生了障碍,胃腑功能会发生相应病变,如胃气郁滞、胃气不降、不降反升、胃络不畅、胃络瘀阻等,导致胃腑通降失常而影响胃络气血运行。因胃络瘀阻而令胃腑通降失常益甚,影响脾运,升降失常而生滞邪,病势纠缠不化。

胃疾治疗,重在治胃,治胃宜通降,兼顾理脾疏肝。祛实补虚结合,或寒温并用,气血相调,以恢复胃腑通降功能为要。胃疾,不论寒热虚实,内有郁滞是共同点。寒则凝而不通,热则壅而失降,伤阳者滞而不运,伤阴着涩而不行。故施治强调通降,疏其壅塞,消其郁滞,承胃腑下降之性推陈出新,导引食湿瘀滞下行。气滞实证,用理气通降法;瘀血胃痛,用化瘀通络法;胃腑实热,用通腑泄热法;脾胃虚寒,用辛甘通阳法;中气下陷,用升清降浊法;寒热错杂,用辛开苦降法;肝气上逆,用平肝降逆法。诸法虽有温清补泻之不同,都寓有通降涵义。治胃尤忌壅补,用药主张轻灵流畅,当升则升,当降则降,补中寓泻,升中寓降,补中寓通。理气药常可选紫苏梗、枳壳、枳实、佛手、香橼等;清热化湿常用药有黄连、吴茱萸、黄芩、生栀子、厚朴、淡竹叶、荷梗等;疏肝解郁常用药物如川楝子、延胡索、柴胡、枳壳、青皮等;活血理气药用于血瘀胃络之证,选药如蒲黄、五灵脂、制没药、丹参、川楝子、延胡索等;养阴益胃药用于胃阴不足之证,药如北沙参、麦冬、天花粉、玉竹等;补气温中药如黄芪、桂枝、白芍、高良姜、大枣、陈皮、炙甘草等。酒大黄、槟榔、枳实、厚朴、荷梗、莱菔子常可在各证型胃疾中灵活使用,起开塞通降之引。藿、苏梗(温通)和荷、苏梗(凉通)亦可运用,有醒胃悦脾之功。升降气机药对如:枳实-柴胡、桔梗-枳壳、沉香-升麻、桔梗-川牛膝、葛根-降香,均可在治胃疾中运用,以升降气机,开滞解郁,助胃之通降,疏理道渠,消其壅滞,康复胃之受纳降和之性而利缓解消除胃炎症状。

【通降和胃方】柴胡 6 克,枳实 10 克,藿梗 15 克,苏梗 15 克,川楝子 12 克,莪术 10 克,佛手 10 克,蒲公英 15 克,麦冬 10 克,六神曲 10 克,酒大黄 6 克,甘草 6 克(此方为自拟)。

【方解】柴胡疏理肝气,气质轻清,具升阳疏理之功;枳实破积降浊,与柴胡一升一降;藿、苏梗为对药,醒悦脾胃,宣解郁滞,和胃调中起温通之用;川楝子、佛手理气和胃止痛,且川楝子与柴胡疏泄升降,麦冬滋阴生津,防藿、苏梗温性太过,起凉润之用;莪术、蒲公英消食行滞,兼化浊瘀,蒲公英尚有消炎健胃之功;酒大黄酒制后泻下之性锐减,疏浚通浊见长,亦与柴胡起升降之用;甘草调和。这是基础方,主以升降,偏于降通,配伍温凉相协,润燥得宜。

【兼证加减】胃痛明显:加入荜澄茄、元胡;湿热:厚朴、黄连、生栀子,如连朴饮;胃阴已伤:玉竹、天花粉、石斛,或伍白芍、乌梅、薏苡仁,以酸甘化阴,亦可参考益胃汤用药;气虚:党参、黄芪、白术,或四君子汤;夹瘀可选:蒲黄、五灵脂、丹参、三七、桃仁、红花;营血不足可选:当归、白芍、熟地、丹参等;反胃:橘皮竹茹汤或旋覆代赭汤;反酸可选:瓦楞子、白螺蛳壳、海螵蛸。

胃疾病程久长,应当考虑运用虫类药如刺猬皮、九香虫等剔积通络,以久病入络论治,或配以益气、养血、滋阴、行瘀等法,庶使胃病浅出,渐至治愈。

第十四节 治虚之本肺脾肾,重在脾

虚劳亦称虚损,是由多种慢性虚弱性疾病发展导致的以脏腑功能衰退、气血阴阳耗损为主的病证。虚指脏腑亏损日久,气血阴阳不足;损乃指形体日渐消瘦,终至久虚不复而成劳。张景岳《景岳全书》指出:"盖虚损之谓,或有发见于一证,或有困惫于暂时,凡在经在脏,但伤元气,则无非虚损病也。"虚劳一证,临床表现多端,殊属常见病证。凡先天禀赋不足,后天失养,病久体虚,积劳久伤,久虚不复,均可导致本病的发生。病理性质是气血阴阳不足,脏腑功能虚衰弱化,涉及五脏,但以肺、脾、肾为主。其治多宜温补,当补其不足。补益是治疗虚劳的基本原则。虚劳本质,乃人体元气受损伤出现脏腑功能不足,调节失衡而产生阴阳虚衰,功能低下,包括运化水谷,抵御外邪,温煦机体,固摄精微等功能减退,表现为体虚无力、易感外邪、消化不良、易汗出血、二便不禁、畏寒、多寐、女子崩中漏下等病理现象,可以是较轻浅的单纯的功能障碍,也可以是由于气、血、精、津液等物质亏耗、脏腑受损而产生的器质性病变。

历代医家论虚损之治各有侧重开示后人。以脾为本者当推李东垣,《脾胃论》阐述:"真气又名元气,乃先身生之精气也,非胃气不能滋之。"强调"元气之充足,皆由脾胃之气充盈,而后能滋养元气。"在病理上,他认为"脾胃之气既伤,而元气亦不能充,而诸病之所由生也。"亦强调养生当实元气,欲实元气,当调脾胃的观点。明代医家汪绮石则重肺脏在虚损中的作用,其云:"但主脾、主肾,先贤颇有发挥,而清金保肺一著,尚未有透达其精微者,故余于论肺也独详……",指出"是以专补肾水者,不如补肺以滋其源,肺为五脏之天,孰有大于天者哉?"脏腑功能,肺、脾、肾三脏相互之间是互助互用、密切联系的。肺司呼吸,在脏腑高位主天,脾主运化,为后天之地,后天之"天""地"相合,共同化生后天之气,故有"脾为生气之源,肺为主气之枢"之说。肾主纳气,"肺肾之气相通,肺主气发源于肾"。故《类证治裁》云:"肺为气之主,肾为气之根",而后天之气(肺,脾)又不断充养,培育肾中的先天之气,互生互用,共同构成一身之真气,通过三焦敷布全身,内至脏腑,外达肌腠,发挥其促进人体生长发育,维持人体各脏腑组织的生理功能的重要作用。若肺、脾、肾三脏功能失常,皆能影响一身之气之形成,导致气的生成不足,功能减退,出现虚证。故《理虚元鉴》云:"理虚有三本,肺脾肾是也。肺为五脏之天,脾为百骸之母,肾为一身之根,知斯三者,治虚之道毕矣。"汪绮石治虚三本论为后世医家推崇并付诸临床。治虚重脾,乃后世医家在东垣之论基础上加以发挥。缪希雍在《本草经疏》中提出"治阴阳诸虚病,皆当以保护胃气为急。"李中梓说:"经曰,治病必求于本,本之为言,根也,源也。世未有无源之流,

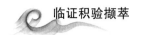

无根之本,澄其源而流自清,灌其根枝乃茂,自然之经也……后天之本在脾,脾为中宫之土,土为万物之母。"二家说均强调了脾胃对元气补养的作用。从五行来说,脾、肺、肾是相生关系,即土生金、金生水,治虚调肺、脾、肾,重在脾,盖脾为生化之源泉也,安谷者倡,脾土温敦,生化不绝,脾气散精,上输于肺,由肺之输布,化生气、血、津液,充养肾元,洒陈五脏,阴生阳长,生息复常。培土调中是理虚之本对脾的治法,清金保肺、金行清化(肺金生水之意)是对肺、肾的治法。肺、脾、肾通补,精气血共生互用,斯谓治虚之道毕矣。

第十五节 治瘿之要,理气化痰兼以透散

"瘿病"一名首见于《诸病源候论》,书中记载:"诸山水黑土中,出泉流者,不可久居,常食令人作瘿病,动气增患"。对"瘿"的记录则在战国《吕氏春秋》,有"轻水所,多秃与瘿人"描述,此从文学记载中可见,古代人认识到地理环境因素,以及"动气"即情志因素与本病的关系。瘿病,以颈前喉结两旁结块肿大为主要临床特征,是现代医学甲状腺疾病的总称。中医学对瘿病曾有五瘿之分,如石瘿,坚硬不可移者;肉瘿,皮色不变者;筋瘿,即筋脉露结者;血瘿,赤脉交络者;气瘿,随忧愁消失者。所谓五瘿均为结块或结节于颈部两侧,细小者事实上用手难以扪及,需现代B超或其他影像检查方可发现。现因在食盐加碘,由缺碘引起的甲状腺疾病已经少见,但"瘿病"罹患者似有上升趋势,女性多于男性,显然"瘿病"发生的情志因素已是重要原因。正如《诸病源候论·瘿候》说:"瘿者,由忧患气结所生。"因是时代变迁,生活节奏加快,竞争激烈,社会、家庭琐事繁扰而致情志内伤,愤郁恼怒或忧愁思虑日久,肝气失于条达,气机郁结,津液不得正常输布,易于凝集成痰,气滞痰凝,壅结颈前而成"瘿"。诚如《济生方·瘿瘤论治》指出:"夫瘿瘤者,多由喜怒不节,忧思过度,而成斯疾焉"。而女性的生理特点与肝经气血关系密切,容易出现肝郁不舒、气机不宣、津液不能正化而生痰,形成气郁痰结、气滞血瘀病机,故女性较之男性更易罹患本病。

瘿病治疗原则当从瘿病的病机"气、痰、瘀"着手,疾病初期亦应注重疏肝解郁,因郁化火伤阴者须配合养阴降火之法。可选方药:四海舒郁丸,方中青木香、陈皮疏肝理气,昆布、海带、海藻、海蛤壳化痰软坚、消瘿散结(高碘者应去含碘海制品,可以半夏、夏枯草、玄参、牛蒡子代之),肝郁明显可入柴胡、川楝子、广

郁金、木蝴蝶加强疏泄之力,阴虚火旺可入鳖甲、知母、丹皮、玄参、天花粉,清降为用,继而痰凝为患,痰结互痰,颈前肿块,按之较硬或有结节,肿块经久未消,以海藻玉壶汤加减可入丹参、三棱、莪术引血破瘀,理气活血,化痰消瘿。

上述两方为治瘿之主方,亦为临床医习用,治瘿理气化痰消瘿为基本治则。瘿肿无论初期或发展过程,质地较轻、较硬成结节者,用软坚透散之法,从治疗开始就应参与其中,透散其阴浊聚结之邪,坚者软之,结者散之,散以透散为妥,药如皂角刺、炙僵蚕、炙没药、露蜂房、山甲片、细辛、白芷、牛蒡子、白芥子、刺猬皮、山慈菇、土贝母等。可根据体质不同,配伍不同,如偏寒者,以炙僵蚕、炙没药、细辛、白芥子、皂角刺等味辛性温之品与理气化痰之品同用,偏热者可以味辛、性凉之露蜂房、山甲片、土贝母、山慈菇配伍。亦可将透散之品寒温并用,和其性味而增其透散之功,瘿病既已成结,治瘿散中带透,药势力宏,起效为速,兼见瘿证夹瘀,配合活血化瘀,择化瘀破散之品为佳,如炙没药、炙乳香、三棱、穿山甲、皂角刺等,体现治瘿必兼以透散法则,以祛除积聚瘿结,有利疾病尽快康复。

第十六节 结合体质辨识对社区痛风 人群的中医药处理

痛风是由于长期嘌呤代谢紊乱导致血尿酸增高,尿酸盐晶体在关节、软骨和肾脏等沉积所致的一种代谢性疾病。临床特点为高尿酸血症、关节疼痛反复发作、痛风石沉积、关节畸形和慢性关节炎。痛风一病常累及肾脏,导致肾结石、间质性肾炎。本病按病因可分原发性和继发性两大类。除已知少数原发性痛风是由于酶缺陷引起外,多数病因未明。继发性者可由肾脏疾病、血液病及药物等多种原因引起。痛风是一种古老的疾病,在埃及出土的 7 000 年前的木乃伊身上人们也发现了尿酸盐性肾结石。随着生活条件的不断改善,高尿酸血症的患病率不断升高,痛风的患病率也随之升高。流行病学研究表明,中国成人高尿酸血症的患病率为 8.4%,且男性高于女性,分别为 9.9% 和 7.0%;城市居民明显高于农村居民,分别为 14.9% 和 6.6%;人均国内生产总值水平较高的地区高尿酸血症患病率也较高。痛风常伴肥胖、高脂血症、高血压病、2 型糖尿病及心血管病等表现。痛风反复不愈者可出现关节残疾和肾功能不全,严重危害社区居民健康。因此,研究痛风的中医学病因病机、治则治法、防患于未然是社区中医工作

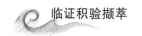

者的重要任务之一。

一、痛风的中医学病因病机分析

痛风一词并未见于《黄帝内经》,因其发作时关节红肿疼痛而时常被归类于痹症。最早出现痛风病名始于元朝朱丹溪,他在《格致余论·痛风》中写道:"彼痛风者,大率因血受热已自沸腾,其后或涉冷水,或立湿地或扇风取凉,或卧当风,寒凉外抟,热血得寒,郁浊凝涩,所以作痛。"其后的许多医家大多沿用痛风一词,将痛风与痹证分而论之,设专论,丰富和发展了痛风的论治内容。如清代吴昆《医方考·卷五·痛风门第五十二》所述,"风者,百病之长,以其善行而数变也。痛风有寒、有湿、有痰、有血,而惟(同"唯")以风名者,得非以其善行数变,长于诸邪之故乎? 今考名方五首,而痛风之情状见矣。"中医学认为痛风的发生与先天禀赋不足、脏腑功能失调、饮食习惯及体质等有关,先天肝肾不足,后天过食肥甘厚味损伤脾胃,导致痰湿内生,湿浊排泄失常,湿热痰浊内蕴,日久从热而化,血分受热,灼血成瘀,湿热内生,炼液为痰,致使瘀痰聚结,痹阻关节经络,造成气血运行不畅而形成痹痛。

二、痛风的中医学体质辨识

如王琦教授在《中医体质学》一书中所述,体质是人体生命过程中,在先天禀赋和后天获得的基础上所形成的形态结构生理功能和心理状态方面综合的相对稳定的固有特质。现在通用的中医学体质分类是按照中华中医药医学会在2009年颁布的《中医体质分类和判定》所罗列的9种体质:平和质、气虚质、阴虚质、阳虚质、痰湿质、湿热质、血瘀质、气郁质、特禀质。中医学体质辨识是以人的体质为认知对象,从体质状态及不同体质分类的特性,把握其健康与疾病的整体要素与个体差异的手段,从而制定防治原则,选择相应的治疗、预防和养生方法,进行因人制宜的干预。痛风的形成与湿、热、瘀密切相关。参照中华人民共和国中医药行业标准《中医病证诊断疗效标准》(ZY/T001.1-94),可将痛风分为湿热蕴结证、痰浊阻滞证、瘀热阻滞证、肝肾阴虚证这4个主要证型。对应9种体质,痛风患者中医学体质辨识结果以可大致对应为湿热质、痰湿质、血瘀质、阴虚质。翁思颖等通过对单纯高尿酸血症组、高尿酸血症伴糖尿病组、健康对照组人群共785例进行体质辨识,发现在单纯无症状高尿酸血症人群中,出现频数较多的体质依次为湿热质、痰湿质和瘀血质。郭世俊等通过对 998 例广州市高尿酸血症患者的体质类型研究发现：单一体质 533 例（54.2%），其中平和质最多（18.8%），偏颇体质最多的为痰湿质（16.7%）。我院曾对来院治疗的 105 例高尿酸血症患者进行证候特点分析。结果表明，105 例高尿酸血症患者中湿热蕴结证者最多，达 48 例，占 45.71%，痰浊阻滞证者也较常见，达 35 例，占 33.33%。105 例患者中痛风性关节炎 23 例，占 2.96%。

三、痛风的社区中医中药治疗

痛风临床可分为 4 个阶段：无症状的高尿酸血症、急性复发性痛风、痛风发作间期和慢性痛风石性痛风。治疗原则上有控制关节炎急性发作，预防急性发作及纠正高尿酸血症等方法。目前，西医用于抗高尿酸血症的药物主要有三大类：黄嘌呤氧化酶抑制剂（代表药物：别嘌呤醇）、尿酸盐阴离子转运蛋白 1（URAT1）抑制剂和尿酸氧化酶，均有一定的不良反应。2013 年，《高尿酸血症和痛风治疗中国专家共识》中指出，别嘌呤醇相关的致命性过敏反应与白细胞抗原 HLA－B＊5801 基因密切相关，中国汉族中 HLA－B＊5801 基因阳性者比白种人高（白种人 HLAB＊5801 基因仅为 2%），发生致命性过敏反应的风险更大。因此，根据中医学体质辨证施治，予以适宜中医中药治疗对患者是一个更为安全、有效的治疗选择。《医方考》记载"丹溪主上中下通用痛风方""二妙散""赶痛汤"等燥湿、清热、活血。针对痛风"湿、热、瘀"互相交结致病，我总结四十余多年临床经验提出"治疗当蠲痹利湿清热，凉血活血化瘀"，与痛风患者"虎杖萆薢汤"（主要成分：虎杖 15 克，萆薢 15 克，车前子 10 克，制大黄 10 克，川牛膝 10 克，苍术 10 克，黄柏 10 克，牡丹皮 10 克，赤芍药 10 克，冬葵子 10 克，泽泻 10 克，生栀子 10 克，威灵仙 10 克）亦取得良好疗效。

基于长期治疗社区居民痛风及高尿酸血症的经验，周家渡社区卫生服务中心中医科现在社区开展"痛风已病防变"建设，结合中医学体质辨识推广"痛风"治未病。具体流程及做法如下：门诊安排就诊的高尿酸血症患者进行"中医学体质辨识"，通过道生四诊仪客观地采集患者数据、分析患者中医学体质，给出体质报告。根据患者中医学体质报告结合痛风发病阶段分别给予不同治疗。

1. 已病防变

这个阶段前者相当于痛风急性发作期，门诊根据中医学辨证分型为：湿热蕴结证、痰浊阻滞证、瘀热阻滞证、肝肾阴虚证。湿热蕴结证予虎杖萆薢他哥加减;痰浊阻滞证予以苍芥子二陈汤加减;瘀热阻滞证予桃仁红花汤加减,并配合针灸化学治疗;肝肾阴虚证予加味左归丸加减。

2. 未病先防与瘥后防复

这两个阶段前者相当于无症状的高尿酸血症,后者相当于痛风发作间期,此间患者病情较为平稳。门诊根据中医学体质报告将其分为 3 型。1 型(湿热质)予 1 号茶方,成分:金钱草、虎杖、萆薢、玉米须、土茯苓,功效:清利湿热。2 型(痰湿质、血瘀质)予 2 号茶方,成分:半夏、白芥子、陈皮、茯苓、虎杖、桃仁,功效:化痰祛湿,行瘀泄浊。3 型(阴虚质)予左归丸,功效:滋阴补肾。

随着生活物质条件的改善、人们饮食结构的调整和环境的变化,近年来,高尿酸血症及痛风的患病率逐年升高。高尿酸血症是痛风的生化基础,因此,降低血尿酸是防治痛风发作的关键步骤。社区中医医师是居民健康的守门员,更应通过中医学治未病理论,针对不同体质患者予以不同阶段的中医药治疗,并给予饮食、运动、起居方面的指导。

第二章 用药经验

第一节 验 方

一、降逆消膈汤

【组成】柴胡 6 克,枳实 12 克,黄连 6 克,吴茱萸 3 克,川楝子 12 克,半夏 12 克 竹茹 10 克,瓦楞子 30 克,荷梗 15 克,蒲公英 30 克,丹参 18 克,天花粉 12 克,甘草 6 克。

【功效】泄肝理气,行瘀降逆。

【主治】噎膈(反流性食管炎)、呕逆、反酸、胸膈烧灼感或如热灼疼痛。

【方解】噎膈主病机在肝胆、脾胃,或伤于情志,或失于饮食不节,肝胆之气郁逆犯胃,中焦失之降和,浊气上逆反于上而生诸症。

组方以四逆散、左金丸、黄连温胆汤等方药组成。柴胡、枳实一升一降,疏肝导滞,配川楝子增泄热疏肝之力,以开郁结;黄连、吴茱萸为左金丸乃治嘈杂之要药,苦辛开泄。半夏、竹茹化痰和胃降逆。黄连、枳实、竹茹为温胆汤之药,以清泄和中降逆利胆,荷梗凉通降气,蒲公英清热消炎健胃。丹参祛瘀通络与川楝畅通气血止痛。天花粉生津泄热而不滞,甘草调和诸药。是方体现清泄肝胆、降逆和中、下气止痛的治疗原则,为切合噎膈的基本病机,用药以降、疏、清为主。

【加减】兼阴虚,加沙参、麦冬或生地、玄参;兼湿热,加茵陈、赤苓、藿香;兼气滞,加青皮、厚朴、枳壳;兼虚火上炎、咽干舌燥者,加玄参、玉蝴蝶等;泛酸甚者,加白螺蛳壳、象贝母;夹瘀象,加桃仁、红花、莪术、三棱;

呕逆甚者,加代赭石镇逆;效验用药,鹅管石、娑罗子,治反流性食管炎。鹅管石有扩张食管作用,娑罗子行气宽胸利膈,治气管炎、胸骨后隐痛、刺痛,具有

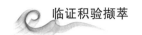

良好疗效。证属痰凝较甚而呕者,入鹅管石尤适合。反复嗳气胸胁作胀或胸骨区疼痛者,可选娑罗子入方。

二、痛风茶方

【组成】黄芪5克,黑豆5克,淫羊藿5克,玉米须5克,百合5克,土茯苓5克。

【功效】补益脾肾,清热利湿泄浊。

【主治】慢性痛风、尿酸升高、关节肿痛或不明显,精神易累,苔薄腻脉濡细(排除继发性痛风及高尿酸血症者)。

【方解】急性痛风以湿热型居多,慢性痛风多为痛风缓解期,但尿酸仍高者。久病伤及正气,脾胃受损,湿邪浊毒内踞,无以排泄。若因风、湿及饮食诱因往往急性发作。此方针对脾肾不足之高尿酸者而设。方中黄芪益气扶正固表;黑豆、淫羊藿补肾健脾利水,以调慢性痛风之脾肾两虚之本,淫羊藿温肾而强筋骨,防风邪浊毒侵袭关节;玉米须、土茯苓淡渗利湿,促进尿酸从前阴排泄;百合富含植物秋水仙碱,以抵抗尿酸生成。

本方诸药均为5克,每方可煎汤500毫升,药味略淡。适合代茶用方法给药,病者依从性好,宜于长期服用,缓缓图功,防止痛风发作。

三、通降和胃汤

【组成】柴胡6克,枳实10克,藿梗15克,苏梗15克,川楝子12克,佛手10克,麦冬10克,莪术10克,蒲公英15克,六曲10克,酒大黄6克,甘草6克。

【功效】通降和胃,理气止痛。

【主治】慢性胃炎、萎缩性胃炎、胃脘痞满、胀痛、嗳气频作,食欲缺乏,大便不畅,苔薄白脉弦。

【方解】胃炎属中医学"胃脘痛"病证。以胃黏膜充血、溃疡或胃黏膜腺体萎缩、变薄、胃酸分泌减少等为镜下特征。基本病机为气机阻滞,胃失降和。夫胃为仓廪之官,受承化物,以通为用,以降为和。中焦气滞,升降失职,传化无力,壅塞成胀、痞,水谷化生传输失常,水反为湿,谷反为滞,久而气滞、血瘀、湿阻、食积、痰结形成,而成胃疾。

通降和胃汤以疏导中焦气机升降,顺应胃之降和而设。方中柴胡、枳实,乃四逆散要药,柴胡气质轻清,行升阳疏理条达之职;枳实破气降浊,与柴胡一升一降,调节气机。藿苏梗为对药,醒脾悦胃。宣行郁滞,和胃调中,乃民间治胃病验药;川楝子、佛手理气和胃,其气柔和不伤正,川楝与柴胡为伍而增疏泄升降之功;麦冬滋液生津防"藿苏"二药温性太过,起凉润之用,寓胃恶燥喜润之意;莪术、蒲公英消食行滞亦化浊瘀;酒大黄疏浚通浊,亦与柴胡起升降之用;甘草调和。是方升降气机,偏于降,配伍温凉相协,润燥相宜,可为治胃病之基本方。

提示:本方偏于通降而和胃。所谓通乃疏理开滞,解中焦气机之滞郁。所谓降指降通谷道,使郁滞之邪疏解而通,复胃府生理之性。用酒大黄充分体现降通之义(大黄经酒制,泻下作用大减,而疏浚之力增强)

【加减】湿热:厚朴 6 克,黄连 6 克,茵陈 18 克。

胃阴不足:天花粉 12 克,玉竹 12 克,石斛 10 克,生地 12 克等以甘寒生津;亦可伍白芍 12 克,乌梅 12 克,木瓜 12 克,以酸甘化阴。如胃阴不足挟湿,亦可用升阳益胃汤之药。

气虚:党参 12 克,白术 12 克或黄芪 15 克等。

夹瘀:丹参 15 克,三七 10 克,川芎 10 克,蒲黄 12 克,五灵脂 10 克,桃仁 10 克,红花 6 克等。

营血不足:当归 12 克,丹参 15 克,白芍 15 克,熟地 15 克等。

四、定搏汤

【组成】虎杖 30 克,葛根 15 克,丹参 18 克,郁金 12 克,桂枝 10 克,毛冬青 30 克,甘松 3 克,黄精 15 克,玉竹 15 克,五味子 10 克,三七 6 克,红景天 12 克,磁石 30 克,甘草 9 克。

【功效】通脉定悸,养心宁神。

【主治】心悸、期前收缩(早搏)、胸闷不适、惊惕不安、神疲气短、苔薄白、脉细数或有结代。

【方解】定搏汤为治心律失常基本方。方中虎杖为祛风湿之药,现代药理学研究其有明显的抗心律失常作用。葛根为外感解肌之品,药理学研究所含葛根素可降低垂体后叶素所致心律失常的发生率,改善心肌缺血。二药为君,以抗心律失常。甘松辛、香、温,所含缬草酮,有抗心律失常功用,具调心气郁结,舒展心神,改善窦房结功能,合郁金以助其功。毛冬青行瘀通脉强心,有活血通络作用,

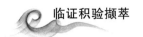
亦适于胸痹瘀阻,扩冠脉抗心律失常。丹参功同"四物",以养血活血化瘀,改善心脏微循环,增加心脏耐缺氧能力。上述五药为"定搏汤"主药,均有良好的抗心律失常作用。

方中桂枝以温通心阳,黄连清心安神,寒温并用,润燥得宜;黄精、女贞子、玉竹滋养心阴,与丹参、桂枝伍用,则心阴、心阳、心血得以兼调;而黄精、女贞子、玉竹亦有报道具强心抗心律失常之功。三七、红景天、炙甘草具益气行瘀强心之效;磁石、五味子宁心定志。

提示:定搏方非镇定搏动,乃抗心律失常调整心率紊乱之意,从心气、心血、心阴阳多靶点用药。温凉并用,启合揆度,调摄心主血脉、心主神明的功能。庶使心率复常,改善和缓解心悸、胸闷、气短等症状。方剂组成,既借鉴参考现代药理学作用,也从传统治心悸方剂中取舍通变使用。

【加减】心速:可酌加镇静定搏之品,如珍珠母、龙齿、茯神、远志等。

心缓:去方剂中葛根(葛根有类β阻滞剂作用),可加茶树根、细辛、麻黄等。

房颤:可酌加附子、黄芪等以温养心气。

气虚:可加党参、黄芪、人参、太子参等。

血虚:可入熟地、当归、川芎等。

夹瘀:可增行瘀活血之品,如蒲黄、桃仁、红花等。

兼痰:可加半夏、陈皮、苍术等。

热象明显:可加知母、生栀子等。

五、沙参麻黄汤

【组成】南沙参15克,炙麻黄6克,前胡12克,杏仁10克,枳壳10克,桔梗6克,赤茯苓15克,知母12克,川贝母12克,连翘12克,冬瓜子15克,芦根15克。

【功效】清宣肺气,祛痰止咳。

【主治】风温咳嗽,咳痰黏稠不爽,气粗咳声嘶哑,口渴,鼻塞流涕,苔薄黄,脉浮数。

【方解】风温咳嗽易伤津,以南沙参为君。取其味苦微寒之性,清调肺气,麻黄性温宣肺疏风,与南沙参配得清宣肺气之功;合知母、贝母为二母汤,清风温气火之痰。知母尤可清阳明之热。前胡、杏仁宣肺降气;合连翘,以清泄邪气外出。

枳壳、桔梗一升一降以利肺气之宣肃;赤茯苓健脾分利,使热从前阴而泄。冬瓜子清泄利肺,与川贝、桔梗共用达化痰消散之功,下达大肠使痰结从后阴而出,恢复肺金清肃和宣化功能。

提示:本方宜于风温咳嗽,痰气偏盛,风温邪气令肺气郁闭,以宣疏清化为长。可作为治风温咳嗽基本方,临床据证有兼挟症当以化裁为用。

六、消瘿汤

【组成】半夏 15 克,僵蚕 15 克,牡蛎 30 克,皂角刺 30 克,炙没药 6 克,夏枯草 15 克,青皮 10 克,海藻 15 克,玄参 12 克,连翘 12 克,桑枝 12 克,穿山甲 6 克,天花粉 10 克,甘草 6 克。

【功效】消痰软坚散结。

【主治】甲状腺结节(瘿瘰)、甲状腺肿和颈淋巴结肿块。

【方解】甲状腺肿多因痰火煎熬成核,阻于颈部络道,久而气血为之凝涩而成结节。组方以海藻玉壶汤化裁加入破瘀软坚消痰散结等品而成。

方中半夏、僵蚕,祛痰透散;牡蛎、夏枯草均有软坚清泄之功,且平肝气上逆;玄参、连翘具清透之效合海藻以清消痰热;皂角刺、炙没药破瘀散结,驱散痰瘀凝结之块垒;桑枝通经;天花粉清热生津亦具透散之功;甘草调和诸药。

【配伍】兼气阴不足者,可入太子参、麦冬、五味子;兼瘀明显者,可入桃仁、红花等;兼热者,可入蒲公英、山枝;肿块明显坚硬者,可入刺猬皮、乌梢蛇以增穿透之力;兼脾虚者,可入白术、苍术以益脾。

第二节 临床用药

一、枳壳配桔梗,天地升降利胸膈

枳壳配桔梗,取其通肺利膈下气。孟河丁甘仁公验用药对,主用于咳嗽痰气偏盛,胸膈气机不畅,其遗套方中治咳方药常用之,名曰"天地升降汤"。文献以朱肱《活人书》中述二药治胸中痞满不通。枳壳性味苦辛,气味升降。刘完素曰:"枳壳破气,胜湿化痰,泄肺走大肠经,多用损胸中至高之气"。

桔梗,味苦、辛、平(李时珍),性升故开宣肺气。

二药合用亦见于王清任名方,血府逐瘀汤,瘀血内阻胸中,气机郁滞,桔梗与枳壳合用,载药上行,一升一降,宽胸理气。

凡治咳有痰,咳吐不畅,二药合用,可宣畅胸膈气机而利痰咳出。湿热可配半夏、陈皮、苏子等;热痰可配桑白皮、瓜蒌皮、川贝母,可辄手取效。

若胸痹痰湿偏盛,胸膈气机郁窒不畅之胸闷或痰瘀互结之胸痹,用之亦效。功在开宣宽胸降气而利气机,使之贯通而助血行。故结胸证亦可用之配伍。

胃病症状在胸脘,胀闷不适,可配伍运脾和胃或理气疏导之剂,如香砂养胃丸(汤)、柴胡疏肝散或泻心汤等,常有桴鼓之效。

二、甘松醒脾启心结

甘松,因其香味浓郁,具开郁醒脾作用。其味甘微辛,性温,为脾胃病之用药。但临床医者用之并不多,在宋朝治脾胃病方中多见。《和剂局方》中多种香丸制剂入药,以其芳香之气,温中理气,开解脾郁。主治:脾胃气冷不思饮食,或心膈痞塞口淡、食欲缺乏等证,在温中理气药中,独甘松醒胃悦脾功著。故临床食欲缺乏,亦见寒湿、胃气郁滞,可与陈皮、香橼、苏梗等配伍,起效甚捷。著名老中医方宝华先生常于香砂六君子汤,平胃散中入少许甘松,以开食欲。余在临床上习以用之。设若困于食欲呆滞者,可入甘松以醒脾运,庶使脾悦司职,中焦消导复常,而使食味开启,常获良效。

甘松启心结之功为现代临床医生实践体验所证。甘松因其香气凌厉,可舒心胃之气。当代科学研究揭示甘松所含缬草酮,有抗心律失常作用,用于心律失常(期前收缩)等。著名中成药:参松养心胶囊(以岭药业)用甘松为抗心律失常之药。余自拟定搏汤中有甘松,以其甘辛兼温之性,调心气郁结,利心神舒展,宁心调气,改善窦房结功能,常与葛根、毛冬青、桂枝、丹参、三七等配伍。临床体验有明显抗心律失常作用。

甘松为醒脾良药,而其宁心悦神,抗心律失常之功,古人阐述未备,有余蕴也,临床可进一步运用总结。

三、徐长卿——消胃胀之良药

徐长卿为祛风湿通络除痛之药。风湿痹痛,其常与虎杖相配,又长于祛风止痛,善治风疹、湿疹、顽癣等皮肤瘙痒,常与苦参、地肤子、白藓皮伍用。

徐长卿辛温无毒,归肝、胃经。主治多病证,主胃病(见《中国药典》)。肝胃气滞,胃脘不和之痞胀,消导失司。徐长卿有良好消胀作用,以其辛温走通之性,调胃气而消胀。

消脘胀其常与枳壳、佛手、香橼皮配伍。用量可 15～30 克。治疗胃疾之胀,用量以 30 克为宜。凡气滞,食滞或气虚,中气不足之胃疾所胀,徐长卿皆可用之。不啻去胀,亦体验本品有一定止胃痛之作用,与其药性温通有关,如寒凝、湿阻之胀痛,徐长卿尤宜,诚内病外治之法也。

四、虎杖治痛风,抗心律失常

虎杖为治风湿骨痛要药,常与祛风湿通络药配伍,如威灵仙、防风,亦治妇女因瘀经闭等症。

虎杖性味苦、微寒,归肝、胆经。故用于肝胆之病,如湿热黄疸,虎杖具清泄肝胆湿热、利胆退黄功能。

虎杖的用途在临床中有所拓展,其治湿热痛风痹证效亦甚著。虎杖长于清热解毒,祛风利湿,散瘀止痛。虎杖提取物可抑制急性痛风性关节炎,防治急性痛风性关节炎。临床运用治痛风可与土茯苓、萆薢、威灵仙、百合等配伍。

虎杖还有良好抗心律失常作用,可用于治疗室性早搏,与葛根、苦参、毛冬青等药配伍。自拟治心悸早搏的虎杖葛根汤(2014 年发表于《上海中医药杂志》),以虎杖为君药,配伍葛根、苦参等药,抗心律失常。

五、淫羊藿补肾疗虚之妙品

淫羊藿亦名为仙灵脾,味辛、甘温,归肝肾经。功于补肾壮阳,强筋骨,祛风湿。属肾阳不足,怯于房事,小便清长余沥,经脉痹痛,年老神怯,精力不济健忘者或妇女更年期综合征等可运用之。

淫羊藿温而不燥,其补肾疗虚的功效显著,故常入补益强身之中药丸散。如妇科之二仙汤,老年科之还少丹等。入汤药剂量 10～30 克,配熟地、巴戟天、补骨脂、五加皮起顽痹之证,心肾阳气不足之心悸。怔忡,可与桂枝伍用,起效甚捷。治喘咳,属肺肾同病者,可与麻黄、五味子配用,治水寒射肺之咳喘。淫羊藿有壮阳强体作用,能提高性功能,增加精力。凡阳痿不举,或老年昏庸失智,常可与其他补肾强壮药同用。

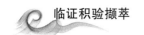

淫羊藿与黄芪配伍,可作为气虚证之药对。凡气虚者往往形不足。以黄芪补气,淫羊藿温肾益精,取少火生气,精能化气之义,可明显增加与黄芪相伍之补气作用,提高疗效。

六、白残花善治口疮

白残花即野蔷薇花朵,味苦、凉,归胃、大肠经。具清暑、化湿止血之功。可用于夏季伤暑,症见恶心呕吐,口渴烦闷食滞或有泄泻等症。著名已故老中医方宝华先生指出白残花败肠独功,主用于湿火之口疳、口疮。余承袭之,常在湿火型口疳、口疮证中入白残花。常用量6~15克,获效甚捷。治口疳常与白芷、黄连、连翘等配伍。湿火伏邪,湿与火交织,蕴蓄肠胃,湿火浊邪上扰,而致口腔舌体或黏膜糜烂,妨于饮食。白残花气质轻清,气香而不燥,清肠而升,降浊解毒,善消湿火口糜,乃一味治口疮之良药。

七、乳没二药,破瘀散积、内外通用

乳香、没药功效活血止痛、消肿生肌,均归心、肝脾经。性味辛、苦、温,主用于血瘀诸痛证及疮疡、痈肿、瘰疬等,为临床对药,用量均为3~10克,伤科方剂多用。

两药同具破血作用。乳香长于活血伸筋,没药活血散瘀为佳。二药合用,相须相佐,增加活血行气止痛功效。二药辛散苦泄,芳香走窜,伤、疽肿毒宜用。内科诸病瘀阻日久成积者,入没药(或乳香)可明显增加活血化瘀之效果。因其破血散积,与其他活血化瘀药配用,可提高疗效,促使瘀消积散,功擅在此。

如治甲状腺结节可与桃仁、红花、半夏、大贝母等配伍,可起行瘀散结之功。治胃病日久,疼痛不去者,可与川楝子、延胡索、荜澄茄同用,取效迅捷。

治胸痹、血脉瘀阻与丹参、生蒲黄、桃仁、薤白等配伍,既能祛瘀消积通脉,还有良好的止心痛作用。

乳没药因气浊味苦,对胃有刺激性,用内科瘀积者以单取没药为宜。

八、荜澄茄止胃痛良药

荜澄茄性味温辛,《本草》记载:"暖脾胃,止呕吐哕逆。"

荜澄茄为一味行气止痛,温中散寒药物。治中脘、小腹冷痛。功效温中散寒,行气止痛。归脾、胃、膀胱经。故胃寒脘腹冷痛,或下焦寒疝腹痛,虚寒小便不利,有行气止痛,温暖下元之功。

荜澄茄乃治胃痛之良效。胃寒疼痛可与高良姜、厚朴等配伍,止胃痛效佳。因其属辛、温之品,宜于寒性胃痛。但阴气胃痛,若与苦泄之品配伍,以抑其温燥,亦可运用之。如与蒲公英或川楝子等配伍,蒲公英性凉清热,且有良好杀菌健胃功能。胃阴不足之胃痛,荜澄茄配伍蒲公英加芍药甘草亦宜。川楝子有行气解郁止痛,泄热和阴之功。且止痛效果亦明显,与荜澄茄伍用,减其温燥而增止痛之功。荜澄茄剂量为 6～12 克。荜澄茄与荜茇性味作用相似,前者以温中散寒止痛为长,后者温中行气止痛为特点,这是二药运用的区别点。

九、藿、苏、荷梗配伍治胃炎

藿梗即藿香之茎,现已藿香、藿梗不分,以藿香配用。其性温,归脾、胃、肺经。藿香芳香化浊、开胃止呕,常用于湿浊中阻、脘痞呕吐等症。

苏梗即紫苏梗,入肺、胃经,有快气和中、辟秽祛湿、理气止痛、舒郁和血安胎之功效。

藿、苏梗配伍治疗胃炎,功擅宽中行气、消食化痰、理气止痛,对噎膈反胃、心腹痛有良效。胃炎实为中焦通降失职,胃失和降,气郁食滞。藿香宽中化湿,苏梗能升能降,二药相伍,庶使郁滞上下宣行,治中脘气郁功效纯良。疏气而为迅疾,可消中满,并有理气解郁止痛功效,故胃胀、满、痛属气滞积食者尤宜。二药可配佛手、厚朴。枳实,则消胀功效更为明显。

荷梗又名荷叶梗、莲蓬梗,味淡,性平,具清热解暑和胃安胎之效。与苏梗配伍,乃温凉同用,理气化湿,宽胸和胃止痛。胃炎、暑天配用荷、苏梗,通气和胃,尚可解暑。大便不畅者,宜荷、苏梗配用,重用荷梗,取其凉通。湿阻气郁,则以藿、苏梗配用,以其化湿行气见长而切合病机所用。

十、板蓝根妙用排尿石

板蓝根为两年生草本植物,性味苦、寒,归心、胃经。其主要功效具清热解毒,凉血利咽。临床常用于温病发热头痛、咽炎。著名方剂:普济消毒饮用板蓝根以治大头瘟疫、丹毒痄腮。其药理:对金黄色葡萄球菌、大肠杆菌、伤寒杆菌及流感病毒等均有抑制作用。

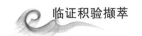

近年，专业研究机构报道板蓝根尚有扩张囊性脏器作用，用于治疗肾结石病有效。可与中药排泌尿系结石药同用，如海金沙、石韦、瞿麦、冬葵子等。剂量可用至 30 克。曾用于多例泌尿系结石者（结石不大于 1 厘米），均获良效。效最捷者 1 周后结石排出。

体会：对肾结石者如有内热者尤适宜，如体质偏虚寒者可加入温肾药，如淫羊藿、肉桂、补骨脂等能抑板蓝根之寒性。亦助肾脏之气化，有利于结石排出。

十一、蒲公英清热消毒，消痈散结，亦长治胃

蒲公英是一味清热排毒常药，因遍地皆有，其擅治各种疾病，如疔疮、痈疖。亦有民众摘鲜品食用。蒲公英常为临床医师用于外科、皮肤科疾病。

蒲公英也是一味治胃良药。对此前辈医家早有认识，如清代王洪绪著《外科证治金生集》云：本品炙脆存性，火酒送服疗胃脘病，先贤章次公以小建中汤加入蒲公英治胃溃疡中虚证，疗效甚高。

蒲公英性苦寒，归肝胃经。《本草正义》记载："蒲公英其性清凉，治一切疔疮、痈疡，红肿热毒诸症，可服可敷"。胃病因黏膜充血水肿、炎性溃疡，运用蒲公英实为内病外治法。现代药理学也揭示蒲公英有良好健胃作用，汤药用量：15～30 克。

自拟通降和胃汤中入蒲公英 15 克，与藿、苏梗，以及莪术、佛手、枳实、白术等配伍，疗效应达，取其清胃、消疡功效。

十二、白芥子善消结节

白芥子乃一味温化寒痰之药，辛温、味厚、气锐，具温肺化痰、利气散结、通经止痛功效。在内逐寒痰水饮、宽利胸膈，外走经络、消皮里膜外之痰。《神农本草经》记载："白芥子，消痰癖疟痞，除胀满极速，因其味厚气轻，故开导最速……"

古方三子养心汤，控涎丹均入白芥子以消痰结。临床用治支气管炎、慢性淋巴结炎、胸腔积液等病，痰涎壅盛者，以及瘰疬、流注等有较好疗效。

白芥子治结节病亦为常用之药，如淋巴结节、甲状腺结节、乳房结节病。此外，也有用于周身皮肤结节病，其原因目前尚不明，但当以中医学中的痰积、痰注论治，以化痰软坚散结为法，以白芥子配半夏、僵蚕、海藻、决明子、皂角刺、炙没药、桃仁等，以汤药或丸缓缓图功，疗效亦著。经曰："怪病分属痰"，而白芥子是

一味消痰破结之良药。辨有痰涎冷结者,均可运用之。

十三、土茯苓乃治痛风要药

土茯苓又名仙遗粮,属清热解毒药。但清热非其长,解毒则独胜。常用于治梅毒、湿热带下,或热淋湿疹等。土茯苓性味:甘、淡、平,入肝、胃经,善解毒化湿,通利关节,临床常运用于治湿热型痛风。《本草正义》记载,土茯苓"利湿去热,能入经,搜剔湿热之蕴毒……"土茯苓有利尿作用,故治疗湿热痛风常与黄柏、秦皮、百合、木瓜、川牛膝配伍,达泄浊解毒,通利关节之效,常用剂量为15～30克。

对慢性痛风、高尿酸血症,土茯苓可与泄浊化瘀之药配伍。如百合、山慈姑、桃仁、虎杖、红花等,以其泄浊解毒之功,降低体内尿酸,促进排出。

十四、黄连半夏,辛开苦降祛湿热

黄连苦寒,清热燥湿,泻火解毒。用于诸热证,如湿热,或心、胃之火,痈肿疮毒、热性泻痢等。半夏为燥湿化痰药,其性辛、温,用于湿痰、寒痰证,有降逆止呕、消痞散结之功效,又可用于胃气上逆所致的呕吐、瘿瘤、痈疽肿毒等。

黄连配半夏,取其辛开苦降,以治湿热并重之证。夫湿与热交织,缠绵蕴蒸,阻遏气机。中焦湿热蕴阻,津液受伤,口渴小便不利,湿邪内蕴,脾胃气机受阻,运化失常。腹痛痞满,呕吐不纳,大便泄泻。清热利湿为治之大法。连、夏共用,辛苦开泄,化湿热之胶结,而达清化之效。王氏连朴饮是代表方,可与藿香、厚朴、赤苓、枳壳配伍,以化湿清热行气,俾湿随气化而去。或佐以竹叶、猪苓、泽泻、六一散,渗湿于热下,则湿去热孤而独邪易清。

连、夏之配亦见泻心汤,以辛开苦泄,降和阴阳。孟河丁氏内科治湿温擅用辛开苦降之法,在丁氏套方中屡见不鲜。

十五、葛根、天麻、全蝎治老年昏眩

老年昏眩及因肝肾亏虚,或阴虚风动、瘀阻窍络、清阳不能升达等因,葛根、天麻、全蝎伍用,功擅治老年昏眩。

葛根气轻,善达诸阳经,性味甘、辛、凉。所含葛根素、总黄酮类物质能扩张冠状动脉、脑动脉;现代药理学研究葛根一药乃治心脑血管良药。天麻为风药,

长于息风止痉、平抑肝阳、祛风止痛。《本草汇言》记载:"天麻主头风,头痛,头晕强痉,可治癫痫痉强,四肢挛急,语言不顺,一切中风,风痰等证",乃治眩之要药,历来为医家用于治疗头风眩晕之症。全蝎归肝经,长于息风、通经,为祛风邪入络之虫药。

三药合用,取葛根轻扬,升清;天麻息风止眩;全蝎息风通络,鼓舞清气升达头面清灵之域,息风通络,俾诸阳经络通达会交,贯通气血,清灵得养而去昏眩。

三药治眩常可与痰浊蒙阻之半夏白术天麻汤,或老年虚衰之还少丹、肝阳上亢之羚角钩藤汤、镇肝息风汤等配伍运用。葛根用量为 10～30 克;天麻 10～20 克;全蝎 3～6 克。凡老年昏眊,脑供不足,脑梗死、腔隙症、血压异常之眩晕,在辨证基础上可配伍三药同用。

十六、黄荆子治咳平喘功同麻黄

黄荆子为灌木黄荆之果实,味辛、温,无毒,归肺、胃、肝经。

功擅止咳、平喘,兼理气消食,祛风止痛。

黄荆子煎剂对豚鼠支气管平滑肌有扩张作用,可解除气管、支气管痉挛。临床支气管炎、哮喘者可选择应用。与麻黄相比,止咳平喘功效不逊麻黄,而无升高血压之弊。故哮喘而有高血压病者,可选用黄荆子。治哮喘可与细辛、苏子、款冬花、黄芩等配伍。汤药常用量为 5～10 克。

民间单方用黄荆子 5～15 克研粉加入白糖适量,每日 2 次冲服。黄荆子性辛、温,故尤适合湿痰咳喘者。如燥痰、肺津已伤之咳喘者,不适宜用之。《山西中草药》列本药为"祛风、祛痰、镇咳,主治咳嗽吐痰、哮喘。"

黄荆子还有理气消食之功。亦治膈食吞酸或便秘,或肠炎消化不良者。其祛风止痛作用可治风湿痹证之疼痛,与祛风湿之药,如威灵仙、秦艽、羌独活等可配伍同用。

十七、枸杞子、女贞,滋补肝肾之对药,补虚延寿之上品

枸杞子产于甘肃、宁夏为佳,其性味甘平,归肝肾经。枸杞子补益肝肾,明目养阴。肝肾阴虚者,单用亦效,入复方效果更佳。

女贞子乃常绿乔本女贞子之果实,入肝、肾经,补肝肾之阴,乌须明目。《神农本草经》女贞子"主补中……久服肥健,又主轻身不老。"

二药相伍，而增滋补肝肾之力，具延寿缓衰之功。肝肾乙癸同源，主强筋骨，充养耳目。盖衰老者，肝肾之衰也，老年杂病往往因之相随。如高血压、糖尿病、心血管受损害等。枸杞子煎剂提取物有增强免疫力、抗肿瘤的功效，具降压、抗缺氧、抗氧化、抗辐射的作用。

现代药理学研究证实，女贞子富含亚油酸、亚麻仁油酸，能降低血脂，改善心肌供血。故二药相配，从中医中药学来讲，补益肝肾，养阴明目，强体。从现代医学角度来讲，能提高机体免疫力、改善体质、肥健强身，达防病抗衰之功能。对老年患者或体衰肝肾不足者，临床可恒以相伍配用，是一对补虚延寿之妙品。

第三章　医案和膏方

第一节　医　案

一、鼻渊案

刘某,男,25 岁。

1. 初诊

2017 年 3 月 2 日。

【主诉】鼻塞,流涕 1 年余。

【病史】患者有过敏性鼻炎 18 年,一年前开始出现间断性鼻塞,流清涕,遇寒冷空气而加重。晨起起床时,流清涕,打喷嚏,胃纳可,夜寐安。舌质淡红,苔薄白,脉细。

【辨证】肺气虚寒。

【诊断】中医:鼻渊;西医:鼻炎。

【治则】温肺散寒,芳香通窍。

【处方】炙麻黄 6 克,细辛 6 克,白芷 10 克,苍耳子 15 克,辛夷花 10 克,防风 6 克,桔梗 10 克,地肤子 15 克,甘草 6 克。

14 帖,水煎服。

2. 二诊

2017 年 3 月 20 日。服药 10 剂,诸症已缓,4 天前受凉复发,现鼻腔发酸不适,流清涕,打喷嚏,休息不佳,遇冷空气时加重,胃纳尚可,夜寐安醉,大便干,舌红,苔稍黄,脉细。

【处方】炙麻黄 6 克,细辛 6 克,白芷 10 克,苍耳子 15 克,辛夷花 10 克,防风

6 克,地肤子 10 克,黄芩 12 克,瓜蒌仁 12 克,甘草 6 克。

14 帖,水煎服。

3．三诊

2017 年 4 月 3 日,鼻塞已通,流涕已止,仍晨起打喷嚏。胃纳可,夜寐安,舌淡红苔薄白,脉细。

【处方】生黄芪 20 克,防风 6 克,生白术 15 克,炙麻黄 6 克,细辛 6 克,白芷 10 克,苍耳子 15 克,辛夷花 10 克,地肤子 15 克,桔梗 10 克,甘草 6 克。

14 帖,水煎服。

按：本案鼻渊,病者所患年久,因季节变化而发,缠绵不已。症状结合舌、脉象,显示为肺气虚寒之证。肺气虚弱,卫表不固,腠理疏松,风寒乘虚而入,犯及鼻窍,肺气不得通调,津液化浊,壅塞鼻窍,遂致喷嚏,流清涕。治拟温肺散寒,芳香通窍。药用炙麻黄开泄腠理,透发毛窍,以外散侵袭肌表之风寒邪气。苍耳子、辛夷花、白芷为通利鼻窍之要药。细辛、防风、桔梗祛风散寒、宣肺通窍,入地肤子乃消除鼻黏膜肿胀,二诊兼见便干、舌红苔黄等里热之象,则酌加薄荷辛凉通窍,黄芩清肺,且抑麻辛之燥,加入瓜蒌仁以润肠通便。三诊晨起喷嚏为肺虚,表气不固,故加黄芪、白术合防风为玉屏风散,甘温补气,固表扶正,合苍耳子散加减续治图愈。

二、咯血案

蒋某某,女,78 岁。

1．初诊

2017 年 5 月 18 日。

【主诉】咳嗽痰中带血 2 周。

【病史】患者有支气管扩张病史 7 年,1 月前因感冒发热咳嗽,服感冒退热药等症状平复,但仍时有咳嗽。2 周前咯血数口,服止血药后,转为痰中带有血丝,痰色略黄带黏,胸闷胸痛不著。X 线肺部摄片提示支气管扩张。刻下：神清,面色带赤,二便尚调,舌红苔薄略黄,脉弦数。

【辨证】痰火伤津,肺络被损。

【诊断】中医：咯血;西医：支气管扩张。

【治则】清化痰火,润肺宁络。

【处方】鱼腥草 30 克,桑白皮 30 克,枇杷叶 12 克,紫菀 12 克,川贝母 10 克,

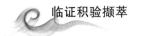

知母 12 克,玄参 12 克,南沙参 15 克,夏枯草 15 克,藕节 12 克,地锦草 15 克,甘草 6 克。

7 帖,水煎服。

2.二诊

2017 年 5 月 26 日。患者服药三剂,痰血已止,咳痰亦畅,口苦,食欲略减退,大便正常,舌质偏红,苔薄,脉略弦。再清痰火以宁肺络。

【处方】桑白皮 12 克,枇杷叶 12 克,知母 12 克,川贝母 10 克,紫菀 12 克,南沙参 15 克,玄参 12 克,夏枯草 12 克,藕节 12 克,淮山药 15 克,生麦芽 12 克,生甘草 6 克。

7 帖,水煎服。

3.三诊

2017 年 6 月 4 日。患者咳嗽渐平,未见痰血,面赤转常,精神欠乏,食欲有增,二便亦调,苔薄,脉弦虚。咳嗽咯血,伤及正气,宜清养兼顾。

【处方】桑白皮 12 克,紫菀 12 克,川贝母 6 克,桔梗 6 克,前胡 12 克,南沙参 15 克,淮山药 15 克,功劳叶 15 克,黄精 15 克,百合 10 克,白术 12 克,甘草 6 克。

14 帖,水煎服。

按:本案为支气管扩张(咯血),有宿痰由外邪引发痰火伤及肺络。一诊当以清痰火,宁络止血为首要,以鱼腥草、桑白皮、枇杷叶清肺降气;知母、贝母为二母散,合玄参、南沙参以清肺火兼以化痰。病者面赤,脉弦示乃肝木横恣之象,故入夏枯草清肝助降肺火;入藕节、地锦草止血。二诊痰血已止,食欲有减,原方去鱼腥草、地锦草寒凉碍胃之品,入生麦芽疏肝气而利胃纳。全方体现清降治法,痰火得以清泄,肺行清肃,痰血可止。三诊咯血诸症平息,见有正虚之象,故清降之中入护益之品,以淮山药、功劳叶、黄精、百合、白术润养,与治肺之痰药各半,"痰不降而牵动血""治肺之痰又是治咯血捷径",此遵唐宗海治咯血之法,虽有虚象,清补之中仍兼以治痰,以攻补兼施图治。

三、咳嗽(慢性支气管炎急性发作)案

李某,女,60 岁。

1.初诊

2016 年 12 月 1 日。

【主诉】咳嗽、咯痰、气促3天。

【病史】患者近3年每到冬季则咳嗽反复发作,时轻时重,持续3月余,至春季气候转暖则减轻。近3日咽痒,咳嗽频作,痰色白有泡沫,咳嗽时气急气促。舌苔白,脉浮带滑。

【辨证】邪气壅肺,肺失宣肃。

【诊断】中医:咳嗽;西医:慢性支气管炎急性发作。

【治则】宣肃肺气,化痰止咳。

【处方】前胡10克,荆芥10克,桔梗9克,细辛3克,制半夏12克,陈皮6克,炙麻黄6克,鱼腥草15克,金荞麦15克,紫菀10克,甘草6克。

7帖,水煎服。

2. 二诊

2015年12月8日。患者咽痒咳嗽减轻,咯痰减少,但咳时仍气促气喘,动则加剧。舌苔薄白,脉濡细。拟以上方出入。

【处方】前胡10克,荆芥10克,桔梗9克,细辛3克,制半夏12克,陈皮6克,炙麻黄6克,鱼腥草15克,金荞麦15克,紫菀10克,淮山药12克,茯苓15克,当归9克,熟地12克,甘草6克。

14帖,水煎服。

3. 三诊

2015年12月23日。咳嗽咳痰明显减轻,晨起时轻微咳嗽,咯少量白痰,气喘气促略平,精神增进。舌苔薄,脉细软。继以上方出入。

【处方】前胡10克,桔梗9克,细辛3克,防风12克,制半夏12克,陈皮6克,炙麻黄6克,鱼腥草15克,金荞麦15克,紫菀10克,白术12克,淮山药12克,茯苓15克,当归9克,熟地12克,淫羊藿9克,五味子10克,甘草6克。

14帖,水煎服。

按:患者平素有慢性支气管炎病史,肺气受损,加之外感寒邪,肺气失于宣肃,故咽痒、咳嗽气喘。首诊时咳嗽、咯痰尤甚,以前胡、荆芥、细辛、炙麻黄、紫菀祛散外邪,鱼腥草、金荞麦清肺化痰,半夏、陈皮化痰止咳。二诊时咽痒、咳嗽减轻,但气喘气促,是肺肾不足,兼以邪恋,治用宣化,而清痰浊。加用淮山药、茯苓、当归、熟地,仿金水六君煎之意,以调补肺肾,扶正祛邪。三诊咳嗽咳痰症状明显减轻,尚有余邪,仍以麻黄、细辛、防风、前胡、半夏、紫菀、开金锁等药宣清肺

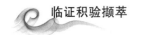
金,加用淫羊藿、五味子益肾敛肺、培补肾气,五味子亦防麻黄、细辛辛散太过耗损肺气。以半夏、陈皮、茯苓、淮山药、白术等药健脾助运,不使痰湿滋生。达宣肃肺气、清肺健脾温肾之功,提高体元以利疾病康复。

四、不寐案(一)

朱某,女性,74 岁。

1. 初诊

2016 年 11 月 3 日。

【主诉】入睡困难 2 年,加重 1 周。

【病史】2 年前因家事不遂而患失眠之证,间断使用安眠药助寐,此后睡眠时好时坏,1 周前因与人发生口角而夜不安寐,心情烦躁,伴口苦,目赤耳鸣,不思饮食,大便稍干,小便黄。舌暗红,苔薄微黄,脉细弦。

【辨证】肝郁化火,心神失宁。

【诊断】中医:不寐;西医:失眠。

【治则】疏肝解郁,清心宁神。

【处方】柴胡 6 克,广郁金 10 克,白芍 10 克,薄荷 3 克,川楝子 12 克,黄连 6 克,麦冬 12 克,生地 12 克,百合 15 克,淮小麦 30 克,茯神 30 克,紫贝齿 30 克,石菖蒲 3 克,甘草 6 克。

7 帖,水煎服。

2. 二诊

2016 年 11 月 10 日。患者药后夜寐已见好转,情绪亦见改善,胃脘胀满。舌暗红苔薄,脉细弦。

【处方】柴胡 6 克,广郁金 10 克,白芍 10 克,薄荷 3 克,川楝子 12 克,黄连 6 克,麦冬 12 克,生地 12 克,百合 15 克,淮小麦 30 克,茯神 30 克,远志 10 克,石菖蒲 3 克,甘草 6 克,制半夏 10 克,北秫米 15 克。

7 帖,水煎服。

3. 三诊

2016 年 11 月 17 日。患者服用上方后睡眠改善,情志已宁,胃胀减轻,眼干涩。舌暗红苔薄,脉细弦,拟调心肝安神法。

【处方】广郁金 10 克,白芍 12 克,川楝子 10 克,枸杞子 12 克,女贞子 15 克,

麦冬 12 克,生地 12 克,百合 12 克,茯神 18 克,远志 12 克,石菖蒲 3 克,甘草
6 克,黄连 6 克,淮小麦 30 克,当归 10 克。

14 帖,水煎服。

按:患者不寐伤于情志,肝木疏泄失常,气郁化热扰及心神,阴不接阳,神明
不安。首诊以逍遥散合百合地黄甘麦等药疏肝解郁,佐以茯神、紫贝齿、石菖蒲
安神定志,以黄连清心火宁神志,从心、肝调治见效。二诊因患者胃脘胀满,原方
加半夏、秫米调和胃气安卧,宿寐不宁之症继以改善。三诊见夜寐情绪逐宁,唯
眼干涩不适,舌红脉细弦,乃肝阴不足,不能濡养目窍,故更改为一贯煎疏养肝
木,以黄连清心,配地黄、淮小麦、甘草缓神定志,茯神、远志、石菖蒲乃琥珀定志
丸安神之要药,与诸药共奏清心养肝安神定志之效,庶使病情康复。

五、不寐案(二)

李某,女,46 岁。

1. 初诊

2016 年 5 月 21 日。

【主诉】夜不安寐或寐后易醒已 3 月余。

【病史】患者寤寐不安多月,服西药安眠药能入睡,但停药后仍失眠。脸面
不华,精神疲惫,口干不润,动辄汗出,经水期正但量少,肝小三阳指标阳性,舌质
红,脉细略弦。

【辨证】心肝失调,神不安舍。

【诊断】中医:不寐;西医:失眠。

【治则】滋阴疏肝,清心安神。

【处方】北沙参 15 克,天冬 12 克,麦冬 12 克,玄参 12 克,生地 12 克,枸杞
15 克,川楝子 15 克,五味子 10 克,茯神 30 克,钩藤(后下)30 克,百合 12 克,淮
小麦 30 克,垂盆草 30 克,丹参 15 克,鳖甲 18 克,甘草 6 克。

7 帖,水煎服。

2. 二诊

2016 年 5 月 28 日。药后夜寐略有改善,入寐后易醒,或梦扰纷纭,仍有多汗症
状,以白昼为甚,二便尚调,苔薄,舌质略红,脉细。原法见效,略做调整,增删微调。

【处方】北沙参 15 克,天冬 12 克,麦冬 12 克,生地 12 克,枸杞 15 克,五味子

10 克,茯神 30 克,钩藤(后下)30 克,百合 12 克,淮小麦 30 克,黄连 6 克,紫贝齿 30 克,丹参 15 克,鳖甲 18 克,垂盆草 30 克,甘草 6 克。

7 帖,水煎服。

3. 三诊

2016 年 6 月 6 日。患者夜寐质量改善已明显,能安睡 6 小时,自感精神好转,仍有汗出,经期将至,苔脉同前,原方增入养血调经之品。

【处方】北沙参 15 克,天冬 12 克,麦冬 12 克,枸杞 15 克,女贞子 15 克,茯神 30 克,钩藤(后下)30 克,百合 15 克,淮小麦 30 克,生熟地各 15 克,白芍 15 克,川芎 10 克,丹参 15 克,鳖甲 18 克,香附 6 克,桃仁 6 克,甘草 6 克。

7 帖,水煎服。

4. 四诊

2016 年 6 月 13 日。患者二天前经水已届,量略增,夜寐已能安睡,仍有汗出,但有减轻,苔薄,质淡红,脉细濡。不寐兼行经,兼顾调治,以养血滋阴,清心安神为宜。

【处方】制首乌 12 克,生熟地各 12 克,白芍 12 克,丹参 15 克,麦冬 12 克,枸杞子 12 克,百合 15 克,淮小麦 30 克,柏子仁 15 克,茯神 18 克,制远志 10 克,甘草 6 克。

7 帖,水煎服。

5. 五诊

2016 年 6 月 19 日。药后夜寐已安,经水已于昨日净,略感神疲,食欲正常,多汗一症明显减轻,苔薄脉细。仍从心、肝调治以善后。

【处方】制首乌 15 克,生熟地各 12 克,丹参 15 克,麦冬 12 克,枸杞子 12 克,北沙参 15 克,百合 15 克,淮小麦 30 克,茯神 18 克,制远志 10 克,灵芝 10 克,垂盆草 30 克,甘草 6 克。

7 帖,水煎服。

按:不寐多因,本案以心肝失调为主。缘由阴伤不足,肝木失养,虚热扰及心神,阴阳不接,心神不能安和。病者有"小三阳"(乙肝表面抗原、乙肝 e 抗体和乙肝核心抗体阳性)的慢性肝炎指标,故入方从心、肝调治,以一贯煎疏柔肝木,兼以养阴,清心安神;以百合地黄汤,甘麦大枣汤之甘麦及茯神、钩藤等宁寐。垂盆草、丹参、鳖甲为丁主任习用之治肝病之药,兼治其慢性肝炎。二诊病情既缓,唯夜寐多梦且多汗,乃心火偏旺略突出;故入黄连清心之热;紫贝齿加重安神镇静之力。三诊因经期将至,故方中增改而入熟地、白芍、川芎、香附、桃仁以养血调养冲任兼利经水。四诊,经行已净,夜寐亦有改善,天癸既行,虑体元不足,故重以滋阴养血,以首乌、熟地、白芍、丹参、麦冬、枸杞滋养血分兼以涵木;生地、百合、淮小麦、甘草仍调情志,合茯神、远志安神宁寐。五诊,寐之症基本已愈,乃以养血滋阴、清养心肝之药调理巩固。纵观五诊方药,均为平和之品,药性轻灵而切病机,予平淡之中见机奥。

六、不寐案(三)

王某某,女,63 岁。

1. 初诊

2017 年 6 月 5 日。

【主诉】夜不安寐 2 周。

【病史】夜不安寐已 2 周,自感心烦口苦,胸脘郁闷不适,午后偶有头痛,大便不畅,苔黄带腻,脉弦滑。

【辨证】痰热内郁,扰及心神。

【诊断】中医:不寐;西医:失眠。

【治则】清热涤痰,养心安神。

【处方】黄连 6 克,竹茹 12 克,半夏 12 克,枳实 6 克,陈皮 6 克,郁金 12 克,钩藤 30 克,茯神 18 克,远志 10 克,生栀子 10 克,丹皮 10 克,甘草 6 克。

7 帖,水煎服。

2. 二诊

2017 年 6 月 12 日。投剂后,患者胸脘郁闷明显改善,头痛未作,睡眠时间较前延长,但易惊醒,食欲欠佳。苔薄略黄,舌质偏红,脉略弦。原方佐加清心宁神之品。

【处方】黄连 6 克,竹茹 12 克,枳实 6 克,制半夏 10 克,陈皮 6 克,郁金 10 克,淡竹叶 15 克,柏子仁 12 克,钩藤 30 克,茯神 18 克,制远志 12 克,丹皮 10 克,甘草 6 克。

7 帖,水煎服。

3. 三诊

2017 年 6 月 19 日。寤寐渐见安稳,精神增进,偶有口苦,大便日行已畅,食

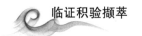

欲仍欠佳,苔脉同前,守前方佐调脾胃。

【处方】黄连 6 克,竹茹 10 克,枳实 6 克,陈皮 6 克,郁金 10 克,川楝子 10 克,钩藤 30 克,茯神 18 克,制远志 10 克,半夏 10 克,白秫米 15 克,甘草 6 克。

14 帖,水煎服。

按:本案失眠不寐,乃属肝胆郁热,痰火上扰证型,《血证论·卧寐》论述:"肝经有痰,扰其魂不得寐者……",乃肝胆之经有痰热,上扰心神所致,三次诊治均以温胆汤为主方加减,清热涤痰,安神除烦。首诊方加入生栀子、丹皮、郁金偏重于清泻肝胆之郁热,以钩藤、茯神、远志宁神安寐。二诊睡眠有所改善,苔腻黄已化,食欲欠佳而去生栀子苦燥碍其胃纳,增竹叶、柏子仁加强清心安神之力。三诊睡眠已见安稳,而时有口苦,食欲不增,乃肝胆尚有郁热而胃气失调,仍以温胆汤方入川楝子以疏泄肝胆,兼清郁热;增北秫米与半夏为伍,即半夏秫米汤和胃安神,给予 2 周药剂,再图后效。

七、心悸案(一)

赵某,女,52 岁。

1. 初诊

2019 年 5 月 4 日。

【主诉】心悸、心慌 3 月余。

【病史】患者心悸数月,心慌时如偷人之物,惶惶不安,坐卧不安,潮热盗汗,经水已断,不寐,便结,纳差。24 小时动态心电图检查显示:频发室性早搏。曾服用丹参片、麝香保心丸等无明显改善。近日心悸、心慌,情志不宁,但寐不安,潮热盗汗,纳差,便干结。舌质干红,苔少,脉细弦。

【辨证】心阴不足,心失所养。

【诊断】中医:心悸;西医:室性早搏。

【治则】滋阴清热,养心安神。

【处方】太子参 15 克,葛根 12 克,虎杖 15 克,黄精 15 克,丹参 12 克,黄连 6 克,北沙参 12 克,生地 15 克,百合 12 克,淮小麦 30 克,麦冬 12 克,火麻仁 12 克,柏子仁 12 克,甘草 6 克。

7 帖,水煎服。

2. 二诊

2016年5月12日。患者心悸、心慌好转,食欲增加,大便日行。夜寐、潮热、盗汗缓解不明显。舌红苔少,脉细。原方增减。

【处方】太子参15克,葛根12克,虎杖15克,黄精15克,丹参12克,北沙参12克,生地15克,百合15克,麦冬12克,火麻仁12克,柏子仁12克,五味子10克,知母12克,黄柏12克,地骨皮12克,淫羊藿6克,生龙骨30克,甘草6克。

7帖,水煎服。

3. 三诊

2016年5月20日。患者心悸明显减轻,纳便可,潮热盗汗缓解,夜寐改善,精神增进。舌红,苔薄,脉细。继以原法出入。

【处方】太子参15克,葛根12克,虎杖15克,黄精15克,丹参12克,玄参12克,北沙参12克,麦冬12克,火麻仁12克,柏子仁12克,五味子10克,知母12克,黄柏12克,淫羊藿6克,地骨皮12克,生龙骨30克,山萸肉12克,熟地12克,淮山药15克,甘草6克。

14帖,水煎服。

按:患者年届七七之后,天癸已绝,肾元亏少,心阴不足,心火偏旺,扰及心神。以心悸、潮热汗出、情志不安为主证。首诊以太子参甘凉益气,调补气阴。葛根、虎杖调节心律,百合地黄汤合淮小麦舒缓情志。北沙参、黄精、麦冬、柏子仁滋养心阴,配以黄连以达清心济阴之功。丹参养血行瘀,为治心悸之要药,火麻仁、柏子仁润肠通便,以缓燥。二诊心悸虽有好转,唯潮热汗出、欠寐等证未改善。患者年届更年期,故在原方基础上加入二仙汤中药物,以知柏合淫羊藿调阴阳平衡,入地骨皮清其虚热,佐以五味子、生龙骨收涩止汗兼以安神,缓解更年期症状。三诊后诸症悉为改善,以原方入山茱萸、熟地、淮山药以培补肾阴,冀收坎离相济之效,以使心肾相调,诸症平息。

八、心悸案(二)

唐某,女,55岁。

1. 初诊

2017年4月13日。

【主诉】心慌,胸闷1年余。

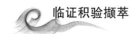

【病史】患者 1 年前因夜梦惊醒后觉心慌胸闷,当时未做治疗。以后每因劳累后则心悸,胸闷加重,病情反复,曾做动态心电图检查发现频发性室性早搏。刻下:心悸胸闷,气短乏力,心烦急躁,失眠多梦,口干咽燥,精神不振。舌质微红,苔少,脉结代。

【辨证】气阴亏虚,心神不宁。

【诊断】中医:心悸;西医:心律失常。

【治法】益气养阴,宁心安神。

【处方】太子参 15 克,麦冬 12 克,五味子 10 克,生地 15 克,玄参 12 克,丹参 15 克,当归 12 克,葛根 18 克,虎杖 30 克,三七 6 克,红景天 12 克,女贞子 15 克,炙远志 12 克,茯神 30 克,甘草 6 克。

14 帖,水煎服。

2. 二诊

2017 年 4 月 28 日。患者心悸,胸闷气短略改善,情志易躁,寤寐略安,口干不润,神疲易累。舌微红,脉结代。

【处方】太子参 15 克,丹参 18 克,麦冬 12 克,五味子 12 克,生地 15 克,玉竹 10 克,黄连 6 克,当归 15 克,葛根 18 克,虎杖 30 克,三七 6 克,红景天 12 克,女贞子 15 克,炙远志 12 克,茯神 30 克,甘草 6 克。

14 帖,水煎服。

3. 三诊

2017 年 5 月 12 日。患者心悸胸闷,气短乏力明显好转,夜寐仍有梦扰,情绪不舒。舌淡红苔薄白,脉弦细,偶有结代。

【处方】党参 18 克,丹参 18 克,麦冬 12 克,五味子 10 克,生地 15 克,当归 15 克,虎杖 30 克,黄连 6 克,桂枝 10 克,三七 6 克,红景天 12 克,女贞子 15 克,淮小麦 30 克,百合 12 克,酸枣仁 18 克,茯神 30 克,甘草 6 克。

14 帖,水煎服。

按:患者为夜梦所惊,惊则气乱,扰及心神而成心动悸之证。加之劳累气阴耗损,虚火内生,心神不归宅舍以致期前收缩(早搏)。首诊以生脉散合天王补心丹为主,以太子参代党参,重在补气阴养心神,兼以三七、红景天强心行瘀,葛根、虎杖抗心律失常。二诊,症情已见减轻,情志仍躁,乃心火未平,故以黄连代玄参,以增清心泻火之力,心火平则心神可归宅舍,加枣仁以增养心宁神之力。三诊诸症均见明显改善,唯情志仍不舒,加入桂枝以温通心阳,与黄连寒温同用意在调和心阴心阳,加入淮小麦、百合舒缓情志,二药寓百合地黄、甘麦大枣汤之意,旨在甘润缓急调神,与诸药共奏,益气养阴,安脉定悸之效。

九、胸痹案

张某,女性,72 岁。

1. 初诊

2017 年 7 月 5 日。

【主诉】胸闷气短 5 年,加重 1 月。

【病史】患者时感胸闷气短,左侧胸壁痛感。3 年前被三级甲等医院诊断为冠心病,平时服用中西药,症情有所缓解。近月来症状有所加剧,劳而心悸气短。血脂、血糖水平均正常,高血压病史十余年,血压 150 mmHg/90 mmHg,胆囊已切除,大便日行数次,便质稀溏,脸面不华。舌暗苔白腻,脉细滑。

【辨证】心阳不足,痰瘀闭阻。

【诊断】中医:胸痹;西医:冠心病。

【治则】通阳豁痰,行瘀通络

【处方】党参 18 克,丹参 18 克,炒白术 15 克,肉豆蔻 15 克,制半夏 12 克,薤白 6 克,瓜蒌皮 12 克,葛根 18 克,桂枝 6 克,三七 6 克,红景天 10 克,生蒲黄 10 克,水蛭 3 克,焦山楂 15 克,茯苓 15 克,枳壳 6 克,炙甘草 6 克。

7 帖,水煎服。

2. 二诊

2017 年 7 月 12 日。初诊后自感胸痛、胸闷症状减轻,大便减至日行 2 次,便质已实,仍有气短神乏,苔薄白,脉细。原方加减进服。

【处方】党参 15 克,丹参 18 克,炒白术 15 克,肉豆蔻 15 克,生黄芪 15 克,制半夏 12 克,薤白 6 克,葛根 18 克,桂枝 6 克,枳壳 6 克,生蒲黄 10 克,三七 6 克,红景天 10 克,茯苓 15 克,炙甘草 6 克。

7 帖,水煎服。

3. 三诊

2017 年 7 月 19 日。胸痛已缓解,仍时有胸闷气短,大便日行 2 次,纳寐尚安。加述下肢午后略肿,苔薄白脉细,心气心阳不足,阴邪凝滞,土不制水,再拟

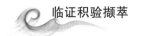

通阳泄浊,健脾化湿利水。

【处方】生黄芪 18 克,党参 15 克,丹参 18 克,炒白术 12 克,肉豆蔻 15 克,制半夏 12 克,桂枝 9 克,葛根 18 克,三七 6 克,红景天 10 克,生蒲黄 10 克,汉防己 30 克,茯苓皮 15 克,炙甘草 6 克。

7 帖,水煎服。

4. 四诊

2017 年 7 月 26 日。患者得剂后下肢水肿悉退,胸闷痛亦见明显减轻,精神增进,大便日行,苔薄白脉细,胸痹诸症均有所改善,痰瘀浊邪踞留心脉,仍待消除。拟通阳豁痰行瘀兼以扶正。

【处方】生黄芪 18 克,党参 15 克,丹参 15 克,炒白术 12 克,制半夏 12 克,陈皮 6 克,葛根 18 克,桂枝 12 克,三七 6 克,红景天 12 克,生蒲黄 10 克,当归 15 克,川芎 12 克,炙甘草 6 克,

7 帖,水煎服。

按: 证系胸痹,心气心阳不足,心脉失于温通,痰瘀痹阻心脉,胸痛、胸闷时作。首诊以瓜蒌薤白半夏汤为主方,以通阳泄浊、开启心痹,党参、丹参、蒲黄、水蛭益心气而化瘀通络,三七、红景天有强心提高心肌耐氧的能力,白术、肉豆蔻健脾温中化湿、止泄。二诊见症情已有减轻,原法合度,因气短神乏,气虚不足故入黄芪益气以养心,去瓜蒌皮因其不利大便转实。首诊方略作加减续治。三诊时症情继已改善,增见下肢水肿,乃火土不足以制水,故方中桂枝加量,以增温经通阳之力,入汉防己、茯苓皮乃防己黄芪汤意,以利水退肿,再诊胸痹诸症均明显减轻,胸痹痰瘀之邪尚未尽去,故以标本法,驱邪扶正善后,缓图功效。

十、胃炎案(一)

张某,女,65 岁。

1. 初诊

2016 年 7 月 26 日。

【主诉】胃脘嘈杂半年。

【病史】患者反复中脘嘈杂,偶有胃痛、反酸,情志不畅,性急易躁。外院胃镜检查提示胃窦炎,肠化阳性(+),平素神疲乏力,纳寐欠佳,二便尚调。苔薄,脉弦。

【辨证】肝胃不和。

【诊断】中医：胃脘痛；西医：慢性胃炎。

【治则】疏肝和胃。

【处方】黄连6克，吴茱萸3克，瓦楞子30克，蒲公英30克，川楝子12克，青皮6克，广郁金10克，生栀子10克，天花粉15克，荷梗18克，生麦芽15克，甘草6克。

7帖，水煎服。

2. 二诊

2016年8月2日。药后胃脘症状悉减，神乏，食欲欠佳，形疲，口干不润。苔薄舌质偏红，脉细弦。肝胃失和，阴虚津亏，拟柔肝和胃为法。

【处方】枸杞子15克，北沙参15克，麦冬15克，当归12克，川楝子12克，女贞子15克，生地12克，熟地12克，佛手10克，蒲公英15克，黄连6克，吴茱萸3克，瓦楞子30克，生麦芽10克，甘草6克。

7帖，水煎服。

3. 三诊

2016年8月9日。患者服用7剂后胃脘嘈杂减轻，仍有腹胀感，大便日行成形。苔薄舌质偏红，脉细弦。肝胆之气偏旺，原方佐入清肝泄胆之品。

【处方】枸杞子15克，北沙参15克，麦冬12克，生地12克，川楝子12克，女贞子12克，熟地12克，黄连6克，吴茱萸3克，蒲公英15克，香橼皮12克，佛手10克，生麦芽12克，茵陈15克，甘草6克。

7帖，水煎服。

按：中焦气机阻滞是胃脘痛的基本病机。本案殊为肝气不和，乃肝气上逆犯胃而见诸症。故治以疏理降和为法。方取"左金丸"之黄连、吴茱萸清泄肝火和胃以消胃嘈；川楝子、瓦楞子、蒲公英疏肝理气制酸，降逆健胃；生栀子、郁金、青皮合川楝子清热泄肝行气，配荷梗、麦芽疏肝降气，天花粉生津养胃而不腻滞。本病症状虽见于胃腑，病因乃肝气郁滞上逆，故一诊用药偏于治肝以和胃。方中不用柴胡疏肝以虑其升散，而以川楝子、生栀子、青皮、郁金等清泄肝木为法。二诊，症情已缓解，见症及脉细弦等乃肝木仍旺、胃津不足，故改以一贯煎，柔养肝木，兼以生津和胃；瓦楞子、蒲公英合左金丸仍以清疏肝木、降逆和胃为法。三诊时症情改善，但腹胀明显，故加香橼皮消胀，入茵陈增清泄肝胆之气，配伍一贯煎、左金丸调肝胃和降以消诸症。

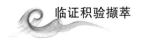

十一、胃炎案(二)

俞某,女性,64 岁。

1. 初诊

2017 年 3 月 3 日。

【主诉】胃脘胀满隐痛半年,加重 1 周。

【病史】患胃病已半年,曾做胃镜检查示为慢性萎缩性胃炎。近来饮食不节,赴宴后胃脘胀痛 1 周,症势略有加重。嗳气泛酸,慢性萎缩性胃炎病史,平素饮食无规律,大便不畅隔日而行,便质干结,临圊努责,纳食不馨,形体消瘦,寐安。舌暗,苔薄偏胖,脉滑。

【辨证】食积滞中,胃失降和。

【诊断】中医:胃脘痛;西医:胃炎。

【治则】消食导滞,和胃止痛。

【处方】藿梗 15 克,苏梗 15 克,佛手 10 克,半夏 10 克,陈皮 6 克,川楝子 10 克,玄胡 6 克,连翘 10 克,槟榔 10 克,厚朴 6 克,枳实 6 克,酒大黄 6 克,莱菔子 10 克,生山楂 15 克,甘草 6 克。

7 帖,水煎服。

2. 二诊

2017 年 3 月 10 日。投剂之后,患者胃脘胀痛适减,大便日行通畅,食欲不佳,自感气短神乏。苔薄偏胖,脉细。胃炎食滞,脾虚运化失职,拟消补结合。

【处方】党参 15 克,白术 12 克,陈皮 6 克,藿梗 15 克,苏梗 15 克,佛手 10 克,莪术 10 克,枳实 6 克,荜澄茄 6 克,蒲公英 15 克,川芎 10 克,当归 12 克,六神曲 10 克,甘草 6 克。

7 帖,水煎服。

3. 三诊

2017 年 3 月 17 日。服用上方胃痛已止,脘胀时作,气短神乏改善,苔脉如前,再以通补兼施。

【处方】党参 15 克,白术 15 克,淮山药 15 克,佛手 10 克,莪术 10 克,徐长卿 30 克,藿梗 15 克,苏梗 15 克,蒲公英 15 克,枳实 6 克,川芎 10 克,当归 10 克,六神曲 10 克,甘草 6 克,白花蛇舌草 30 克。

14 帖,水煎服。

4. 四诊

2017 年 4 月 1 日。中脘胀痛已不明显,食欲欠佳,大便日行,便质正常,精神好转,劳后气短,苔薄脉细,脾虚胃失和降,再以原法。

【处方】党参 15 克,白术 15 克,淮山药 15 克,当归 10 克,熟地 12 克,佛手 10 克,枳壳 6 克,藿梗 15 克,苏梗 15 克,莪术 10 克,白花蛇舌草 30 克,六神曲 10 克,甘草 6 克。

14 帖,水煎服。

按:患者萎缩性胃炎由饮食失节而致食滞中阻,胃失降和,初诊以胃胀痛、便结为主症,当以消导和胃、止痛为要。藿苏梗化湿行气醒胃,半夏、陈皮、连翘、莱菔子、山楂均为保和丸之药,重以消导。川楝子、玄胡为金铃子散,以理气止痛,因便结入厚朴、枳实、酒大黄乃小承气汤涤荡胃肠,务使食积滞得除而利胃腑降通,二、三诊因积滞去胃腑逐安,而见脾气不足之象,乃以消补、通补之法,佐运脾之药清食滞积垢余邪,诸症渐以平息。四诊则重在治胃病宿疾,仍以通补之法,以益气扶正健脾,而入党参、白术、淮山药,胃为多气多血之海,以当归、川芎养血活血,藿苏梗调中焦气机,以佛手、枳壳、莪术、神曲理气消食,白花蛇舌草清热消炎,保护胃黏膜,冀以逆转肠化,促进胃病痊愈。四诊治法各有侧重,据病机转归而设分治。

十二、胃炎案(三)

吴某,女,57 岁。

1. 初诊

2016 年 5 月 11 日。

【主诉】胃脘痞胀隐痛 2 周。

【病史】中脘痞胀,时有隐痛 2 周,近日加重,午后胃脘嘈杂不适,大便日行,便质正常。面色黧暗,常感精神倦怠。有慢性萎缩性胃炎病史 5 年,平时服用中西成药,病证未明显改善。2 个月前复检胃镜示:慢性萎缩性胃炎伴黏膜疣状增生,病理切片异型增生(++)。刻诊:形体偏胖,腹扪诊平坦如常。舌苔薄白,舌质粗糙,舌体偏胖色暗淡,脉细弦。

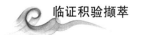

【辨证】气滞瘀阻胃络。

【诊断】中医:胃脘痛;西医:慢性萎缩性胃炎。

【治则】理气行瘀,和络消痞。

【处方】半夏 12 克,干姜 6 克,黄连 6 克,吴茱萸 3 克,藿梗 15 克,苏梗 15 克,丹参 15 克,当归 15 克,川芎 10 克,莪术 12 克,蒲公英 15 克,瓦楞子 30 克,刺猬皮 15 克,甘草 6 克。

7 帖,水煎服。

2．二诊

2016 年 5 月 18 日。胃脘嘈杂减轻,痞胀依然,胃痛偶作,精神仍为疲惫,操持家务有力不从心感觉,大便畅行,苔薄质粗,舌体偏胖脉弦虚。久病体质被损,原法再入益气扶正之品。

【处方】党参 15 克,白术 12 克,半夏 12 克,干姜 6 克,黄连 6 克,吴茱萸 3 克,藿梗 15 克,苏梗 15 克,徐长卿 30 克,香橼皮 12 克,丹参 15 克,当归 15 克,莪术 12 克,蒲公英 15 克,瓦楞子 30 克,刺猬皮 15 克,甘草 6 克。

7 帖,水煎服。

3．三诊

2016 年 5 月 25 日。患者精神好转,中脘痞胀明显减轻,尚有嘈杂,苔脉如前,原法维持续进。

【处方】党参 15 克,白术 12 克,淮山药 15 克,半夏 12 克,干姜 6 克,黄连 6 克,吴茱萸 3 克,藿梗 15 克,苏梗 15 克,徐长卿 30 克,香橼皮 12 克,丹参 15 克,当归 15 克,莪术 12 克,蒲公英 15 克,瓦楞子 30 克,刺猬皮 15 克,甘草 6 克。

14 帖,水煎服。

4．四诊

2016 年 6 月 10 日。上诊给药 2 周已尽剂,近 3 日胃脘痞胀疼痛未作,纳食正常,精神增进,面色仍有润转之象,精神好转,尚有嘈杂,苔薄脉略弦,从原法进药,并嘱节制辛辣、海鲜之品,从长治疗。原法维持续进。

【处方】党参 15 克,白术 12 克,淮山药 15 克,黄连 6 克,吴茱萸 3 克,藿梗 15 克,苏梗 15 克,徐长卿 30 克,香橼皮 12 克,丹参 15 克,当归 15 克,莪术 10 克,三棱 10 克,蒲公英 15 克,瓦楞子 30 克,刺猬皮 15 克,甘草 6 克。

14 帖,水煎服。

按：本证胃痞胀痛为主，胃黏膜疣状增生、异型增生阳性（＋＋），为胃炎病变，胃络已损，气滞夹瘀。首诊以泻心汤为主，半夏、干姜、黄连为主，辛开苦泄去痞结，以左金丸、瓦楞子去嘈和胃。藿苏梗蒲公英化湿醒脾、消炎健胃，当归、川芎、丹参、莪术活血行气散瘀，刺猬皮入络剔积。首方未入止胃痛药，以泻心汤主药开泄升降气机，气顺则痛自止。二诊用药因有气虚证象，故入参、术益气健脾，唯痞胀依然，加入徐长卿消胀（该药乃跌打损伤药，其消胃胀之功已为医界所识）且有止痛之效。三、四诊用药相同，以其胃脘症状已明显减轻、症势向愈，故效不更方。唯四诊加入三棱加重破瘀消积之力，乃针对疣状胃炎所设，旨在透散淤积肿胀。该患者临床随诊半年余，再去原来医院复检胃镜：示慢性萎缩性胃炎。黏膜疣状增生消除，病理切片异型增生未见，示肠化阳性（＋＋）。

十三、胃炎案（四）

叶某某，男，65 岁。

1. 初诊

2016 年 3 月 18 日。

【主诉】胃脘胀闷不适，时有隐痛 2 周。

【病史】有胃炎病史 3 年，曾做胃镜检查显示为非萎缩性胃炎，近来胃炎症状明显，纳呆不思饮食，大便日行略软溏。苔中腻带滑，边有齿印，脉虚弦。

【辨证】脾胃虚弱，湿阻中焦。

【诊断】中医：胃脘痛；西医：胃炎。

【治则】健脾养胃，化湿和中。

【处方】党参 15 克，炒白术 12 克，茯苓 15 克，半夏 10 克，陈皮 6 克，荜澄茄 6 克，木香 6 克，藿梗 15 克，紫苏梗 15 克，佛手 10 克，砂仁 3 克，肉豆蔻 12 克，甘草 6 克。

7 帖，水煎服。

2. 二诊

2016 年 3 月 26 日。上诊药后，中脘胀痛明显减轻，食欲有所增加，大便日行，解下先实后软溏。苔略腻，脉虚弦。再调脾胃，兼以化湿运中。

【处方】党参 15 克，炒白术 15 克，茯苓 15 克，陈皮 6 克，炒薏苡仁 18 克，藿梗 15 克，紫苏梗 15 克，砂仁 3 克，肉豆蔻 12 克，荜澄茄 6 克，木香 6 克，六神曲

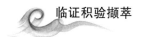

6克,生甘草6克。

14帖,水煎服。

3. 三诊

2016年4月9日。近周胃痛未作,大便基本成形,纳食香馨。苔薄,舌质略淡,舌边齿印,脉略弦。前投健中温化之剂,症情明显改善,效不更法,再进佐入养血之品,以充养气血以利疾病康复。

【处方】党参15克,炒白术15克,茯苓15克,炒薏苡仁18克,藿梗15克,紫苏梗15克,佛手10克,肉豆蔻12克,荜澄茄6克,木香6克,当归12克,川芎6克,甘草6克。

14帖,水煎服。

按: 患者年届六旬患胃病,证属脾胃虚寒,兼夹湿阻。首诊以香砂六君子汤加入化湿温中理气之品。藿梗、紫苏梗化湿畅中,荜澄茄温中理气止痛,砂仁、白豆蔻芳香化湿温脾,兼以佛手、木香、陈皮理气和中。症情既减,仍以香砂六君子汤为主,加强健中化湿消运之品,入薏苡仁、六神曲、俾水谷消运利胃气和调。三诊不更法,增当归,川芎与香砂六君子汤中党参、白术共养气血,胃为气血水谷之海,调气血药以利胃腑,生理功能恢复正常,提升抗病能力。后期病者曾复诊多次,守以香砂六君子汤合调血健脾助运之品,临床症状渐以消除。

十四、胃炎案(五)

沈某,男,34岁。

1. 初诊

2017年10月23日。

【主诉】胃脘胀痛3月余。

【病史】患者近周中脘胀痛有加剧之势。有萎缩性胃炎、十二指肠球部溃疡4年病史,2个月前因有腹痛、黑便在外院治疗2周,黑便腹痛症状消失,但胃脘轻度胀痛时作,神疲乏力,面色不华,苔薄,脉细略弦。

【辨证】脾胃亏虚。

【诊断】中医:胃脘痛;西医:胃炎。

【治则】健脾和胃。

【处方】党参15克,炒白术12克,茯苓15克,藿梗15克,紫苏梗15克,佛手

10克,徐长卿 30 克,木香 6 克,砂仁 3 克,莪术 10 克,蒲公英 15 克,生麦芽
12克,甘草 6 克。

7 帖,水煎服。

2. 二诊

2017 年 10 月 30 日。中脘胀痛未作,精神略有好转,近日外出饭局,曾少食
辛辣之品,自感胃脘及剑突处有烧灼之感,大便日行略干,苔薄,脉弦。饮食不
节,辛热伤胃,暂以泄热和胃法。

【处方】黄连 6 克,吴茱萸 3 克,瓦楞子 30 克,川楝子 12 克,藿梗 15 克,紫苏
梗 15 克,蒲公英 15 克,佛手 10 克,淮山药 15 克,麦冬 10 克,知母 12 克,太子参
15 克,甘草 6 克。

7 帖,水煎服。

3. 三诊

2017 年 11 月 6 日。胃脘和剑突处烧灼感明显减轻,胀痛也不明显。大小
便日行畅下,精神尚好,仍以和胃泄热,再予调整。

【处方】黄连 6 克,吴茱萸 3 克,川楝子 10 克,知母 12 克,蒲公英 15 克,荷梗
15 克,紫苏梗 15 克,佛手 10 克,淮山药 15 克,白术 12 克,太子参 15 克,六神曲
6 克,甘草 6 克。

7 帖,水煎服。

4. 四诊

2017 年 11 月 14 日。胃脘症状改善明显,食欲正常,二便亦调,精神欠佳,
苔薄,脉细弦,重按无力。胃病日久,耗损体元,生化不足,不利病愈。乃健中益
气,和胃助运法。

【处方】党参 15 克,白术 12 克,茯苓 15 克,佛手 10 克,淮山药 15 克,藿梗
15 克,紫苏梗 15 克,蒲公英 15 克,砂仁 3 克,六神曲 10 克,当归 12 克,熟地
12 克,甘草 6 克。

7 帖,水煎服。

按:胃病,腹部胀痛,因气滞不化水谷消运腐熟不利。首诊以理气止痛助运
化,以香砂六君子汤合藿梗、紫苏梗行气畅中;徐长卿为治伤药,其芳香走性,有
良好的消胃胀作用,但剂量宜略大,以 30 克为适,此乃丁师经验;莪术、佛手、蒲
公英合用,起行气、消食、清胃之功。二诊因胃及剑突处烧灼之症,故以左金丸清

泄除热,以消胸膈烧灼症状;去藿梗入荷梗增凉通之力;淮山药、麦冬、知母清养胃中之阴。拟方以清消甘润为主。三诊症情改善,仍以原方,增加白术、六神曲、助脾胃消导。后诊诸症均明显改善,仍以疏理之法中入调气血之品,以香砂六君子合当归、熟地调补气血,增加病者体质,并治胃健中,冀以缓缓图效,利胃病康复。

十五、胃脘痛案(一)

徐某某,女,65 岁。

1. 初诊

2017 年 2 月 23 日。

【主诉】胃脘胀痛反复发作 6 月余。

【病史】患者因长期心情不舒,于 6 月前出现胃脘疼痛、腹胀。在外院行胃镜检查提示为慢性浅表性胃炎。现胃脘隐痛时作,脘腹胀满,连及两胁。大便欠畅,夜寐尚安。舌苔薄白,脉弦滑。

【辨证】肝气郁结,胃腑壅滞。

【诊断】中医:胃脘痛;西医:胃炎。

【治法】疏肝解郁,通降胃腑。

【处方】柴胡 6 克,枳实 6 克,白芍 10 克,川楝子 12 克,青皮 6 克,荷梗 15 克,苏梗 12 克,绿梅花 10 克,生麦芽 10 克,沙罗子 10 克,酒大黄 6 克,麦冬 10 克,甘草 6 克。

14 帖,水煎服。

2. 二诊

2017 年 3 月 9 日。服上方 14 帖,胃脘胀痛发作间隔时间延长,脘腹胀满减轻,舌苔薄白,脉弦滑。效不更方,续服。

【处方】柴胡 6 克,枳实 6 克,白芍 10 克,川楝子 12 克,青皮 6 克,荷梗 15 克,苏梗 12 克,绿梅花 10 克,生麦芽 10 克,佛手 10 克,酒大黄 6 克,麦冬 10 克,甘草 6 克。

14 帖,水煎服。

3. 三诊

2017 年 3 月 23 日。肝胃气滞病机已大为改善,唯其病程较久。以健脾疏肝之中加入益气行瘀之品续服。

【处方】党参 15 克,丹参 15 克,柴胡 6 克,枳实 10 克,白芍 10 克,川楝子 12 克,青皮 6 克,荷梗 15 克,苏梗 12 克,绿梅花 10 克,佛手 10 克,生麦芽 10 克,酒大黄 6 克,麦冬 10 克,甘草 6 克。

14 帖,水煎服。

按:患者平素情志不畅,肝郁气滞,肝失疏泄,乘克脾胃。胃主受纳腐熟,以通为用,以降为顺,气滞于胃则升降失职,壅塞成胀。故治疗注重一个通字,开其郁滞,疏导壅滞。方中党丹参以益气行瘀,柴胡、枳实、白芍取自四逆散,疏肝理气,柴胡气质轻清,具有开阳疏理之职。荷梗、苏梗为醒脾悦胃之品,宣解郁滞。川楝子、绿梅花、生麦芽、佛手开郁理气止痛。白芍、麦冬养阴生津。酒大黄疏浚通浊。本案三诊用药遵循治胃通降之法,方中用药乃丁林宝主任治胃经验方"消痞汤",临诊用时略有变通。三诊治法中均用到柴胡、枳实、荷梗、苏梗、酒大黄,体现丁林宝主任治胃重调气机,一升一降,大黄酒制之后,通便作用略减,而疏导作用增加,亦乃治胃通降法之要药。本案治法体现了丁主任治胃宜通降的学术思想,理气药轻灵柔理是其治胃病的一个明显特点。

十六、胃脘痛案(二)

王某,女,55 岁。

1. 初诊

2016 年 3 月 9 日。

【主诉】胃脘疼痛时作 5 年,加重 2 天。

【病史】患者近 5 年来胃脘疼痛时作时止,纳差,大便隔日而行。2 天前进食油炸年糕后胃脘疼痛,至今未得缓解,嗳气、反酸,不思饮食,大便 2 日未行。舌红苔腻,脉弦滑。

【辨证】食积停滞,胃失降和。

【诊断】中医:胃脘痛;西医:慢性胃炎。

【治则】消食导滞,和胃降逆。

【处方】枳实 9 克,柴胡 9 克,川楝子 9 克,茯苓 12 克,佛手 9 克,槟榔 10 克,莱菔子 10 克,连翘 9 克,生山楂 6 克,炒麦芽 12 克,酒大黄 6 克,甘草 6 克。

7 帖,水煎服。

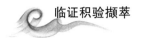

2. 二诊

2016 年 3 月 16 日。胃痛已止,偶有嗳气、反酸,大便日行但不畅。舌苔腻,脉滑。原法奏效,拟以上方出入。

【处方】 枳实 9 克,柴胡 6 克,川楝子 9 克,茯苓 12 克,佛手 9 克,生山楂 6 克,炒麦芽 12 克,制半夏 12 克,陈皮 6 克,藿梗 15 克,苏梗各 15 克,厚朴 9 克,甘草 6 克。

14 帖,水煎服。

3. 三诊

2016 年 4 月 2 日。胃脘已适,纳可,大便日行,嗳气反酸未作。苔薄,脉细。继以原方出入。

【处方】 柴胡 6 克,枳实 6 克,川楝子 9 克,茯苓 12 克,淮山药 9 克,佛手 9 克,藿苏梗各 15 克,白术 12 克,生山楂 6 克,炒麦芽 12 克,制半夏 12 克,陈皮 6 克,厚朴 9 克,甘草 6 克。

7 帖,水煎服。

按: 患者罹患胃脘疼痛 5 年,时作时止,为脾胃受损,胃气不和。加之饮食不节,致使运化失司,不通则痛。首诊以枳实、生山楂、炒麦芽消食导滞降气,柴胡配枳实,一升一降,调畅气机。川楝子疏肝理气,槟榔、莱菔子、连翘乃保和丸之药,以消食导滞祛腐,茯苓健脾化湿,佛手理气和胃,以酒大黄疏浚通滞,甘草调和诸药。胃腑以降为用,全方调畅胃气,消食通降,则胃脘痛、反酸、嗳气可祛。二诊入藿苏梗以化湿醒脾,加入半夏、陈皮、泽泻、厚朴,使胃气降和,大便日行。三诊时诸症均除,以原方去半夏而入白术,以行健养脾胃之功。

十七、胃脘痛案(三)

王某,女,70 岁。

1. 初诊

2016 年 6 月 3 日。

【主诉】 胃脘痛时作时止 5 年,加重 3 天。

【病史】 5 年前因饮食不慎致使胃脘疼痛,治疗后虽有缓解,但稍有不慎则胃脘疼痛。于 3 月前做胃镜检查显示慢性浅表性胃炎。3 天前因与家人争吵后胃脘疼痛发作,胃胀、纳差、嗳气,大便日行。舌质淡,苔薄腻,脉弦。

【辨证】肝郁气滞,胃失降和。

【诊断】中医:胃脘痛;西医:慢性浅表性胃炎。

【治则】疏肝理气,和胃止痛。

【处方】柴胡 6 克,生白芍 12 克,枳实 6 克,陈皮 5 克,川楝子 12 克,元胡 6 克,佛手 10 克,竹茹 10 克,蒲公英 15 克,莪术 10 克,生麦芽 15 克,甘草 6 克。

7 帖,水煎服。

2. 二诊

2016 年 6 月 11 日。患者胃脘疼缓解,胃纳略增,但饭后胃胀、嗳气仍作,大便畅下。舌淡苔薄腻,脉弦。仍以肝胃不和论治。

【处方】柴胡 6 克,生白芍 12 克,枳实 6 克,陈皮 5 克,竹茹 10 克,川楝子 12 克,佛手 9 克,香橼皮 12 克,藿梗 15 克,苏梗 15 克,生麦芽 15 克,甘草 6 克。

7 帖,水煎服。

3. 三诊

2016 年 6 月 18 日。患者胃痛已止,胃纳增加,胃胀嗳气均已减轻。舌淡苔薄,脉细。二诊后诸症悉减,上方合度,今调胃舒肝续治。

【处方】柴胡 6 克,生白芍 12 克,枳实 6 克,川楝子 12 克,佛手 9 克,荷苏梗各 9 克,蒲公英 15 克,莪术 10 克,川芎 10 克,当归 12 克,炒麦芽 12 克,神曲 10 克,生麦芽 12 克,甘草 6 克。

14 帖,水煎服。

按:素有胃病素疾,因争吵愤怒令肝郁气滞、胃气不和而作胃痛。首诊当以调肝胃之气,以四逆散、金铃子散合橘皮竹茹汤理气和胃止痛,佛手、莪术顺气消导以改善胃炎症状。二诊时症情已有缓解,舌苔薄腻,故加入藿苏梗以化湿醒脾。痛既缓而胀仍著,故去元胡而增香橼皮以增消胀之功。加入蒲公英取其消炎健胃之效。生麦芽既可舒肝也可消食。三诊诸症均得减轻,设法用药重以治胃,兼以舒肝,以四逆散合川楝子、佛手疏泄肝木,且以理气。舌苔已净,去藿梗入荷梗与苏梗调升降,醒脾化湿和中。舌淡脉细,拟为营血不足之象,故入川芎、当归,且胃为多气、多血之海,通调之中寓补之意,冀以病恙渐渐康复。

十八、痛风案(一)

李某,男,50 岁。

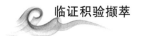

1. 初诊

2015 年 7 月 12 日。

【主诉】右足掌趾第 1 关节经常肿痛 3 年,夜间为甚。

【病史】患者 3 年前因饮酒进食海鲜后于夜间突发右足第 1 掌趾关节红肿疼痛,自服止痛片后缓解。以后每于饮酒或进食海鲜后则疼痛剧烈。3 天前体检血尿酸 556 μmol/L,遂来就诊。患者体胖,面色发红,多汗,大便常闭结。右足掌趾第 1 关节色暗红、肿胀,有压痛。舌质红,苔黄腻,脉弦滑。

【辨证】湿热内蕴,浊毒入络。

【诊断】中医:痛风;西医:痛风性关节炎。

【治则】清热利湿,通络止痛。

【处方】土茯苓 30 克,虎杖 30 克,萆薢 15 克,生薏苡仁 30 克,威灵仙 30 克,百合 15 克,海桐皮 15 克,泽泻 12 克,桃仁 15 克,赤芍药 15 克,川牛膝 15 克,黄柏 12 克,制大黄 15 克,甘草 6 克。

7 帖,水煎服。

2. 二诊

2015 年 7 月 19 日。右足掌趾第 1 关节色暗红,肿胀已消大半,压痛不明显,大便两三日一行,便质干硬。舌质红,苔腻黄,脉滑带弦。原法合度,上方出入增减。

【处方】土茯苓 30 克,虎杖 30 克,萆薢 15 克,威灵仙 30 克,百合 15 克,海桐皮 15 克,泽泻 12 克,桃仁 15 克,赤芍药 18 克,川牛膝 15 克,黄柏 12 克,生大黄 6 克,甘草 6 克。

14 帖,水煎服。

3. 三诊

2015 年 8 月 5 日。右足掌趾第 1 关节皮色基本正常,无肿胀、无压痛,大便日行。舌红苔略黄腻,脉滑。查血尿酸 402 μmol/L。继以原法维持巩固。

【处方】土茯苓 30 克,虎杖 15 克,萆薢 15 克,威灵仙 30 克,厚朴 6 克,黄连 6 克,竹叶 15 克,泽泻 12 克,桃仁 15 克,赤芍药 18 克,陈皮 6 克,白术 12 克,甘草 6 克。

14 帖,水煎服。

按:痛风乃饮食不节,脾胃运化失司,湿热瘀浊蕴藏体内,聚于经络,气血凝滞而作。首诊以土茯苓、虎杖、萆薢、生薏苡仁、威灵仙、海桐皮化湿清热,通利经络。百合富含植物秋水仙碱以抗尿酸,与土茯苓、虎杖、萆薢配合增强祛尿酸作用。赤芍药凉血散瘀,川牛膝引湿热下行。黄柏、制大黄清热峻泄,通便降浊。二诊时患处肿痛已减大半,但大便不通,故去制大黄、生薏苡仁,加生大黄,通便泄浊。三诊时患处基本如常,血尿酸也恢复正常,故减用攻伐之品,加用厚朴、黄连、淡竹叶清热化湿,陈皮、白术健脾而助运化,以绝湿浊之源。

十九、痛风案(二)

池某,男,58岁。

1. 初诊

2017年7月18日。

【主诉】右大足趾红肿疼痛3月,加重3天。

【病史】右大足趾红肿疼痛3月,加重3天。影响步履,有痛风病史,高血脂病史。体型肥胖,食欲正常,小便频数色黄,大便日行,夜寐欠安,不易入睡。苔腻黄,脉弦滑。血尿酸:580 μmol/L。

【辨证】湿热浊毒,流注经络。

【诊断】中医:痛风;西医:痛风。

【治则】清热泄浊,行瘀通络。

【处方】虎杖30克,川萆薢18克,川牛膝15克,木瓜12克,黄柏12克,苍术6克,薏苡仁18克,土茯苓30克,玉米须10克,车前子15克,山慈姑6克,海桐皮15克,片姜黄6克,甘草6克。

7帖,水煎服。

2. 二诊

2017年7月25日。药后足趾红肿疼痛较前好转,夜寐仍差,大便日行。苔薄略胖,脉细弦而滑,湿热浊毒尚未廓清,守原法方药略增减。

【处方】虎杖30克,川萆薢18克,川牛膝15克,木瓜12克,黄柏12克,苍术6克,薏苡仁15克,土茯苓30克,山慈姑6克,百合12克,车前子15克,海桐皮15克,生栀子10克,豆豉6克,甘草6克。

14帖,水煎服。

3. 三诊

2017年8月10日。服药2周,足趾红肿疼痛明显减轻,步履基本无妨,夜寐已能入睡。苔薄,脉略弦,原方维持,减生栀子、豆豉,入桃仁6克、红花6克,更服14帖,医嘱节制高嘌呤食物,忌酒、辛辣之品。

4. 四诊

2017年8月25日。痛风经治月余,右足趾已无疼痛,外观微红肿,步履正常,近复查尿酸460 μmol/L。苔薄,脉略弦缓。湿热浊毒在清,宜荡涤余邪、清热泄浊利络之法。

【处方】虎杖30克,川草薢18克,川牛膝15克,木瓜12克,土茯苓30克,车前子15克,玉米须10克,百合15克,赤芍15克,桃仁6克,红花6克,决明子20克,薏苡仁15克,白术10克,甘草6克。

14帖,水煎服。

按:痛风一证,中医归属痹症(热痹),现代医学提示乃嘌呤代谢失常。本案病者体型丰肥,且有高血脂病史,当为饮食甘肥之人,湿热浊毒滋生,流注经络,浸淫下肢足趾而病。丁林宝主任治痛风从实践中体会,认为治痛风清湿热瘀浊为首要,自拟虎杖草薢汤。虎杖性微寒略苦,其提取物可抑制大鼠前列腺素的合成释放,抵抗尿酸,取其清热解毒、利湿行瘀止痛之功;草薢、土茯苓为泄浊排尿酸要药,与黄柏、川牛膝、苍术、薏苡仁合用分消清利湿热浊毒于下;川牛膝、木瓜为孟河丁氏治痛风经验用药,此以习用,利湿热下行,疏利通络;车前子、玉米须利水排浊;山慈姑富含植物秋水仙碱以抗尿酸;海桐皮、片姜黄通络止痛;本案首诊用药为专,以排尿酸、通络止痛为主,冀以尽快改善症状。二诊足趾肿痛症状有所缓解,因夜寐不宁,故原方去片姜黄而入栀子豉汤,以清湿热所致虚烦不寐。三诊乃中继治疗,仍以排尿酸、清热泄浊为要,夜寐既安,故去栀子豉汤,续服图功。四诊见足趾关节疼痛基本已消,略有微肿,且复查尿酸已明显下降,仍以涤除湿热浊毒为法,加入赤芍、桃仁、红花以祛瘀行血消患处余肿;入决明子净其血脂;薏苡仁、白术用以健脾化其积湿,防杜复发。

二十、泄泻案(一)

田某,男,3岁。

1. 初诊

2017年3月16日。

【主诉】大便稀薄3月余。

【病史】生甫三载,足月顺产,既往未患大恙。3月前出现大便稀薄,色淡不臭,大便一日 5 行,脸面不华,形体略瘦。胃纳可。舌淡苔白,脉小滑。血常规、大便常规均正常。

【辨证】脾气不足,运化失健。

【诊断】中医:泄泻。

【治法】健脾化湿止泻。

【处方】炒党参 3 克,炒白术 3 克,茯苓 6 克,淮山药 6 克,肉豆蔻 3 克,炒薏苡仁 6 克,六曲 3 克,甘草 1 克。

7 帖,水煎服。

2. 二诊

2017 年 3 月 23 日。服上方后大便次数明显减少,大便一日 2～3 行,上方加莲子肉 10 克。

7 帖,水煎服。

3. 三诊

泄泻已止,但形体瘦弱,舌淡红,脉弱。仍以四君子汤加减调理脾胃。

【处方】炒党参 3 克,炒白术 3 克,茯苓 6 克,莲子肉 10 克,淮山药 6 克,薏苡仁 15 克,六曲 3 克,甘草 1 克。

7 帖,水煎服。

按:小儿泄泻发生的原因以感受外邪、内伤饮食、脾胃虚弱为多见。其主要病变在脾胃,胃主受纳,脾主运化,若脾胃受病,则饮食入胃,不能腐熟转输清浊,合污而下,致成泄泻。故《幼幼集成·泄泻证治》说:“夫泄泻之本,无不由于脾胃。盖胃为水谷之海,而脾主运化,使脾健胃和,则水谷腐化而为气血以行荣卫。若饮食失节,寒温不调,以致脾胃受伤,则水反为湿,谷反为滞,精华之气不能输化,乃致合污而下降,而泄泻作矣。”患儿后天失调,脾胃虚弱,脾胃腐熟及运化功能失职,而成脾虚泄泻。治拟健胃实土,以四君子汤合健脾消导药为治。方中党参益气补脾,白术健脾燥湿,白茯苓渗湿健脾,甘草甘缓和中,山药、六曲健脾消食,肉豆蔻温中涩肠,炒薏苡仁健脾渗湿,诸药合用,健脾化湿止泻。二诊患儿泄泻明显好转,加用莲子肉以强健脾止泻之功,缓图功效。三诊泄泻基本已止,酌加薏苡仁加强益脾化湿之功,且患儿体瘦弱,后天功能不足,薏苡仁亦乃粮食,健脾而补充体元。婴幼之体,稚阴稚阳,故守四君子汤加减之法,用药及量取轻灵法度、徐徐图功。

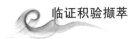

二十一、泄泻案（二）

陈某，女，68 岁。

1. 初诊

2017 年 8 月 28 日。

【病史】患者近 2 个月无明显诱因下出现大便溏软，日行 3～4 次，大便颜色正常，无黑便及便血，伴腹部胀痛，食欲欠佳，少食寒凉之物即易腹泻，面色萎黄，小便调，寐安。舌淡胖苔薄腻，脉细滑。查体：腹部平软，无压痛、反跳痛、肌卫，肠鸣音正常。

【辨证】脾虚湿盛。

【诊断】中医：泄泻。西医：肠功能紊乱。

【治则】益气健脾，化湿止泻。

【处方】党参 15 克，白术 12 克，炮姜 6 克，肉豆蔻 10 克，木香 6 克，葛根 15 克，薏苡仁 18 克，藿香 12 克，淮山药 15 克，茯苓 15 克，六曲 6 克，甘草 6 克。

7 帖，水煎服。

2. 二诊

2017 年 9 月 4 日。患者得剂之后大便转实，日行 1～2 次，食欲不佳，今加述心悸（患者原有心动过速病史），腹笥膜胀，苔薄略白，脉细。

【处方】党参 15 克，白术 12 克，炮姜 6 克，肉豆蔻 10 克，木香 6 克，葛根 15 克，薏苡仁 18 克，藿香 12 克，淮山药 15 克，茯苓 15 克，六曲 6 克，甘草 6 克，虎杖 30 克，徐长卿 15 克。

7 帖，水煎服。

3. 三诊

2017 年 9 月 11 日。患者服药后大便较前转实，脘胀已止，心悸缓解，舌淡苔薄腻，脉濡。方药已效，患者诸症缓解，仍按原法续治巩固，给予原方，嘱其忌食寒凉及油腻食物。

按：泄泻是以大便次数、质地稀薄为特征的一种脾胃疾病。丁师在治疗"泄泻"时十分重视病情缓急，用药章法，急者治其标——化湿止泻为主，缓者治其本——健脾益肾为要。患者年近七旬，脏腑功能渐衰，脾气不足，运化失司，寒湿易侵,脾虚夹湿故清阳不升而生飧泄,症见大便溏软、次数增多,食欲不佳,忌食寒凉食物。《内经·百病始生篇》曰:"虚邪之中人也……留而不去,传舍于肠胃……多寒则肠鸣飧泄,食不化……"患者气虚脾运失健,病在中焦,故以益气健脾为主法,兼以化湿止泻。方用参苓白术散为底方,益气健脾。炮姜、肉豆蔻温中涩肠止泻。薏苡仁健脾渗湿止泻。木香、藿香芳香化浊,祛中焦之湿浊。六曲健胃消食,与炮姜同用,以利水谷转运。再用葛根升清止泻。二诊,用实脾之法,患者大便得以转实,见症心悸不安乃心气亏虚之象,入虎杖宁心定悸(虎杖乃丁师定搏汤要药,有良好的抗心律失常作用)。加入徐长卿以消中焦膜胀。二药乃辨病用药,以改善兼症。三诊,患者大便渐已转实,病向愈之势显然,仍以原方药嘱其续治并节制饮食。该病例丁师谓病尚单纯,脾虚运化失职为主,阳虚尚不明显。如有五更泄且明显畏寒症状,可以参苓白术散合四神丸治之。如属洞泄,则理中汤或真人养脏汤主之。如兼有身痛湿盛者,亦可入风药,如防风、羌活等佐之,以风能胜湿,风药亦可助止泻。涩品药物如赤石脂、诃子、罂粟壳,久泻不止者可考虑酌情用之。此乃丁师治泻经验之谈。

二十二、泄泻案(三)

陈某,女,38岁。

1. 初诊

2017年12月18日。

【主诉】大便溏稀,夹有便血,兼有黏冻十余日。

【病史】有溃疡性结肠炎病史近十年,病情反复发作,缠绵不愈。服西药美沙拉秦症状可改善,近期不慎食海鲜性凉食品,大便次多不成形,精神疲乏,平素情志不畅,烦恼于家事,苔薄略腻黄,脉细弦。

【辨证】肝郁乘脾,兼夹湿热。

【诊断】中医:泄泻;西医:溃疡性结肠炎。

【治则】疏肝健脾,清化湿热。

【处方】柴胡6克,赤芍12克,枳实6克,川楝子10克,广郁金10克,党参15克,白术12克,生薏苡仁18克,芡实12克,白扁豆18克,黄连6克,木香6克,拔契18克,地榆炭15克,六神曲10克,甘草6克。

7帖,水煎服。

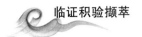

2．二诊

2017 年 12 月 25 日。药后便血已止,仍有黏冻,大便日行 3 次,便质略软,精神略振,苔脉同前。

【处方】柴胡 6 克,枳实 6 克,赤芍 15 克,广郁金 10 克,党参 15 克,白术 12 克,薏苡仁 18 克,白扁豆 18 克,茯苓 15 克,芡实 15 克,肉豆蔻 12 克,黄连 6 克,木香 6 克,菝葜 18 克,金银花 10 克,六神曲 10 克,甘草 6 克。

7 帖,水煎服。

3．三诊

2018 年 1 月 3 日。大便先实后软溏,黏冻明显减少,食欲正常,苔薄脉细略弦。仍调肝脾,兼以利湿清浊。并嘱情志自调。

【处方】柴胡 6 克,枳实 6 克,茯苓 15 克,党参 15 克,炒白术 15 克,淮山药 15 克,生薏苡仁 18 克,茯苓 15 克,芡实 15 克,肉豆蔻 12 克,木香 6 克,菝葜 18 克,金银花 10 克,六神曲 10 克,甘草 6 克。

7 帖,水煎服。

4．四诊

2018 年 1 月 10 日。给药近月,患者自觉精神好转,情绪尚佳,大便转实,日行 2 次,无便血黏冻,苔薄脉细,再宗原法,守上方给药 14 帖。

按:溃疡性结肠炎发病之因目前尚无明了。病性缠绵,反复发作,经久不愈。大便常夹有便血黏冻。本案系肝木乘脾,兼有湿热浊邪阻于肠道。首诊选方四逆散,参苓白术散为主方,行疏肝健脾化湿之能。方中以赤芍代白芍清营分之热(便血乃营伤)。川楝子、郁金加入以强疏肝解郁之功;党参、白术、薏苡仁、白扁豆益气健脾利湿;黄连、木香、菝葜、地榆炭清肠行气止血;加六神曲以利水谷消导。二诊便血已止,仍有黏冻,以原方加入肉豆蔻温涩;加金银花清肠消炎(有报道金银花专治溃疡性结肠炎)。三、四诊病情向缓,黏冻便血消失,故效不更方。丁师谓治溃疡性结肠炎药宜温运,不宜苦寒,权宜用药,中病即止,故三诊时去除黄连,以党参、白茯苓、白术、柴胡、肉豆蔻行温运之职。同时也强调本病治宜疏导,慎用涩敛,兼顾理气化瘀,疏肝健脾为治本病之常法。上述四诊用药贯彻了这一学术思想。

二十三、带下案

张某,女,38 岁。

1．初诊

2016 年 6 月 12 日。

【病史】腰膝酸软,带下色黄黏稠 2 月余,外阴瘙痒。平时家事操劳,加之工作繁忙,常有精神倦怠感,纳寐尚正常,脸面气血不润。苔薄腻,脉小弦。

【辨证】带脉不束,湿热下注。

【诊断】中医:带下;西医:阴道炎。

【治则】清利湿热,束带强腰。

【处方】苦参 15 克,椿根皮 12 克,土茯苓 30 克,鸡冠花 15 克,萆薢 15 克,防风 10 克,苍术 6 克,薏苡仁 18 克,泽泻 15 克,芡实 12 克,杜仲 15 克,桑寄生 15 克,甘草 6 克。

7 帖,水煎服。

2．二诊

2016 年 6 月 18 日。患者腰酸有所减轻,黄带减少,外阴仍有瘙痒感,精神欠佳,苔质略腻,脉虚弦。湿热带下未净,再拟原法。

【处方】苦参 15 克,椿根皮 12 克,土茯苓 30 克,萆薢 15 克,黄柏 10 克,薏苡仁 18 克,泽泻 15 克,芡实 15 克,白术 15 克,杜仲 15 克,桑寄生 15 克,甘草 6 克。

7 帖,水煎服。

3．三诊

2016 年 6 月 25 日。带下色黄转清,腰酸不著,面色略欠转润,仍有疲倦感。苔薄,脉细小弦。拟清、补同进。

【处方】苦参 12 克,土茯苓 30 克,鸡冠花 15 克,萆薢 15 克,薏苡仁 18 克,泽泻 15 克,芡实 12 克,砂仁 3 克,党参 15 克,白术 12 克,淮山药 15 克,杜仲 15 克,桑寄生 15 克,狗脊 12 克,山萸肉 15 克,甘草 6 克。

14 帖,水煎服。

按:本案殊属妇科,黄带,虚实夹杂。首诊以清利为要,入苦参、椿根皮、土茯苓、萆薢等清浊带之要药;以黄柏、苍术、薏苡仁四妙丸中三药以清利湿热;酌加芡实、杜仲、桑寄生以强腰束带。二诊,以原方中苍术易白术,土茯苓加强健脾利水之功,以化湿热之浊;入鸡冠花,性凉止带,以改善带下症状。三诊,带色已清,而有神乏气虚之象,乃续清带浊药中,加入党参、白术、淮山药,益气健脾,扶

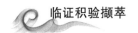
正化湿,方中芡实、淮山药亦取傅山完带汤之意。杜仲、桑寄生、狗脊、山萸肉补肾强腰而束带脉,入砂仁予以理气,悦调脾胃,亦防补肾之品性,味敦厚,防滞湿之虞。

二十四、痛经案(一)

曲某:女20岁。

1.初诊

2016年8月2日。

【病史】行经腹痛已5年。近年来痛经有加剧之势。大学就读,学业颇为紧张,因感压力较大,又遇考试期间经行,脐腹绞痛难忍,服止痛药尚可缓解。经水量少,色深红但未有瘀块。时感心烦,少寐,口苦且干,偶有头痛。脉细弦,舌质红。

【辨证】肝木郁热,阴份不足。

【诊断】中医:痛经;西医:痛经。

【治则】清泄肝木,养阴调经。

【处方】柴胡6克,川楝子10克,丹皮10克,生栀子10克,白芍15克,生地15克,当归10克,女贞子15克,青皮6克,元胡6克,益母草15克,甘草6克。

7帖,水煎服。

2.二诊

2016年8月10日。3天前汛期届到,此次行经腹痛有减轻,经量较前略增,腰部略有酸软感,情绪安稳,舌质略红,脉细弦,仍以清疏肝木、和阴养血调经。

【处方】柴胡6克,川楝子10克,丹皮10克,白芍15克,生地15克,川断12克,当归12克,枸杞12克,麦冬12克,香附6克,甘草6克。

14帖,水煎服。

3.三诊

2016年8月30日。2周剂尽,行经1周已净,目前尚无不适,纳寐俱安,口苦口燥之证已无,情志亦畅,下次汛期又将届临。苔薄脉细,略以更方,以疏肝养血调气为主。

【处方】柴胡6克,川楝子10克,广郁金10克,丹皮10克,白芍15克,生地15克,当归12克,女贞子15克,淮小麦30克,元胡6克,益母草15克,甘草

6 克。

　　　　　　　　　　　　　　　　　　　　　　　　　7 帖,水煎服。

4. 四诊

2016 年 9 月 7 日。2 天前经水已至,痛经未作,情绪亦平。2 天汛水量适中,现又有腰酸苔薄质淡红脉细略弦。逐拟养阴涵木调经法。

【处方】生熟地各 15 克,白芍 15 克,当归 15 克,女贞子 15 克,枸杞子 15 克,麦冬 12 克,川楝子 12 克,丹皮 12 克,广郁金 10 克,玫瑰花 12 克,淮小麦 30 克,甘草 6 克。

　　　　　　　　　　　　　　　　　　　　　　　　14 帖,水煎服。

　　按：痛经为古今妇女多见之证,方药亦多,异治而同理,在于调经止痛。本案曲某,在读学生,学业压力大,烦劳有加,夜寐短少,阴伤肝木失涵而气郁火生,肝木疏泄不利,而延至痛经。故首诊投以柴胡、川楝子、丹皮、生栀子清泄肝木之热,以白芍、生地、当归、女贞子和阴涵木缓肝之苦急,青皮、元胡理气止痛,益母草调畅经血。二诊：恰遇行经,药后痛经减轻,情绪改善,乃以清疏和阴法,行方如前；但去生栀子以防苦燥,入川断、枸杞子益阴强腰,暂去益母草加香附疏气调经。三诊：因汛期将届,病者复诊,去青皮入淮小麦以缓情志紧张,利汛期安然度过。四诊时又行经水,痛经已止,情绪亦安,治已见效,后以养阴和血涵木调经法巩固。方药去柴胡,改用一贯煎柔养肝木,兼以丹皮凉营清肝,郁金、玫瑰花、淮小麦疏肝调气续治,以收彻效。

二十五、痛经案(二)

王某,女,15 岁。

1. 初诊

2016 年 10 月 9 日。

【主诉】痛经 2 年。

【病史】患者自 13 岁月讯初潮,每月行经腹痛腰酸,量适中,夹有血块。近月来学习较为紧张,痛经较甚,并有畏冷感,面色苍白、寝食不安,影响学习。昨日经水已届,腹痛难忍。苔薄质淡红,脉弦缓。

【辨证】寒凝胞宫,气血瘀阻。

【诊断】中医：痛经；西医：痛经。

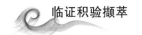

【治则】温经散寒,行瘀止痛。

【处方】吴茱萸 3 克,桂枝 12 克,艾叶 12 克,小茴香 3 克,当归 15 克,川芎 12 克,丹参 15 克,香附 10 克,生蒲黄 6 克,制没药 6 克,玄胡 12 克,赤芍 15 克;甘草 6 克。

7 帖,水煎服。

2．二诊

2016 年 10 月 16 日。患者经水昨日已净,告知服药 2 剂痛经即减,经行较畅,下血色暗。刻诊自感精神疲乏,略有腰酸,食欲一般。苔薄,脉略弦虚。经后调理,以温养法。

【处方】党参 12 克,当归 15 克,川芎 10 克,熟地 12 克,桂枝 10 克,川断 15 克,杜仲 12 克,淫羊藿 10 克,香附 6 克,艾叶 10 克,赤芍 15 克,甘草 6 克。

14 帖,水煎服。

3．三诊

2016 年 11 月 1 日。药后精神增进,腰疲消失,纳寐正常,下次月讯行将届临。拟养血温通调经。

【处方】吴茱萸 6 克,小茴香 6 克,桂枝 12 克,艾叶 10 克,香附 6 克,玄胡 10 克,当归 15 克,川芎 10 克,熟地 10 克,乌药 6 克,蒲黄 6 克,甘草 6 克。

14 帖,水煎服。

4．四诊

2016 年 11 月 18 日。此次月讯于十天前届临,行经较畅,血块不多,痛经未作,仍能正常学习,二便正常,纳寐已调,行经未有寒冷感。苔薄质略红,脉细。方药已效,今以养血温养冲任善后,并嘱平时忌食生冷之物。

【处方】当归 15 克,熟地 12 克,川芎 10 克,鸡血藤 15 克,桂枝 10 克,淫羊藿 6 克,杜仲 15 克,川断 12 克,香附 6 克,益母草 15 克,乌药 6 克,甘草 6 克。

14 帖,水煎服。

按:室女,初潮之后肾气未充,加之学习劳累,体元不足,寒凝胞宫,气血瘀滞,而成痛经之患。首诊当以温经散寒,调气行瘀止痛,以温经汤主药吴茱萸、桂枝合小茴香、艾叶温经散寒暖宫,以四物汤之归芎芍合丹参养血活血,香附、蒲黄、没药理气破瘀止痛,而获捷效。二诊以温养法重在养血活血暖宫,以党参合四物汤增体元,香附、艾叶理气暖宫,川断、杜仲、淫羊藿益肾兼养冲任,为经前调理,以防痛经再作。三诊,因汛期又将届临,故增温经行瘀和血之品,务使经血畅行,消除痛经。方药仍以温经汤主药吴茱萸、桂枝合小茴香、艾叶温宫,四物汤养血活血,增乌药与香附、玄胡、蒲黄共用长理气行瘀之力。四诊得知痛经未作,行经畅顺,尚虑厥后行天癸之事或有痛经反复,仍以养血暖宫法,以四物汤合鸡血藤补血活血,桂枝、香附、益母草、乌药温经行气祛瘀,以淫羊藿、杜仲、川断调补肾元,既养冲任,冀以痛经病除。

二十六、头痛案

胡某,女,48岁。

1. 初诊

2016年9月6日。

【**主诉**】头胀痛2年余。

【**病史**】患者2年前劳累后出现头胀痛,开始症状较轻,后逐渐加重,颈项部板滞感、怕冷,但颈部易出汗、怕风。平时觉疲乏无力,腰酸腿软。平素血压偏低,约90 mmHg/60 mmHg,心动过缓,平静状态下心率50～60次/分。大便不成形,进食油腻后便溏,有胆囊炎史。舌暗苔薄白,舌边齿痕,脉细涩。

【**辨证**】气虚血瘀。

【**诊断**】中医:头痛。

【**治则**】益气祛风,活血通络。

【**处方**】川芎6克,白芷3克,羌活12克,防风6克,细辛3克,生黄芪15克,红花9克,莪术12克,鸡血藤15克,川桂枝12克,甘草6克。

14帖,水煎服。

医嘱:注意头部保暖,天气寒冷时出门戴帽子,勿吹风或直接对空调吹。平时可做颈椎保健操,用梳子从前到后多梳头以帮助头部血液流通。

2. 二诊

2016年9月20日。头胀痛好转,乏力、怕风等症亦好转,睡眠不佳时头痛仍有小发,前方加减。

【**处方**】川芎6克,白芷3克,羌活12克,防风6克,细辛3克,生黄芪15克,红花9克,莪术12克,鸡血藤15克,川桂枝12克,甘草6克,葛根15克,夜交藤

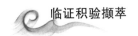
15 克,枣仁 9 克。

14 帖,水煎服。

3. 三诊

2016 年 10 月 8 日。头痛之症明显缓解,午后略感轻微胀痛,夜寐已安,精神易疲,颈部尚有板滞感,血压 110 mmHg/76 mmHg,苔薄舌质略淡,脉细。守原法佐入益气养血之品。

【处方】川芎 9 克,当归 12 克,熟地 12 克,三七 6 克,白芷 3 克,羌活 12 克,防风 6 克,细辛 3 克,黄芪 30 克,红花 9 克,鸡血藤 15 克,桂枝 12 克,葛根 18 克,夜交藤 30 克,甘草 6 克。

14 帖,水煎服。

按:此例患者平时怕冷,疲乏无力,腰酸腿软,血压偏低,可知平素气血亏虚,复加劳累后更耗伤气营,清阳不能升发荣养脑窍而出现头痛。颈项部板滞感,易出汗而怕冷恶风,为气血不足运行不畅,不能上荣,经络不畅所致。方用黄芪、防风、白术益气祛风,川芎、白芷、羌活、防风、细辛行气活血,红花、莪术、鸡血藤活血通络。桂枝温经通阳,羌活、防风载药性上行而去头痛。二诊头胀痛虽缓,夜寐不安致头痛不愈,对症以夜交藤、枣仁养血安寐,再加入葛根升清、养太阳经腧。三诊用药,因其头痛症状明显缓解,以四物养血,黄芪益气,细辛、白芷、羌活均治头痛要药,仍以葛根升清阳,桂枝、三七温通行瘀,夜交藤安神,庶使头痛根治。

二十七、瘿病案(一)

唐某,女性,38 岁。

1. 初诊

2017 年 3 月 6 日。

【主诉】颈部不适半年余。

【病史】颈部不适半年余,自摸似有小结节,外院 B 超检查示:颈部两侧甲状腺结节,边界清,左侧结节 3 mm×2.6 mm,右侧结节 2.8 mm×3 mm,少许钙化。甲状腺生化指标:三碘甲腺原氨酸(T_3)、甲状腺素(T_4)、促甲状腺素(TSH)均正常值。平素情志欠畅,思虑过度,性情急躁,夜寐欠安,二便尚调,舌红苔略腻带黄,脉细小弦。

【辨证】肝郁化火,痰气凝结。

【诊断】中医:瘿病;西医:甲状腺结节。

【治则】疏肝清热,化痰散结。

【处方】生栀子 10 克,川楝子 10 克,青皮 6 克,半夏 12 克,浙贝母 15 克,海藻 15 克,制没药 6 克,玄参 12 克,天花粉 10 克,桑枝 15 克,茯神 18 克,制远志 10 克。

14 帖,水煎服。

2. 二诊

2017 年 3 月 19 日。服药后自感情绪略安,夜寐略有改善,颈部不适感仍有,饮食后时有胃脘胀闷,苔薄,舌质略红,脉细弦。肝气仍旺,影响脾运,原方加入消运之品。

【处方】生栀子 10 克,川楝子 10 克,莪术 10 克,半夏 12 克,浙贝母 15 克,海藻 15 克,制没药 6 克,玄参 12 克,天花粉 12 克,桑枝 12 克,茯神 18 克,生麦芽 15 克。

14 帖,水煎服。

3. 三诊

2017 年 4 月 6 日。药后胃脘胀明显改善,颈部不适也有所减轻,夜寐已宁,情绪已平,苔薄脉细弦。仍以疏理肝木,化痰散结。

【处方】川楝子 10 克,郁金 10 克,赤芍 18 克,浙贝母 15 克,制半夏 12 克,海藻 15 克,制没药 6 克,炙僵蚕 12 克,玄参 12 克,天花粉 12 克,桑枝 12 克,生麦芽 15 克。

14 帖,水煎服。

4. 四诊

2017 年 4 月 23 日。颈部不适感已消失,近日复查 B 超示颈部左侧结节 2 mm×1.8 mm,右侧结节 2.5 mm×2 mm,食欲正常,夜寐亦安。瘿病经治后有消散之势,原法合度,守法续服,再以图功。

【处方】川楝子 10 克,郁金 10 克,赤芍 18 克,浙贝母 15 克,制半夏 12 克,海藻 15 克,制没药 6 克,炙僵蚕 12 克,玄参 12 克,天花粉 12 克,桑枝 12 克,生麦芽 15 克,当归 10 克,熟地 10 克。

14 帖,水煎服。

按：本病瘿证。患者多思忧虑而致气结，肝木疏泄不畅，郁而化火，气火灼津成痰核入络。四诊均以海藻玉壶汤加减，以疏肝清热、理气化痰、消瘿散结。首诊因肝木过旺，故以生栀子、川楝子、青皮清泄肝木，入制没药、玄参增泄热透散之力以利结节消除；桑枝应为治痹之品，此用之以通络。二诊情绪好转，乃肝胆渐平之象，因脘胀加入莪术、生麦芽行气消胀，生麦芽兼有疏肝作用。三、四诊方药雷同，其症情改善，故效不更方。复查 B 超示两侧结节均有所缩小，故四诊入当归、熟地扶正，防消散攻伐之品久服伤正，以利临床续治服药，缓缓图功。

二十八、瘿病案（二）

陆某，女，44 岁。

1. 初诊

2017 年 4 月 29 日。

【主诉】甲状腺结节 3 月余。

【病史】患者 3 月前因体检做颈部超声，发现甲状腺左侧结节（TI - RADS3 级）。甲状腺右叶囊性结节（TI - RADS2 级），左叶结节 4 mm×4 mm 大小，边界清，形态规则，平素情志不舒，未有咽部异物感及其他不适。舌红苔薄白，脉弦。

【辨证】肝郁气滞，痰气郁结。

【诊断】中医：瘿病；西医：甲状腺结节。

【治法】疏肝理气，化痰散结。

【处方】柴胡 10 克，半夏 15 克，浙贝母 18 克，僵蚕 15 克，郁金 10 克，丹参 15 克，海藻 15 克，皂角刺 18 克，陈皮 6 克，白术 12 克。

14 帖，水煎服。

2. 二诊

2017 年 5 月 12 日。服上方 14 帖后患者情绪较前好转，适逢经水届临，量略少，故原方增加养血调经之品，续服 14 天。

【处方】柴胡 10 克，半夏 15 克，浙贝母 18 克，僵蚕 15 克，郁金 10 克，丹参 15 克，海藻 15 克，皂角刺 18 克，当归 12 克，川芎 10 克，陈皮 6 克，白术 12 克。

14 帖，水煎服。

3. 三诊

2017 年 5 月 26 日。患者自觉情绪稳定,大便通畅,日行 1 次,夜寐安,胃纳可。苔薄白,脉弦。仍守疏肝理气、化痰散结之法续服。

【处方】柴胡 10 克,半夏 15 克,浙贝母 18 克,僵蚕 15 克,郁金 10 克,丹参 15 克,海藻 15 克,皂角刺 18 克,当归 12 克,川芎 10 克,陈皮 6 克,白术 12 克。

14 帖,水煎服。

4. 四诊

2017 年 6 月 10 日。服药 1 月半,自去颈部超声复查示左叶结节已减至 2 mm×3 mm,食欲正常,大便日行,夜寐也安。苔脉如前。设法用药病有向愈之效。再以原方略加减续服图功。

【处方】柴胡 6 克,广郁金 10 克,丹参 15 克,半夏 15 克,浙贝母 18 克,僵蚕 15 克,海藻 15 克,皂角刺 18 克,当归 12 克,赤芍 18 克,玄参 12 克,夏枯草 12 克,白术 12 克,陈皮 6 克。

14 帖,水煎服。

按:甲状腺结节属于中医学瘿病、瘿气、瘿瘤等范畴,多见于青中年女性,《济生方·瘿瘤论治》曰:"夫瘿瘤者,多由喜怒不节,忧思过度,而成斯疾焉。"《诸病源候论·瘿候》亦曰:"瘿者由忧患气结所生。"女子以肝为先天,其生理特点与肝木疏泄关系密切,长期忧思郁怒,使肝气郁滞,气机不畅,则津聚痰凝,痰气搏结颈前,久而气血瘀滞,痰、气瘀壅结颈前而发为瘿病。本案四诊基本以丁师自拟消瘿汤方药予以治疗,虽有加减,均体现舒肝调气、化痰散结、消瘿之旨。疏肝以柴胡、郁金、丹参为主,半夏、浙贝母、僵蚕、海藻化痰散结;皂角刺破结透散增消瘿之力;白术、陈皮以健脾行气化湿。二诊时入当归,川芎佐以养血,乃见经量有所减少,亦防行气散结之品伤正太过,体现临床通变灵动用药,与辨证丝丝相扣。

二十九、乳癖案

胡某,女性,54 岁。

1. 初诊

2016 年 6 月 5 日。

【主诉】经前乳房胀痛 1 年,加重 2 月。

【病史】每届经水将行,乳房即作胀痛。近 2 次行经前,乳房胀痛有所加重。

月经周期延期,量少、色暗,行经小腹略胀痛,经后乳房胀痛略缓解。B超检查示:两侧乳房小叶增生。平素情志不佳,心烦易躁,夜寐易醒;体型肥胖。舌淡,苔薄白,脉细滑。

【辨证】肝郁痰凝,冲任失调。

【诊断】中医:乳癖;西医:乳腺小叶增生。

【治则】疏肝理气,化痰散结,兼调冲任。

【处方】柴胡6克,郁金10克,当归12克,川芎10克,熟地12克,制半夏12克,象贝母18克,莪术10克,制没药6克,苏梗15克,瓜蒌皮12克,丝瓜络6克,桔梗15克,香附6克,益母草15克,甘草6克。

7帖,水煎服。

2. 二诊

2016年6月12日。药后自感情绪好转,3日前行经,乳房胀痛略有减,经量略有增加,行经无腹痛。苔薄,脉细略弦。守原法再进,原方略增减。

【处方】柴胡6克,郁金10克,当归15克,川芎10克,制半夏12克,象贝母18克,瓜蒌皮12克,苏梗15克,制没药6克,丝瓜络6克,橘核15克,青皮6克,甘草6克。

7帖,水煎服。

3. 三诊

2016年6月26日。行经5天,经水已净,乳房略胀,痛不明显。苔薄,脉细略弦。仍以理气化痰散结法,佐入养血之品。

【处方】柴胡6克,郁金10克,枳壳6克,青皮6克,苏梗15克,当归15克,川芎10克,制半夏12克,瓜蒌皮12克,象贝母18克,制没药6克,丝瓜络6克,橘核15克,甘草6克。

7帖,水煎服。

4. 四诊

2016年7月3日。患者药后未感不适,乳房仍时有胀痛。又将行经,原法维持兼调冲任。

【处方】柴胡6克,郁金10克,枳壳6克,苏梗15克,当归15克,川芎10克,熟地12克,丝瓜络6克,橘核15克,香附6克,益母草30克,甘草6克。

7帖,水煎服。

5. 五诊

2016 年 7 月 15 日。5 天前已行经,今至经水基本已净。本次经量适中,未作腹痛,乳胀痛亦不显著,情绪安宁。苔薄质略淡,脉细略滑。痰瘀络道,凝成乳癖,乃以理气化痰散结法。

【处方】柴胡 6 克,青皮 6 克,苏梗 15 克,枳壳 6 克,当归 15 克,川芎 10 克,半夏 15 克,象贝母 18 克,瓜蒌皮 12 克,丝瓜络 6 克,橘核 12 克,甘草 6 克。

14 帖,水煎服。

按: 患者形体肥胖,乃痰湿之体,加之情绪不悦,肝木郁滞,痰气互结,痰凝瘀滞,阻于乳络而成乳癖。肝木不达,又影响气血疏泄,冲任失调,而见月经不调延期。首诊以逍遥蒌贝散为主,加入郁金、苏梗增理气疏肝之功。半夏、瓜蒌皮、象贝母化痰散结。莪术、没药、香附、益母草破血行瘀理气。又因患者经水延至,兼以血药调经,加当归、川芎、熟地补血行血,充养冲任以利经行。二诊时已行经,乳胀痛及行经不畅之症有所改善,仍以逍遥蒌贝、四物汤合苏梗、没药、橘核、青皮消乳癖,兼以调经。三诊:经水已净,遂专以疏肝化痰散结以消乳癖,方同二诊,但去熟地以虑其性滞腻,使药性流畅,理气化痰散结专一。四诊:仍以三诊法进取,考虑下次经期将届,故入香附、益母草及补血之熟地,以调畅经水。五诊:本次行经,乳胀及月经不调等症状均已显著改善,再拟化痰散结为主,方药以柴胡、青皮、苏梗、枳壳疏肝理气,蒌、贝、橘核、丝瓜络利络化痰散结,芎、归血药和血调经,从长拟治。

三十、带状疱疹案

曹某某,男,48 岁。

1. 初诊

2016 年 11 月 2 日。

【主诉】左侧胸胁部疱疹 10 天。

【病史】患者 1 周前胸部生发疱疹,渐至延及胁肋,疼痛难忍,夜间尤甚,西医治疗,诊断为带状疱疹,给予抗病毒药,近日病情未见好转,疼痛不减。影响睡眠,故来中医诊治。检查:左侧胸胁部散在红色疱疹,如带状走向。苔薄腻带黄,脉弦滑。

【辨证】肝经湿热,气滞蕴毒。

【诊断】中医:蛇串疮;西医:带状疱疹。

【治则】清利湿热,凉血解毒。

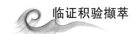

【处方】大青叶12克,生栀子12克,黄芩12克,草河车15克,桑叶12克,土茯苓30克,白蒺藜15克,紫花地丁15克,金银花15克,赤芍18克,制没药6克,片姜黄6克,甘草6克。

7帖,水煎服。

2. 二诊

2016年11月9日。上诊尽剂,疱疹疼痛有所减轻,左胸胁处疱疹略见消退,局部残留,皮肤发红略有瘙痒感,口干欲饮,大便畅行。苔薄,舌质红,脉弦。湿热毒蕴略消退,再拟原法。

【处方】大青叶12克,生栀子12克,黄芩12克,草河车15克,桑叶12克,土茯苓30克,白蒺藜15克,金银花12克,赤芍18克,片姜黄6克,生地12克,玄参12克,甘草6克。

7帖,水煎服。

3. 三诊

2018年11月15日。疱疹已见明显消退,患处皮肤浅红色李状样,疼痛基本消除,偶有针刺状感觉,但能忍受。口干改善,夜寐能安睡,苔脉同前。再清肝经之热,兼凉营解毒。

【处方】大青叶12克,生栀子12克,黄芩12克,赤芍18克,桑叶12克,白蒺藜12克,土茯苓30克,生地12克,玄参12克,地肤子15克,片姜黄6克,生甘草6克。

14帖,水煎服。

按：带状疱疹系病毒所致,本证系肝经湿热搏击气滞蕴毒,中医学曰蛇丹、蛇串疮。首诊以龙胆泻肝汤、五味消毒饮为基础方加减,方中大青叶代龙胆草,以其解毒力强,宜于皮肤疾患。草河车乃一味解无名之毒药物,以助清热解毒之功;土茯苓利水渗湿,兼以解毒;赤芍清营凉血;桑叶、白蒺藜散肝经之热;制没药、片姜黄行滞止痛,二药亦乃赵炳南先生治带状疱疹疼痛常用之品,此借鉴用之。二诊疱疹病势减轻,因口渴加入生地、玄参增液润燥而不腻。三诊时疱疹悉为消退,病势转良,再以清热凉血解毒之法去残留之邪。给2周药剂以善后。

三十一、湿疹案

陈某,男,55岁。

1. 初诊

2015 年 12 月 29 日。

【主诉】皮肤红疹伴瘙痒 1 月,加重 1 周。

【病史】患者 1 月前起背部皮肤发出丘疹,颜色淡红伴瘙痒,入夜尤甚,大便日行略软溏,口干多饮。查体:背部皮肤轻度潮红,有散在红色小丘疹,背部丘疹处皮肤有抓痕及结痂。舌暗红,苔薄腻,脉弦滑。

【辨证】湿毒蕴热。

【诊断】中医:湿疹;西医:湿疹。

【治则】清热利湿。

【处方】土茯苓 30 克,乌梢蛇 15 克,广地龙 15 克,薏苡仁 18 克,白蒺藜 12 克,赤芍 18 克,黄柏 12 克,苍术 10 克,川牛膝 15 克,苦参 12 克,地肤子 15 克,萆草 30 克,夜交藤 18 克,甘草 3 克。

7 帖,水煎服。

2. 二诊

2016 年 1 月 5 日。患者服药后皮肤瘙痒减退,皮疹颜色较前略淡,仍口干。舌淡红,苔薄腻,脉弦。嘱咐清淡饮食,忌海鲜,继以上方出入。

【处方】土茯苓 30 克,乌梢蛇 15 克,广地龙 10 克,白蒺藜 12 克,薏苡仁 30 克,黄柏 12 克,苍术 10 克,川牛膝 15 克,防风 12 克,地肤子 15 克,萆草 30 克,赤芍 12 克,甘草 3 克。

7 帖,水煎服。

3. 三诊

2016 年 1 月 12 日。患者服药后皮肤瘙痒及红疹消退大半,口干不润缓解。舌淡红苔薄,脉濡。原方再进,加入健脾益气之品。

【处方】土茯苓 30 克,薏苡仁 18 克,黄柏 12 克,苍术 10 克,川牛膝 15 克,地肤子 15 克,萆草 30 克,党参 12 克,茯苓 12 克,白术 12 克,甘草 6 克。

7 帖,水煎服。

4. 四诊

2016 年 1 月 19 日。患者服药后皮肤红疹已褪,皮肤无瘙痒感,精神尚可。舌淡红,苔薄,脉濡。为巩固疗效、防止复发,再予原方 14 帖,嘱其忌食发货,后患者告愈未来复诊。

按：本案湿毒蕴热，侵犯皮毛，发为湿疹。肌肤受损，见红色丘疹、瘙痒不已。虽谓湿疹，实乃湿毒蕴热而发。故治拟清热利湿。方予土茯苓为君药，合四妙丸(薏苡仁、黄柏、苍术、川牛膝)、苦参清热利湿、解毒；白蒺藜、地肤子解毒止痒；赤芍凉血清营，亦防病邪深入；乌梢蛇、地龙皆为虫药，以其祛风而胜湿，入络而解肌腠之毒；葎草为丁主任治疗皮肤疾病常用药物，可清肌肤热毒，且有抗过敏之效；夜交藤安神止痒；甘草调和诸药。二诊患者症情缓解，方药已见功效，夜寐既安，故去夜交藤，加入防风增祛风胜湿解毒之力，且有止痒作用，方药略增减以进治改善症状。三诊时病去大半，湿毒热蕴之邪其势已弱，去赤芍，仍以四妙丸合治肤解毒之品施治，加用健脾益气之四君子汤以扶正运脾，杜湿浊滋生，利病康复。四诊湿疹基本消退，故不再易方，以三诊方药巩固。

三十二、瘾疹案

金某某，男，32 岁。

1．初诊

2016 年 3 月 18 日。

【主诉】3 年来全身时发风块，近 2 日又发作。

【病史】患者 2 日前发风块，以两手臂及肚腹部为甚，瘙痒不止。外观红色风团样扁平皮疹，肚腹部较密集，饮食如常，近期来偏食辛辣。大便畅下，日行一次。苔薄略白，质偏红，脉浮缓。

【辨证】风热束表，营卫失和。

【诊断】中医：瘾疹；西医：荨麻疹。

【治则】清热疏风，和营止痒。

【处方】桑叶 12 克，连翘 12 克，大青叶 12 克，防风 6 克，白蒺藜 12 克，地肤子 12 克，苍耳子 12 克，浮萍 12 克，薄荷 3 克，赤芍 15 克，广地龙 12 克，生甘草 6 克。

7 帖，水煎服。

2．二诊

2016 年 3 月 25 日。药后瘾疹略有减轻，仍痒；肚腹部皮疹较前为疏；大便略软。苔薄，脉略浮。

【处方】桑叶 12 克，连翘 12 克，大青叶 12 克，防风 9 克，白术 10 克，白蒺藜

12 克,苍耳子 12 克,地肤子 12 克,浮萍 12 克,赤芍 15 克,广地龙 12 克,甘草
6 克。

7 帖,水煎服。

3. 三诊

2016 年 4 月 2 日。瘾疹已消退,患处皮肤存抓痕,大便转实,无其他不适。
苔薄,脉缓。

【处方】桑叶 12 克,连翘 12 克,白蒺藜 12 克,苍耳子 12 克,地肤子 12 克,广
地龙 12 克,白鲜皮 12 克,赤芍 12 克,防风 6 克,白术 12 克,淮山药 12 克,甘草
6 克。

10 帖,水煎服。

按:瘾疹即现代医学之荨麻疹,乃一种过敏性皮肤病。中医学认为营卫不
和或卫外不固,继以受风是主要原因。本案属于风热束表、营卫不和之证,乃以
疏风泄热、和营调卫为法。以桑叶、连翘、大青叶清热解毒;桑叶、防风、白蒺藜、
苍耳子疏散束表之风热;浮萍、薄荷辛凉疏风解毒,赤芍和营凉血,广地龙祛风通
络,合地肤子泄热止痒,共奏清热疏风和营之功。二诊症情已渐减轻,风毒未清,
但大便转软,故原方略作调整,去薄荷加入白术,以健脾兼固表,方药进治。三诊
瘾疹消退见皮肤抓痕,仍有风毒,故加重防风用量,原方再加白鲜皮以消炎、解
毒、止痒,给药一旬善后。

三十三、汗证案

夏某某,女,57 岁。

1. 初诊

2016 年 5 月 21 日。

【病史】白昼易汗出,动辄尤甚。近 2 周夜寐时有盗汗,腰部酸软不适,自感
神疲,偶有燥热。遇风或季节变化,易患感冒。舌红苔少,脉细带弦。

【辨证】卫外不固,阴虚内热。

【诊断】中医:汗证。

【治则】固外滋内,兼清虚火。

【处方】黄芪 12 克,白术 15 克,麻黄根 30 克,生龙骨 30 克,地骨皮 15 克,知
母 12 克,龟板 18 克,生熟地各 12 克,山萸肉 15 克,女贞子 15 克,川断 12 克,丹

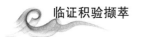

皮 10 克,黄柏 10 克,甘草 6 克。

7 帖,水煎服。

2．二诊

2016 年 5 月 28 日。夜寐盗汗减少,白昼仍汗出,精神好转,腰酸明显减轻,二便自调,苔脉如前。再续前法增固外之品。

【处方】黄芪 15 克,白术 15 克,麻黄根 30 克,生龙骨 30 克,五味子 10 克,生龙齿 30 克,地骨皮 12 克,知母 12 克,龟板 18 克,生熟地各 15 克,山萸肉 18 克,女贞子 15 克,杜仲 15 克,丹皮 10 克,黄柏 10 克,甘草 6 克。

14 帖,水煎服。

3．三诊

2016 年 6 月 12 日。昼夜汗出均以减少,略有口渴,腰酸消失。苔薄质淡红,脉细。固外清内之法得效,再以原方略加生津之品施治。

【处方】黄芪 15 克,白术 15 克,麻黄根 30 个,生龙齿 30 克,生龙骨 30 克,五味子 10 克,地骨皮 12 克,知母 12 克,龟板 18 克,生熟地各 15 克,山萸肉 18 克,女贞子 12 克,天麦冬各 12 克,黄柏 12 克,甘草 6 克。

14 帖,水煎服。

4．四诊

2016 年 6 月 25 日。投固表滋阴清热之剂过月,昼夜汗出已止。精神增进,纳寐均安。苔薄,脉细缓。再以原法续进断后。

【处方】黄芪 15 克,白术 15 克,麻黄根 30 克,生龙骨 30 克,五味子 10 克,知母 12 克,龟板 15 克,山萸肉 15 克,女贞子 15 克,天麦冬各 12 克,淮山药 15 克,黄柏 10 克,甘草 6 克。

14 帖,水煎服。

按：汗症有自汗盗汗之分,病机殊为不同,本案昼夜汗出既因卫表不固,又由阴虚火旺、虚热熏蒸、迫液外泄,治宜当归六黄汤法。从症辨证,病者盗汗、燥热、腰酸、舌红、脉细数,均为肾水不足、阴份亏虚、水不济火、虚火升焰,故以大补阴丸、知柏地黄汤为主方,滋其阴伤,清其虚火。白昼易汗,且易外感显为卫外不固、藩篱不密,以黄芪、白术益气固表;麻黄根为治自汗之要药,合生龙骨收涩敛汗。设方含当归六黄汤之意,用药变通,以贴切病机。二诊汗证略见减少,腰酸也有减轻,自汗仍作,以原方增入生龙齿、五味子加强酸涩之功。三诊昼夜汗症明显减少,腰酸症状悉除,略口渴,以原方加天麦冬养阴生津,以滋阴液,防虚火再起。四诊,投剂过月,汗症已止,仍以原方续服,法从初设,巩固疗效。

三十四、舌菌案

丁某,男,13 岁。

1. 初诊

2017 年 10 月 8 日。

【病史】舌下生一肉状菌体,如细小蚯蚓状,长约 15 mm,已 10 天。外观色泽淡红如黏膜色,饮食时略有轻微疼痛。1 月前患处曾发口疮未及时治疗而渐至长成。近日曾在三级甲等专科医院诊治,诊为舌下黏液性囊肿,建议手术,因惊恐而至中医治疗。刻下:体格壮实,面色尚润,大便日行,无其他不适。苔薄腻,质偏红,脉略滑。

【辨证】湿火熏蒸,损及舌络。

【诊断】中医:舌菌;西医:舌下黏液性囊肿。

【治则】清宣湿火,透泄散结。

【处方】藿香 10 克,连翘 10 克,金银花 9 克,大青叶 6 克,半夏 6 克,陈皮6 克,薏苡仁 12 克,白芷 3 克,石膏 15 克,白残花 18 克,枳实 6 克,甘草 6 克。

7 帖,水煎服。

2. 二诊

2017 年 10 月 15 日。投剂后,舌下菌体略有缩小,大便日行,食欲正常。苔薄,脉略滑。既效,仍以原法维持。

【处方】藿香 10 克,半夏 10 克,陈皮 6 克,黄芩 12 克,连翘 10 克,大青叶6 克,白残花 18 克,白芷 3 克,石膏 15 克,淡竹叶 10 克,制没药 4.5 克,甘草6 克。

7 帖,水煎服。

3. 三诊

2017 年 10 月 23 日。服药已 2 周,经观察,舌下菌体已明显缩小,如舌下丘疹状,色如肉状,饮食已无痛,大便日行,形质正常,苔脉如前。仍以宣化清泄。

【处方】藿香 10 克,半夏 10 克,陈皮 6 克,黄芩 6 克,连翘 10 克,大青叶6 克,白残花 18 克,淡竹叶 10 克,制没药 4.5 克,生黄芪 10 克,淮山药 10 克,甘

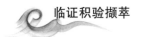

草 6 克。

7 帖,水煎服。

4．四诊

2017 年 10 月 30 日。舌菌基本消除,食欲正常。苔薄,脉小滑。嘱勿食辛辣,再续前方。

【处方】藿香 10 克,连翘 10 克,半夏 6 克,陈皮 6 克,茯苓 20 克,白残花 15 克,淮山药 12 克,白术 10 克,枳实 3 克,甘草 6 克。

7 帖,水煎服。

按:舌菌、口疮多发儿童和少年,本案乃湿火交织,熏蒸伤及舌络,舌黏液腺体阻塞而致。首诊投方以清宣透散为主法。方中藿香、半夏、薏苡仁、陈皮化湿辟秽,银翘、大青叶清热解毒,白芷、石膏配伍为口疮常用药,医家多习用,以清散脾胃郁火。白残花清苦泄热为口疮要药。枳实破积引湿火下行,二诊已见疗效,原方去金银花,加黄芩以加强清热解毒之功,加淡竹叶重在淡渗泄浊;入没药乃取仙方活命之意,取其透散之功,利血脉郁热尽散,增加疗效。三诊舌菌已明显缩小,故以原方入黄芪托毒生肌愈疮,入淮山药取养脾胃,亦防方中诸多苦寒药伤及脾胃。四诊舌菌已除,故以清化调中之法继续给药,以防病情复发,巩固疗效。

三十五、腰痛案

汪某,女,69 岁。

1．初诊

2017 年 9 月 18 日。

【主诉】腰痛 2 月。

【病史】患者腰痛不已,伴乏力神倦,右侧下肢酸麻不仁十余天,2 月前曾有车祸跌扑史,无骨折,外院查腰椎 CT 平扫检查提示:第 3、4 腰椎间盘突出,既往有 2 型糖尿病史多年,目前血糖浓度 6～7 mmol/L,大便日行,胃纳尚可。舌苔薄,舌质有紫癜,脉细濡。

【辨证】督脉失养,瘀阻络道。

【诊断】中医:腰痛;西医:腰椎间盘突出症。

【治则】益气温督,通络强腰。

【处方】党参 18 克,丹参 18 克,黄芪 15 克,鹿角霜 18 克,鹿含草 30 克,威灵仙 25 克,当归 15 克,三七 9 克,僵蚕 18 克,全蝎 3 克,乌梢蛇 18 克,补骨脂 15 克,片姜黄 10 克,川牛膝 15 克,狗脊 12 克,赤芍 20 克,甘草 6 克。

7 帖,水煎服。

2. 二诊

2017 年 9 月 25 日。上诊后症情有所缓解,下肢酸麻症状略减,腰酸胀痛仍有,舌脉同前。再拟温督强腰法。

【处方】党参 18 克,黄芪 15 克,丹参 18 克,鹿角霜 18 克,鹿含草 30 克,威灵仙 25 克,补骨脂 15 克,狗脊 12 克,川牛膝 15 克,三七 9 克,当归 12 克,僵蚕 18 克,全蝎 3 克,乌梢蛇 18 克,姜黄 10 克,赤芍 20 克,甘草 6 克。

14 帖,水煎服。

3. 三诊

2017 年 10 月 9 日。患者腰椎间盘突出之腰痛经治二旬,腰痛明显减轻,下肢酸麻症状基本消失,精神尚可,二便亦调。舌苔薄,舌质紫癜有所淡化,脉细略弦。仍从原法。

【处方】党参 18 克,黄芪 15 克,丹参 18 克,鹿角霜 18 克,鹿含草 30 克,威灵仙 18 克,补骨脂 15 克,狗脊 12 克,川牛膝 15 克,三七 9 克,当归 12 克,千年健 30 克,全蝎 3 克,乌梢蛇 18 克,赤芍 20 克,炙没药 6 克,甘草 6 克。

14 帖,水煎服。

4. 四诊

2017 年 10 月 23 日。患者腰痛明显缓解,唯夜寐欠安,食欲欠佳。苔薄,脉略弦。原方加入安神、消导之品。

【处方】党参 18 克,黄芪 15 克,丹参 18 克,三七 6 克,当归 15 克,鹿角霜 18 克,鹿含草 30 克,威灵仙 18 克,补骨脂 15 克,狗脊 12 克,川牛膝 15 克,千年健 30 克,乌梢蛇 30 克,赤芍 20 克,炙没药 6 克,钩藤 30 克,山楂 30 克,甘草 6 克。

14 帖,水煎服。

按:患者年近古稀,肝肾不足,腰督失以充养,又为车祸外力所伤,腰椎受损,瘀阻络道而见诸症。首诊以益气行血,温养督脉,兼以行瘀通络。方中党参、黄芪、当归、丹参、三七调老年气血之不足;鹿角霜、鹿含草、补骨脂、狗脊温养督脉而强腰脊;僵蚕、全蝎、乌梢蛇为虫类之物,功在通络搜剔瘀积;威灵仙合乌梢

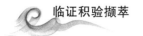

蛇祛除风湿利络;姜黄与三七、赤芍合用,以行气散瘀止痛;赤芍为方中唯一性凉之品,取其散瘀止痛防止方温散过燥。二诊,症既减轻,且无兼证,遂以原方续进图治。三诊时其主症腰痛及下肢酸麻明显改善,再以原法加千年健以强筋骨、祛风通络,炙没药破瘀止痛以提升疗效。四诊,症情悉为缓解减轻,有欠寐、纳呆兼症,脉弦,故原方入钩藤以平肝安神助寐,山楂健胃消食,兼以化瘀。后续患者经多次治疗、门诊随访,病情大减,给予益气血补肝肾兼以行血之剂调理,症情稳定,精神增进,腰痛消弭。

三十六、鼻鼽案

龚某,女,38岁。

1.初诊

2016年3月28日。

【主诉】鼻塞流涕多年加重3年。

【病史】经常鼻塞流涕,晨时发作较多,近3年症情有所加重,某专科医院诊为过敏性鼻炎。每临季节变化症状加重、鼻痒打嚏,近年嗅觉有所减退,午后时有头胀、头痛。冬季则怕冷明显,面色不华,大便欠软溏,苔薄白,脉细。

【辨证】脾肾阳虚,卫表不固。

【诊断】中医:鼻渊;西医:过敏性鼻炎。

【治则】益气固表,温补脾肾。

【处方】黄芪30克,白术18克,防风10克,细辛3克,补骨脂15克,生麻黄6克,附子6克,苍耳子12克,辛夷花6克,白芷10克,白茯苓15克,薏苡仁18克,陈皮6克,甘草6克。

14帖,水煎服。

2.二诊

2016年4月12日。药后鼻塞打喷嚏明显减少,偶有鼻痒,大便略实,苔薄白,脉细。原方既效,仍以益气固表,温调脾肾。

【处方】黄芪30克,白术18克,防风10克,细辛3克,补骨脂15克,附子6克,白茯苓15克,薏苡仁18克,苍耳子12克,辛夷花6克,陈皮6克,淮山药15克,蝉衣3克,乌梅12克。

14帖,水煎服。

3. 三诊

2016 年 4 月 25 日。鼻塞流涕基本未作,大便较实,精神增进,尤其鼻痒明显减轻,食欲增加,面色亦见转润,苔薄,脉缓。仍守原意,略有进出,以图根治。

【处方】黄芪 30 克,白术 12 克,防风 10 克,细辛 3 克,补骨脂 15 克,附子 6 克,苍耳子 12 克,辛夷花 6 克,白茯苓 15 克,陈皮 6 克,蝉衣 3 克,乌梅 10 克,山茱萸 12 克,淫羊藿 6 克,甘草 6 克。

14 帖,水煎服。

按: 从其症状分析病属鼻鼽,以喷嚏、鼻塞、流涕等症状为特征。究其原因乃脏气虚弱、肺气不足、脾肾不温以致卫表不固,风邪易乘虚而入,犯及鼻窍,邪正相搏,肺气不得通调,津液停聚,清窍壅塞,而致喷嚏、流涕。投方以玉屏风散、麻黄附子细辛汤及益气健脾方参合运用。肺、脾、肾分属上、中、下三焦,故治法玉屏风散固表益气,麻黄附子细辛汤从太、少二经用药,温肺肾之气,旨在宣通温运,加之以黄芪、白术、白茯苓、陈皮、薏苡仁益气运脾化湿建中,体现治邪重在肺,断其病根而重脾肾的治疗原则。

三十七、便秘案

张某,男,72 岁。

1. 初诊

2017 年 5 月 5 日。

【主诉】便秘腹胀多年。

【病史】便秘腹胀,往往数日临圊,便质先硬后软。经常使用果导片或番泻叶、开塞露通便。曾作肠镜检查未见异常。有高血压、慢性支气管炎病史。刻下:脘腹胀满,头晕乏力,咳喘口干不润,食欲不佳,口气秽浊,舌红质胖大,苔根部黄腻,脉弦细。血压:142 mmHg/90 mmHg。

【辨证】脾虚津亏,肠枯传导失职。

【诊断】便秘。

【治则】运脾行气,润肠通便。

【处方】党参 15 克,白术 20 克,枳壳 15 克,杏仁 10 克,瓜蒌仁 15 克,槟榔 10 克,木香 6 克,生首乌 15 克,肉苁蓉 12 克,当归 15 克,火麻仁 15 克,甘草 6 克。

7 帖,水煎服。

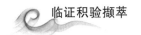

2. 二诊

2017 年 5 月 12 日。药后大便能隔日而下,色偏深,腹胀有所减轻,咳喘亦有缓解,苔腻略化,脉弦细。仍以行气润肠通便法。

【处方】党参 15 克,白术 20 克,枳壳 15 克,杏仁 10 克,瓜蒌仁 15 克,槟榔 10 克,木香 6 克,生首乌 15 克,肉苁蓉 12 克,怀牛膝 15 克,火麻仁 15 克,甘草 6 克。

14 帖,水煎服。

3. 三诊

2017 年 5 月 28 日。自诉服药 2 周,大便基本日行 1 次,便质成条,色略褐,腹胀不明显,食欲有所增加,咳喘已缓。苔薄根略腻,脉弦。再拟润肠通便法。

【处方】党参 15 克,白术 20 克,枳壳 12 克,杏仁 10 克,槟榔 10 克,木香 6 克,生首乌 15 克,淮山药 15 克,肉苁蓉 12 克,怀牛膝 15 克,火麻仁 15 克,甘草 6 克。

14 帖,水煎服。

病者后复诊诉,大便已能日行,精神增加,后以原方续服 2 月,便秘症状悉除。

按: 本案老年便秘,病位在肠,但与肺、脾、肾脏腑功能失调有关,导致肠道传导失职。患者年老体弱,杂病缠身,常服泻药,伤及腑气,损及气阴,脾失健运,肺失肃降,肾虚精亏,大肠津枯而失正常传导,故用药重在调理肺、脾、肾,以运脾肃肺,滋肾合行气消积之品共用。所用方有四君子汤、枳术导滞丸、木香槟榔丸及济川煎等。消补、通运并举,达运脾补肾、升清降浊、清燥润肠以通便,调达肠腑气机以行传导之职。虽未用峻泻之药,而大便终以能下,便秘治愈。

三十八、中风偏瘫案

董某,男,66 岁。

1. 初诊

2018 年 3 月 16 日。

【主诉】右侧肢体活动不利 2 周。

【病史】2 周前患者突然右侧肢体不适,语言謇涩,口角歪斜,神志尚清,遂去三级甲等医院就诊。头颅磁共振检查提示左脑梗死。予以住院治疗 1 周,出院即来中医诊治。刻下：神志尚清，右侧肢体功能受影响，需家人搀扶行走，言语含糊不清，面色略显苍白，少气懒言，头脑有昏胀之感。血压 138 mmHg/90 mmHg，空腹血糖浓度 6.5 mmol/L，否认高血压病史，苔略腻，舌质略淡、紫，脉细弦，重按无力。

【辨证】正虚邪中，气血瘀滞。

【诊断】中医：中风、偏瘫；西医：脑梗死。

【治则】益气行瘀，息风通络。

【处方】黄芪 30 克，丹参 30 克，当归 15 克，川芎 10 克，赤芍 30 克，桃仁 10 克，红花 6 克，全蝎 3 克，水蛭 3 克，地龙 15 克，胆南星 15 克，羊角片 25 克，石菖蒲 3 克，桑枝 15 克，丝瓜络 6 克，甘草 6 克。

14 帖，水煎服。

2. 二诊

2018 年 4 月 1 日。2 周中药尽剂，自感精神和体力有增进，言语较前清晰，步履仍需家人搀扶可行，二便正常，血压 138 mmHg/86 mmHg，血糖 6.0 mmol/L，苔脉如前。正虚邪中，仍以原法再以进治。

【处方】黄芪 60 克，丹参 30 克，当归 15 克，川芎 10 克，赤芍 30 克，桃仁 10 克，红花 6 克，全蝎 3 克，水蛭 3 克，地龙 15 克，胆南星 15 克，川牛膝 15 克，石菖蒲 3 克，桑枝 15 克，丝瓜络 6 克，木瓜 15 克，甘草 6 克。

14 帖，水煎服。

3. 三诊

2018 年 4 月 15 日。自感服中药将 1 月，步履已渐平稳，现无人搀扶能缓慢行走，面色转润，精神增进，语言已较清晰，对答如题，血压、血糖均正常，苔薄，脉弦细。投剂 1 月，该法见效，仍遵益气行瘀通络法继治。

【处方】黄芪 90 克，丹参 30 克，当归 15 克，川芎 10 克，赤芍 30 克，桃仁 10 克，红花 6 克，全蝎 3 克，水蛭 3 克，地龙 15 克，胆南星 12 克，川牛膝 15 克，石菖蒲 3 克，桑枝 15 克，丝瓜络 6 克，木瓜 15 克，生山楂 30 克，甘草 6 克。

14 帖，水煎服。

按：中风偏瘫是内科老年人多发病之一。病机总由络脉瘀阻、血气不利、肢体失养所致，乃正虚邪中，风邪入络。《灵枢·刺节真邪》说："虚邪客于身半，其入深，营卫稍衰，则真气去，邪独留，发为偏枯。"故中风偏瘫中医及时治疗处理，对本病预后极为有利。本案从治即以补阳还五汤与血府逐瘀汤、解语丹等方参合运用,根据病机正虚邪中入络,以益正、补虚、行瘀、化痰、息风、通络为治疗大法,黄芪用量每次均见递增,以加强益气行瘀之力;当归、丹参、桃仁、红花、川芎、赤芍等以桃仁四物汤、血府逐瘀意重在活血行瘀;石菖蒲、胆南星、全蝎乃解语丹中药,合地龙、水蛭加重通络开窍之力。从三诊疗效分析,病者症情显著缓解,肢体语言功能均见明显好转,后门诊随访病者服药3月余,各种症状基本已消除,停服中药后服阿司匹林、阿托伐他汀钙片等药以防复发。

第二节 膏 方

一、胃炎案(一)

计某,男,46岁。就诊日期:2017年11月25日。

【病史】患胃炎六年余,外院(三级甲等医院)经胃镜检查后诊断为慢性萎缩性胃炎[肠化阳性(＋＋)],胃脘部时感隐痛,食后常感痞胀、嗳气、胃嘈,面色不华,精神疲惫,大便日行,形质正常,形寒畏冷,四末不温,夜尿次多。舌质淡,脉濡细,脾虚失于健运,中焦气机升降失职,胃失和降,以致生化不足,肾元亏虚。病呈虚中夹实之象。门诊治疗2月,症状已有改善。时入冬令,以益气养血、健脾和胃兼以温肾为法,予膏方调理。

【处方】黄芪180克,党参150克,白术150克,当归150克,熟地150克,川芎90克,制何首乌150克,佛手90克,半夏120克,竹茹90克,黄连60克,吴茱萸30克,藿梗150克,苏梗150克,徐长卿150克,荜澄茄90克,九香虫30克,蒲公英150克,淮山药150克,干姜60克,淫羊藿90克,山萸肉150克,桂枝90克,菟丝子120克,苁蓉150克,金樱子180克,益智仁90克,神曲90克,炙鸡内金60克,大枣90克,甘草60克。

上药煎3次,取浓汁,另加紫河车100克、阿胶400克、黄明胶100克、冰糖250克、麦芽糖150克,收膏,早晚各一匙,以温开水送服。

按:久患胃疾,脾胃运化受纳功能失常,气血生化匮乏,体元下降,脏腑功能受损,中焦通降失职,日积月累,病势缠绵不复,治调中焦阴阳升降,兼养气血。以黄芪建中汤、理中汤之要药,建中温养中土,黄连、吴茱萸为左金丸和胃消嘈,藿苏梗、徐长卿、蒲公英通降消胀健胃。山萸肉、菟丝子、淫羊藿、苁蓉、金樱子、益智仁温养肾元兼固脬气,亦寓"肾为胃之关"之意。党参、白术、当归、熟地、川芎乃八珍主药合首乌,以补气养血扶正。荜澄茄、九香虫有良好理气止痛功效,亦因久病入络,故以九香虫剔络中之积以安胃。膏方补中兼治,标本同取,用药着重于"温通"治胃。

二、胃炎案(二)

龚某,男,64 岁。就诊日期:2016 年 12 月 3 日。

中脘隐痛时作,病已数年。曾做胃镜检查示为慢性萎缩性胃炎,肠化阳性(＋＋)。神疲易累,脸面不华。食后常感中脘膜胀,大便日行,苔薄质淡,脉细。年逾花甲,气血渐衰,中阳不足,脾运失职,胃失和降。时入冬令,以大剂膏方益气健脾、温中和胃,并佐培本之品调理,希冀体元增进,有利病情康复。

【处方】红参 50 克,生晒参 90 克,党参 150 克,黄芪 150 克,白术 150 克,茯苓 150 克,当归 15 克,120 克,熟地 150 克,川芎 120 克,丹参 180 克,淮山药 150 克,山茱萸 150 克,枸杞子 100 克,麦冬 150 克,淫羊藿 120 克,补骨脂 150 克,菟丝子 120 克,苁蓉 120 克,炮姜 6 克,吴茱萸 90 克,黄精 150 克,枳壳 60 克,陈皮 60 克,佛手 90 克,荜澄茄 90 克,川楝子 90 克,藿梗 150 克,苏梗 150 克,蒲公英 180 克,莪术 120 克,六神曲 90 克,甘草 60 克,大枣 120 克。

上药煎 3 次,取浓汁,另加入核桃肉 150 克、龙眼肉 150 克、陈阿胶 300 克、鹿角胶 100 克、黄明胶 100 克、麦芽糖 200 克、冰糖 200 克收膏,每晚各一匙,以温开水送服。

按:胃为仓廪之官,主纳、腐熟为其生理。今胃疾,受纳功能受阻,中阳不足,脾不司运化之职,生化不力,水谷精微不充养机体,体元既亏,犹不能抗病自复,中阳不温,内寒伤胃,气血瘀滞,故作隐隐之痛。兹拟温中益气健脾和胃为法,以四君、四物益气养血,炮姜、吴茱萸、荜澄茄、川楝温中理气止痛。当归、川芎、丹参、莪术、枳壳、佛手、陈皮行气活血通滞。山茱萸、黄精、补骨脂、苁蓉、淫羊藿益肾填精,增进体元。藿梗、苏梗醒脾悦胃,与其他调气药同用,务使脾胃调和,敦厚建中而令土不壅,亦利膏滋吸收。

三、虚劳案

郑某,女,42 岁。就诊日期:2016 年 12 月 1 日。

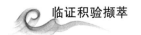

【病史】神疲易累,动辄气短,夜寐梦扰纷纭,形寒畏冷,腰膝酸软,家事、工作有力不从心感,经水常延期而届,经事量少。夜尿2次,纳食不馨,大便日行。无贫血史,苔薄脉濡细。气营不足,肺、脾、肾同病,劳倦不摄,阴损及阳,脏腑功能减退而成虚劳之疾。治拟益肺健脾温肾为法,佐以补气养血,希冀虚体弥实康复。

【处方】红参50克,生晒参100克,党参150克,黄芪150克,白术150克,当归150克,炒白芍120克,熟地150克,川芎90克,制首乌150克,山茱萸150克,淮山药150克,炒杜仲150克,怀牛膝150克,川断150克,狗脊150克,桂枝90克,枸杞子150克,淫羊藿120克,巴戟天120克,金樱子150克,芡实150克,女贞子150克,枣仁180克,五味子90克,麦冬150克,茯神180克,陈皮60克,佛手90克,白蔻仁30克,香附90克,益母草250克,甘草60克,大枣120克。

上药煎3次,取浓汁,另加入黑芝麻150克、龙眼肉150克、阿胶350克、黄明胶150克、冰糖250克、蜂蜜150克收膏,每晚各一匙,以温开水送服。

按:不惑之年,正是人生烦劳阶段,职业、家事操持劳顿,损及体元阴阳气血,脏腑失调,八脉不足,而成虚证。治虚有三本,肺、脾、肾是也。肺为五脏之天,脾为百骸之母,肾为性命之根。肺、脾为金土之脏,肺脾不足则气营亏虚,不能布运精微灌溉全身,肾虚则元阴、元阳不足以滋养、温煦机体。方中集养营、补肺、归脾,六味二仙汤之要药,图益肺、健脾、温肾之功,既补气营,并调脏腑。入香附、益母草以调经。红参、桂枝、淫羊藿、巴戟天温肾通阳,使阳气布达脏腑机体,贯通气营流畅。参、芪、术、陈皮、佛手、白蔻仁益气健脾,助生化之源,裨气血充盈,增强体质,提高机体抗邪能力,体现治虚重治脾土之理。

四、痛风案

孙某,男,53岁。就诊日期:2017年12月12日。

【病史】患痛风十数年,间断发作,目前血尿酸浓度510 μmol/L,否认肾病史,肾功能正常。刻下关节未见肿痛,检未见皮肤痛风石情况。因经营企业,百事操劳,自感神乏,腰膝酸软,二便自调。苔薄滑,舌质偏淡,脉虚弦。已达知命之年,阴气自半,肝肾亏虚,气营偏衰,瘀浊内盛,治以调补,清泄并用。既入冬令,予膏方调理并嘱病者节制高嘌呤食物以防痛风发作。

【处方】生晒参120克,党参150克,黄芪150克,苍术120克,薏苡仁200克,赤芍180克,当归150克,熟地150克,川芎120克,制首乌120克,山茱黄 150 克,苁蓉 150 克,补骨脂 150 克,狗脊 150 克,巴戟天 120 克,杜仲 150 克,五加皮 120 克,川牛膝 150 克,木瓜 120 克,虎杖 300 克,萆薢 200 克,土茯苓 250 克,百合 120 克,秦皮 150 克,玉米须 180 克,山慈菇 90 克,泽泻 120 克,桃仁 90 克,红花 60 克,没药 90 克,防己 150 克,威灵仙 180 克。

上药煎 3 次,取浓汁,另加阿胶 300 克、鹿角胶 160 克、黄明胶 100 克、冰糖 350 克,收膏,早晚各一匙,以温开水送服。

按:痛风是嘌呤代谢失常而致的高尿酸疾病,发作以足踝、膝关节、指小关节剧痛为主,中医学归属痹证。风、寒、湿及个体正气不足,是诱因和病理基础。历来医家论治痛风颇多,国医大师朱良春先生认为本病乃"瘀热浊毒"积聚关节,诚乃肯綮之论。本案患者届痛风缓解期,血中浊毒稽留,而体元不足,肝肾亏虚之象显露,因而立补虚、泄浊二法调理。以益气养血之八珍合参、芪补正气,辅以当归、川芎、桃仁、红花、赤芍为桃红四物汤以调气血,合四妙丸行瘀降浊;虎杖、萆薢、百合、山慈菇、秦皮、土茯苓、玉米须均有抗尿酸作用,土茯苓、玉米须淡渗泄浊,百合、山慈菇富含植物秋水仙碱为现代药理学研究证实。上药为辨病用药,也是丁主任自拟治痛风之虎杖萆薢汤中主药(是方曾刊于《上海中医药杂志》),膏方中运用五加皮、巴戟天、防己、威灵仙、狗脊、川牛膝、宣木瓜以强筋骨利关节,体现补中兼治,调正气泄浊邪。全方以辨证、辨病结合以补虚壮骨祛瘀泄浊为主法,借以改善病患症状。

五、胸痹案

杨某,女,67 岁。就诊日期:2016 年 11 月 14 日。

【病史】胸痹,冠状动脉支架术后 3 月,仍有胸闷、气短、心悸、精神疲乏,不胜家务,脸面色暗不华,四肢畏寒,夜寐多梦,腰膝酸软,二便尚调。血压基本正常,140 mmHg/86 mmHg 左右。苔薄腻带黄,脉弦细。心气不足,痰瘀阻于心络,肺肾兼亏。拟益气化瘀通脉兼调肺肾为法,以膏方调治。

【处方】红参 50 克,生晒参 100 克,党参 150 克,黄芪 150 克,白术 120 克,当归 150 克,赤芍 180 克,熟地 150 克,川芎 90 克,淮山药 150 克,山萸肉 150 克,淫羊藿 120 克,桂枝 120 克,黄精 150 克,麦冬 150 克,天冬 150 克,女贞子 150 克,毛冬青 300 克,葛根 180 克,三七 90 克,红景天 120 克,桔梗 90 克,半夏 120 克,瓜蒌皮 150 克,薤白 60 克,桃仁 60 克,红花 60 克,生蒲黄 90 克,全蝎 30 克,水蛭 30 克,苦

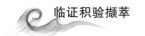

参 150 克,枳壳 60 克,苏梗 150 克,生山楂 300 克,茯苓 250 克,泽泻 120 克。

上药煎 3 次,取浓汁,另加胡桃肉 200 克、阿胶 300 克、龟板胶 100 克、鹿角胶 100 克、冰糖 350 克、蜂蜜 150 克,收膏,早晚各一匙,以温开水送服。

按:病患年近古稀,阳气已不足,阴邪得以乘之,心野清旷之域不净,胸阳被遏,痰浊、瘀滞闭阻心络。虽行支架手术,但体元未复,痰瘀稽留心络,故有胸闷、心悸之症,仍以胸痹论治。是方以瓜蒌薤白半夏主廓清心旷阴浊之邪。红参、生晒参、党参、芪术、桂枝以益气温通心阳,兼以补气益肺,薤白、半夏、桔梗、苏梗、枳壳共用开启心结。毛冬青、葛根、三七、红景天、女贞子、黄精滋阴化瘀强心。方中桃红四物汤活血补血配生蒲黄、全蝎、水蛭化通心络之瘀积,桂附地黄丸(未用附)以温补肾元,增加温通心阳之力。白术、茯苓、泽泻、苦参健脾利湿防痰浊滋生,苦参兼有调整心率作用。膏方体现心气、心阳、心阴、心血多靶点顾护调摄,重以温养心脉,兼以祛化痰瘀,肺肾兼调,为补泻并行之法,以促进患者康复。

六、心悸案

郑某,女,68 岁。就诊日期:2014 年 11 月 26 日。

【病史】心悸怔忡,二耳响鸣,夜寐梦扰,腰痛下肢痠软。有房颤病史。中年曾患蛛网膜下腔出血。血压 120 mmHg/86 mmHg。时感畏寒,食欲欠佳。苔滑质淡,脉细弦。年近古稀,身患杂病,气营亏虚,心脉失养,清窍失涵,以益气养营,兼调心肾为法,予膏方调治。

【处方】红参 50 克,生晒参 100 克,党参 180 克,丹参 180 克,黄芪 180 克,白术 150 克,当归 150 克,白芍 150 克,生地 150 克,熟地 150 克,川芎 120 克,生首乌 150 克,山萸肉 150 克,淮山药 150 克,枸杞子 150 克,女贞子 150 克,淫羊藿 120 克,巴戟天 120 克,补骨脂 150 克,黄精 150 克,桂枝 120 克,三七 60 克,红景天 120 克,葛根 150 克,毛冬青 250 克,虎杖 300 克,灵磁石 300 克,五味子 90 克,茯神 180 克,怀牛膝 150 克,天麦冬各 120 克,枳壳 60 克,青皮 60 克,甘草 60 克,大枣 120 克。另加龙眼肉 180 克,核桃肉 180 克,阿胶 900 克,黄明胶 100 克,冰糖 300 克。

上药煎 3 次,取浓汁浓缩收膏,每晚各一匙,以温开水送服。

按:心悸怔忡,多为心脉失养已久,或因惊恐,或因血气不能养心而致。本案患者期前收缩(早搏),气营不足,曾患多种疾患,体元耗损,心体失养,肾元不足,心肾同病,故投入调补之剂,温肾通脉养心为法,以还少丹为基础方,调补体元,并入葛根、毛冬青,二药均有强心、抗心律失常作用,葛根提取物有扩冠状动脉的作用,可改善心肌血供,毛冬青强心而化瘀;磁石、五味子、三七、红景天以养心定悸,以桂枝、附子温通心肾之阳,庶使心血充盈,心神得养。方中亦合桂附地黄、二仙及其他补肾之品。治老年者心脏疾患,重视调补肾元,令心肾相交,水火得济,从而有利提高疗效,这也是丁主任临诊心得,本案可见一斑。

七、多汗案

邹某,女,59 岁。就诊日期:2016 年 11 月 18 日。

【病史】易汗,昼夜而作,偏于寐时多汗,自感神疲乏累,腰酸时有头晕。3 年前曾作卵巢囊肿手术。血糖、血脂均正常,无高血压病史。舌质偏红脉细。年将花甲,气阴两亏,肾阴不足,虚火偏盛,迫液外泄。拟益气养阴滋肾兼清虚火为法,以膏方于冬令调治。

【处方】西洋参 120 克,党参 150 克,太子参 180 克,白术 90 克,淮山药 150 克,白芍 180 克,生地 150 克,熟地 150 克,生首乌 150 克,天冬 150 克,麦冬 150 克,知母 150 克,玄参 120 克,山萸肉 150 克,枸杞子 150 克,女贞子 150 克,玉竹 150 克,龟板 200 克,百合 150 克,黄柏 120 克,淫羊藿 90 克,补骨脂 90 克,杜仲 150 克,黄精 150 克,茯苓 150 克,五味子 90 克,生龙牡各 250 克,川断 150 克,青皮 60 克,佛手 10 克,甘草 60 克。

上药煎 3 次,取浓汁浓缩,加入阿胶 250 克、鳖甲胶 150 克、黄明胶 100 克、冰糖 300 克,收膏,每晚各一匙,以温开水送服。

按:本案患者体虚,气阴二亏,内生虚火,阴液不能内守而外泄,故多汗。昼轻夜重,根本在于肾阴不足、水不制火。取清补之法,以生脉散、大补阴丸、知柏地黄汤为基础,酌加玄参、百合、女贞子、黄精、玉竹、鳖甲胶以滋阴分,达"壮水之主,以制阳光"之治,生龙牡、五味子以酸涩收敛止汗。佐淫羊藿、补骨脂、杜仲益肾亦防凉润太过,寓阴中求阳之意。青皮、佛手,调气醒脾助滋阴之味不滞,药性灵动不碍脾,冀收清益之功。

八、耳鸣案

陆某,女,54 岁。就诊日期:2017 年 11 月 18 日。

【病史】耳鸣如蝉5年，每日午后而作，劳累加重，偶有眩晕，时感脑有鸣响声，夜不安寐。近期体检，血脂升高，脸面色暗不华。舌质红，苔薄，脉细弦。七七之后，天癸已绝，肝肾阴虚，内火滋扰清窍，肾府失养，瘀阻宗脉，从肾虚论治，兼化瘀通窍为法。

【处方】西洋参100克，太子参150克，党参150克，炙黄芪90克，白术120克，山茱萸180克，生熟地各150克，淮山药150克，枸杞子150克，桑葚150克，葛根180克，磁石300克，菖蒲30克，远志90克，茯神180克，蔓荆子120克，当归150克，川芎90克，生何首乌150克，丹参180克，红花60克，桃仁60克，海藻150克，决明子200克，山楂250克，川怀牛膝各120克，川断150克，狗脊120克，陈皮60克，佛手90克。

上药煎3次，取浓汁，加入阿胶300克、鳖甲胶200克、冰糖300克，收膏，早晚各一匙，以温开水送服。

按：耳鸣既久，非实证暴热，以虚为主。盖耳为肾之外窍，赖肾元充养而能闻。今天癸已绝，肝肾日渐不足，加以劳累操持，体元亏虚，清气不能升达耳窍。然病久则挟痰瘀而致虚实相兼。量证度情，当以标本同求，以养肾元，兼清痰瘀而利窍络。膏方融六味、耳聋左慈丸之要药以补肾开窍，以桃仁、红花、川芎合当归、丹参活血化瘀，菖蒲、远志、蔓荆子化痰开利清窍，葛根、磁石一升一降达升清气降浊气之用。川断、狗脊、川怀牛膝配六味以强腰膝，决明子、山楂、陈皮、佛手化痰理气降脂。方药紧扣病机清补相宜，以除耳鸣。

九、心悸案

成某，男，70岁，就诊日期：2016年12月2日。

【病史】心悸怔忡，时止时作，精神疲乏，头晕时作，夜寐梦扰。有"心缓"病史5年，心率60次/分。外院心电图检查示房室传导阻滞，另有高血压病史。脸面不华，腰膝疲软，入冬怕冷明显。苔薄质淡，脉细缓。古稀之年，气营不足，心肾同病，心脉失养，鼓动无力。乃调养气营，温养心肾为法，拟膏方调治。

【处方】红参50克，生晒参90克，党参150克，丹参150克，黄芪150克，白术90克，当归150克，熟地150克，川芎90克，生首乌150克，淫羊藿120克，桂枝120克，附子60克，山萸肉150克，巴戟天120克，补骨脂120克，黄精150克，枸杞子150克，女贞子150克，玉竹120克，麦冬120克，三七90克，红景天

120 克,毛冬青 300 克,虎杖 250 克,柏子仁 120 克,茶树根 300 克,细辛 30 克,桃仁 90 克,红花 90 克,茯神 180 克,枳壳 60 克,佛手 60 克,淮小麦 300 克,甘草 6 克,大枣 120 克,胡桃肉 180 克,龙眼肉 100 克。

上药煎 2 次,取浓汁,另加阿胶 350 克、黄明胶 100 克烊化,加入冰糖 250 克收膏。每日清晨及临睡时取一匙,以温开水送服。

按: 本例心悸之证,乃年高心肾俱衰,阳气不足,气营不布,心脉鼓动无力,而见心悸、脸面不华、精神衰疲等症。心肾乃水火之藏,心藏神主血脉。阳气虚弱,不能温养心脉,亦与肾气不足失于温煦心火有关,故治法以温养心肾为主。方中人参养营汤合还少丹加减,益气养营补肾,并加红参、附子、桂枝、三七、红景天、茶树根、细辛、毛冬青、虎杖(自拟定搏汤之药)以强心通滞行瘀,温通心脉,开启心结,茶树根、细辛提高心率,毛冬青、虎杖强心散瘀而抗心律失常。淫羊藿、巴戟天、山萸肉、补骨脂、女贞子俱为温补肾气之品。以阿胶、黄明胶等胶类血肉有情之品填精补肾,庶使心肾相调,水火相济,提升体质,促进疗效,以利康复。

十、不寐案(一)

王某,女,59 岁,就诊日期:2016 年 11 月 26 日。

【病史】夜不安寐病史约 5 年。常常夜寐难以入眠,或寐时易醒,夜尿频多,神乏气短,时感心烦怕热。脸面憔悴不华。有支扩病史 10 年,近年未曾再发。大便日行,偶有口干。舌质偏红,脉细小弦。年将花甲,心肝失调,以致阳不入阴,阴虚内热,神明不能安合。拟育阴清热兼调心肝之法以膏方图功。

【处方】西洋参 100 克,太子参 150 克,党参 120 克,白术 90 克,淮山药 150 克,白芍 150 克,当归 90 克,生熟地各 150 克,川芎 90 克,生首乌 150 克,枸杞子 150 克,女贞子 150 克,天冬 150 克,麦冬 150 克,玉竹 150 克,黄精 150 克,百合 150 克,玄参 120 克,黄连 60 克,川楝子 120 克,丹皮 90 克,茯神 30 克,远志 120 克,柏子仁 120 克,合欢花 90 克,钩藤 300 克,紫贝齿 300 克,生龙骨 300 克,枣仁 180 克,灵芝草 120 克,淮小麦 300 克,五味子 90 克,菖蒲 30 克,广郁金 90 克,山萸肉 150 克,覆盆子 120 克,金樱子 180 克,肉桂 30 克,甘草 60 克,大枣 90 克。

上药煎 2 次,取浓汁,加入阿胶 300 克、鳖甲胶 100 克、黄明胶 100 克、蜂蜜 200 克、冰糖 200 克收膏。早晚各一匙,以温开水送服。

按：阳在外,阴之使也;阴在内,阳之守也。阴平阳秘,精神乃治。阳不入阴则不寐。乃阴不足以载阳,阴虚则阳无制,扰及神明,不能安合。本案伤于瘄寐日久致阴虚而生内火,水亏心阴不足,木失之涵养,神魂不安,致生不寐之证。是方以柏子养心汤、一贯煎涵养心肝二脏。党参、玄参、天麦冬、远志、茯神、当归、熟地乃天王补心丹之药,滋阴养气以增养心安神之力。百合地黄汤、甘麦大枣汤等养心缓急以调神,辅以贝齿、龙骨、菖蒲、郁金解郁镇静。黄连、肉桂交通心神。肉桂、山茱萸、金樱子、覆盆子益肾气固肾缩尿。肉桂亦防安神之品凉润太过,取阴中求阳之意。冀挨度阴阳,心肝相安,神明合舍而宁瘄寐。

十一、不寐案(二)

张某,女,68 岁。就诊日期:2016 年 12 月 4 日。

【病史】夜寐不安多年,半夜易醒,迟迟不能再眠。白昼神疲头晕,心悸健忘,腰膝疲软,气短乏力,大便不畅,舌质红脉细弦。证系阴虚火旺,心肾不交。立滋阴降火、交通心肾兼调气阴,以大剂膏方治调相兼,并嘱自摄情绪,勿食辛辣食物以配合膏方调理。

【处方】西洋参 90 克,太子参 150 克,党参 150 克,天冬 150 克,麦冬 120 克,玄参 120 克,川芎 90 克,生首乌 150 克,女贞子 150 克,柏子仁 120 克,山萸肉 150 克,白芍 150 克,熟地 150 克,龟板 200 克,生牡蛎 200 克,远志 120 克,茯神 180 克,菖蒲 30 克,磁石 300 克,五味子 90 克,黄连 60 克,肉桂 30 克,合欢花 90 克,淮小麦 300 克,甘草 60 克,大枣 90 克。

上药煎 3 次,取浓汁,加入不老草 20 根、阿胶 400 克、黄明胶 100 克、蜂蜜 200 克、冰糖 200 克收膏。早晚各一匙,以温开水送服。

按:不寐乃阳不入阴故。有饮食不节、情志不调、劳逸失调及体弱病后等导致阳盛阴衰之因。患者病不寐久矣,神疲头晕、心悸健忘乃心肾受累,气营俱亏之象。《景岳全书·不寐》云:"无邪而不寐者,必营气之不足也,营主血,血虚则无以养心,心虚则神不守舍。"长期失眠造成体元明显下降,临床多见。以久病损及真阴精血,阴阳不调,神不安其宅舍也,不寐久而不愈,致成虚衰之象,虚火滋生,扰及心神,瘄寐之困难解,疾病成胶痼之势。是证以长期伤及阴分,虚火内生,心肾不能交通,故以天王补心丹滋阴清心降火,黄连、肉桂为交泰丸以交通心肾,引火归元。入龟板、牡蛎、磁石以潜阳重镇入阴。淮小麦、甘草、大枣乃甘麦大枣汤甘缓安神。茯神、远志、菖蒲、合欢花合黄连达清心安神,舒郁之功。方中阿胶与黄连乃黄连阿胶汤主药,亦为治不寐之要方。诸方要药合用以收滋阴降火、清心安神之效,俾病情康复。

十二、眩晕案

刘某,女,71岁,退休工人。就诊日期:2016年11月21日。

【病史】糖尿病史20余年,平时服用西医降糖药,目前空腹血糖水平7 mmol/L。眩晕耳鸣二载,常感神乏易累,动辄气短,夜尿次多,脸面不华,手足不温,舌质淡嫩,脉濡细。年届古稀,"慢病"缠身,气营不足,又累为控制饮食而致化源匮乏,虚之益虚,久而损及阴阳,阳气失之敷布,五脏不足,心脑失养。乃拟益气养营温通之剂作冬令调治。

【处方】红参60克,白参90克,党参150克,黄芪150克,白术120克,茯苓150克,泽泻120克,当归150克,白芍90克,熟地180克,川芎90克,丹参180克,菖蒲30克,山茱萸150克,淮山药150克,菟丝子120克,天麻120克,补骨脂150克,巴戟天120克,杜仲150克,葛根150克,覆盆子150克,益智仁120克,枸杞子150克,黄精150克,玉竹90克,桂枝120克,附子60克,黄连60克,陈皮60克,佛手90克,枳壳60克,坎炁10条。

上药煎3次,取浓汁,另加阿胶250克(酒化)、黄明胶200克(酒化)、龙眼肉120克、胡桃肉120克、木糖醇200克收膏。每日清晨及临睡时服一匙,用开水冲服。

按:患者年已古稀,又罹"消渴"多年,损及气营,阳气虚衰,机体失之温煦,累及脏气,清灵失养,故现眩晕、耳鸣、脑窍不充之症。动而气短、小便频数、四末不温为肾阳亏虚,膊气不固,肾失摄纳之故。是方以养营汤合杨氏还少丹为基础方,略以加减。入天麻、菖蒲、葛根以升清而涵脑窍以治眩瞑、耳鸣。左右归饮方以填肾元,弥补下元之本不足。当归、川芎、丹参、桂枝相伍以养血温运机体。红参、附子益气温阳,入黄连以反佐温药太过之性,且黄连、葛根、淮山相伍以降其血糖(三药有降糖性已为医界证实,多有临床运用)。入坎炁、益智仁、覆盆子、菟丝子以纳肾助膀胱之约(淮山药、益智仁为缩泉丸主药)。陈皮、佛手、枳壳以调气助运勿使膏方呆滞。数方通变合用而达益气养营温通之效,冀其带病益寿。

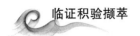

十三、消渴案

邱某,女,67 岁。就诊日期:2015 年 12 月 6 日。

【病史】糖尿病史近 20 年。长期服用西医降糖药物。目前空腹血糖水平 8.5 mmol/L 左右。神倦易累,劳事后尤感困乏,夜寐易醒,夜尿次多达四五次,后背时感寒冷,饮食目前自控,咽干舌燥,血压血脂均正常,脸面不华,常感骨楚、身痛。苔薄白而少津,脉濡细。消渴病久伤及气营,心肾失调,阴阳二亏。治拟滋阴温阳补肾兼养气营。

【处方】西洋参 120 克,生晒参 60 克,党参 150 克,黄芪 120 克,白术 90 克,茯苓 180 克,淮山药 150 克,生熟地各 150 克,当归 150 克,白芍 150 克,川芎 90 克,首乌 150 克,丹参 180 克,山萸肉 150 克,菟丝子 120 克,枸杞子 150 克,黄精 150 克,天冬 150 克,金钗石斛 120 克,五味子 90 克,金樱子 150 克,覆盆子 120 克,桑螵蛸 90 克,蚕茧 90 克,鸡血藤 300 克,巴戟天 120 克,扦扦活 300 克,桂枝 120 克,鹿角片 60 克,桃仁 60 克,红花 60 克,枳壳 60 克,佛手 60 克。

上药煎 2 次,取浓汁,加入胡桃肉 200 克、龙眼肉 100 克、阿胶 200 克、鳖甲胶 100 克、鹿角胶 100 克、黄明胶 100 克、木糖醇 250 克,收膏。早晚各一匙,以温开水送服。

按:本案糖尿病近 20 年,病程已长,病损由阴及阳,阴阳二亏,气营不足,心脉失养,消渴燥热已不著,肾之阴阳被耗为根本,为病深征象。当以培本补元,调补阴阳。入方中之药为金匮肾气丸、左归丸等方,以滋益补肾。亦以桂枝、鹿角片、巴戟天温阳暖肾,意取"少火生气"之义,鼓舞肾气蒸腾,使津液上润。参、芪、术、苓、淮山药合麦冬、石斛、黄精以调气津。金樱子、覆盆子、桑螵蛸、蚕茧缩泉以治多尿,蚕茧尚有降糖之效。组方有桃红四物汤之药合鸡血藤、扦扦活、巴戟天、桂枝、鹿角片有行血温肾通经之能以定身痛。桃红四物汤祛瘀、活血,以治消渴病久络脉滞涩,达调节阴阳、疏通气血之用。以阿胶、鳖甲胶、鹿角胶等血肉有情之品填精培元调补阴阳,使病久体损得以修补,病情得以改善。

十四、月经不调案(一)

陆某,女,39 岁。就诊日期:2016 年 12 月 5 日。

【病史】经水延期而届已有 2 年。经水量少,常兼便溏。自感腰膝酸软、脸面不华、喜热怕冷，寐时梦扰纷纭。无贫血史，育一胎。教师职业，常批阅至夜深。苔薄质淡脉濡细。劳倦过度，体元耗损不摄，以致心脾亏虚，肾阳不足，冲任失之温养，月事不能时下。拟大剂温养之剂，以调气养血兼温脾肾之膏方调养，并嘱工作生活自调，以利病证康复。

【处方】红参50克，生晒参90克，党参150克，黄芪150克，炒白术150克，茯苓180克，淮山药150克，当归150克，炒白芍150克，熟地150克，制首乌150克，川芎90克，山茱萸150克，枸杞子150克，淫羊藿120克，巴戟天120克，补骨脂150克，川断150克，炮姜90克，附子60克，肉豆蔻12克，远志120克，佛手90克，甘草60克，大枣120克。

上药煎3次，取浓汁，加入龙眼肉200克、阿胶400克、黄明胶100克、冰糖500克，收膏，每晚各一匙，以温开水送服。

按： 本案良由操持劳倦，心脾被损。心主血，脾统血，营血既亏，血海空虚，冲任失调，以致月汛滞后。虚损及阳，肾阳不温，脾成凉土，运化失常，脾阳不升，则生泄泻。腰膝酸软，寐时梦扰均为心肾二亏之象。故以四物、归脾、四神等汤剂为基础，加入红参、淫羊藿、巴戟天、炮姜、附子以温经兼调冲任。用炙黄芪补气升提中气，全当归补血，芪归合用，为东垣当归补血汤，加强四物养血之功。茯苓、远志、龙眼肉有养血益脾安神之效。肉豆蔻、炮姜、佛手为伍，兼温中健脾助运。全方益气养血、调治脾肾、温阳调经，使病证消除，以膏方缓图功效。

十五、月经不调案（二）

徐某，女，41岁，就诊日期：2016年10月30日。

【病史】经事届期而行但量少，近期脱发明显，脸面不华，四末不温，夜寐梦扰，劳而心悸，精神易乏，食欲一般。生育一胎，人流2次。舌质淡脉细。心脾亏虚，气血不充，冲任失调，拟滋养气血，兼调心脾而养八脉，予膏方调理。

【处方】生晒参90克，红参50克，党参150克，黄芪150克，白术120克，当归150克，白芍120克，熟地200克，制首乌150克，川芎120克，丹参150克，桂枝120克，淫羊藿120克，巴戟天120克，吴茱萸60克，枸杞子150克，女贞子150克，山茱萸150克，淮山药150克，丹皮90克，陈皮60克，天冬150克，茯神200克，枣仁180克，柴胡60克，香附60克，侧柏叶150克，甘草60克，大枣120克。

上药煎 3 次,取浓汁,加入龙眼肉 250 克、阿胶 400 克、黄明胶 100 克、冰糖 400 克收膏。早晚各一匙,以温开水送服。

按: 女子六七,未届天癸绝竭之期。今月水量少,兼见脱发神疲、心悸、梦扰等症,乃心脾亏虚之象。心主血,脾统血,心脾不足,则营血无以灌溉八脉,冲任失养,血海不足而致月讯水少。况生育后又遭小产 2 次,耗损气血,肾元被损,虚象明鉴。故立滋养为法。膏方合归脾汤、温经汤、二仙汤等方之要药,以调养心脾,益气补血,兼以温肾充盈天癸,调养冲任。又以柴胡、陈皮、香附调气助运,三药乃柴胡疏肝散中之药。夫女子以肝为先天,入三药疏理肝气以调达而防郁滞。首乌、侧柏叶用治脱发。重用阿胶以滋养阴血。诸药共奏补养调经之功。

十六、咳嗽案

金某,女,67 岁。就诊日期:2016 年 11 月 17 日。

【病史】 咳嗽反复而作数月,精神疲惫,咽痒少痰,夜尿达三次之多,大便日行,口干不润,动辄气短,情志不畅,苔薄质偏红,脉左弦细右脉浮细。久咳伤及肺之气阴,金失润降,肝木郁火上扰肺金,木旺侮金,金不生水,肾虚不纳,病在肺肝肾三脏失以承制,时入冬令乃以膏方调治。

【处方】 西洋参 90 克,太子参 150 克,党参 120 克,白术 120 克,淮山药 150 克,南沙参 120 克,紫菀 120 克,炙桑皮 120 克,前胡 120 克,桑叶 120 克,玄参 90 克,浙贝母 90 克,杏仁 90 克,天麦冬各 120 克,五味子 90 克,百合 120 克,枸杞子 150 克,女贞子 150 克,川楝子 120 克,夏枯草 120 克,黄精 150 克,山茱萸 150 克,生熟地各 150 克,金樱子 180 克,覆盆子 150 克,益智仁 90 克,淫羊藿 90 克,佛手 90 克,青皮 60 克,钩藤 250 克。

上药煎 3 次取浓汁,加入胡桃肉 200 克、北虫草 90 克、阿胶 250 克、鳖甲胶 150 克、黄明胶 100 克、冰糖 200 克、蜂蜜 150 克收膏。早晚各一匙,以温开水送服。

按: 久咳必肺伤,亦可因他脏累及而生咳,故内经云:"五脏六腑皆令人咳非独肺也。"今金气已损,损及气阴,肝木偏旺而侮金气,以致金失肃降,肺气失调,有酝为燥咳之势。故以百合固金、生脉散、西洋参、孩儿参以固肺清养,使肺行清肃之职。以枸杞子、女贞子、黄精、麦冬、川楝子、夏枯草、黄芩清养肝木,兼以苦泄,折其火旺,而行金木相克之权。则气不逆上,金司清肃,木行条达,金平则咳自平。肺病则金不能生水,肾虚则尿多气短,以萸肉、熟地、淮山药、枸杞子、淫羊藿、金樱子、覆盆子、益智仁、胡桃肉、北虫草益肾固肾约其夜尿,且能纳降肺气。调肺肾肝三脏功能相协,则咳有望根除也。

十七、咳喘案

王某,男,60岁,退休工人。就诊日期:2015年12月6日。

【病史】患者罹咳喘之证十数年,平时咳嗽间断,遇节气易感而诱发哮喘,发则张口抬肩,呼吸不畅如欲脱。刻诊:神清,未喘,但语声夹有颤声如痰锯状,脸色黎暗,动辄气怯,胸膺时有抑闷感,并有头昏目眩症状。纳憩不佳,二便尚调,苔薄质淡红,脉弦细。久患咳喘,肺失清肃,痰浊内居,脾运失职,痰湿内生贮于肺,气道不畅,冲气上逆,肾失摄纳之权,责之肺脾肾同病。时入冬令,以大剂膏方予肃肺、运脾、纳肾、扶正为治。

【处方】红参60克,白参120克,党参150克,黄芪180克,白术180克,防风60克,厚朴90克,半夏120克,白前120克,炙麻黄60克,炙苏子90克,陈皮60克,杏仁90克,细辛30克,枳壳60克,桔梗60克,桂枝90克,白芍90克,当归120克,熟地黄150克,淫羊藿90克,山茱萸150克,淮山药150克,女贞子150克,枸杞子150克,南沙参150克,白茯苓150克,附子90克,桃仁60克,丹参150克,五味子60克,黄精150克,紫石英300克,紫河车60克,胡颓叶300克。

上药煎2次取汁,另加阿胶200克、鹿角胶100克、黄明胶100克、胡桃肉200克、蛤蚧2对、冰糖250克收膏。每日清晨、睡前各服一匙,以开水送服。

按:慢性咳喘之证,殊属中医学痰饮病。每于新感引发伏饮而作,宿痰顽固不去。痰饮、咳喘医家论述颇多,治法各有其理。但概之不外乎肺、脾、肾三脏同病为主。以肺之储痰失之宣肃,脾之不运痰浊内生,肾失温化,命门火衰,脏气不运水湿成痰。为标实本虚之证。是方以四君、苏子降气汤为基础方,以益气健脾化痰宣肃肺气,以黄芪、白术、防风、桂枝、白芍调营卫固藩篱防感,以附子、淫羊藿、红参温养命门,冀火旺气化而消痰浊阴霾,紫石英镇冲合河车填精纳气利肺肃降,五味敛肺气虚散。桃仁、川芎、丹参以活血祛瘀,因久病成瘀加用之以消胸膈气道瘀积。方中枳壳,桔梗为孟河丁氏传统用药,谓天地升降畅以调胸肺之气升降而利痰浊消去。方中分上中下三焦用药,着眼肺、脾、肾功能协调运展,庶使

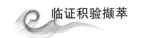

痰去、正复,改善病证,提升机体抗病能力。

十八、带下案

孙某,女,37岁。就诊日期:2017年11月28日。

【病史】腰膝疲软,带下绵绵,色白质稀,经量减少,平时畏冷,精神疲乏,大便略软,食欲欠佳,脸面苍白,夜梦纷纭,育一胎(2年前)。苔薄脉濡。高龄产后正气未复,脾肾不足,冲任失养,带脉不约。治拟益气健脾补肾兼调八脉,膏方补治并进。

【处方】生晒参120克,党参150克,黄芪150克,白术150克,茯苓150克,当归150克,熟地150克,川芎120克,制首乌150克,炒白芍120克,山萸肉150克,淮山药200克,莲子肉200克,菟丝子120克,杜仲100克,芡实180克,桑寄生150克,杜仲150克,狗脊150克,巴戟天120克,淫羊藿(仙灵脾)120克,川断150克,鸡冠花150克,白莲须300克,海螵蛸150克,川楝90克,青皮60克,佛手90克,枣仁180克,大枣120克。

上药煎3次,取浓汁,加入龙眼肉150克、阿胶400克、黄明胶100克、冰糖500克收膏。早晚各一匙,用温开水送服。

按:本案带下病,以色白质稀,伴腰酸便软畏冷等主症,是为脾肾亏虚阳气不足故。高龄产后未调,气血不充,冲任失养,带脉不固,乃从脾肾治,以四君补气,四物养血。重用芡实、山药,取傅山完带汤意。以二仙(仙茅换用巴戟天)及山萸肉、菟丝子、杜仲等温养肾气以固带脉。鸡冠花、白莲须、海螵蛸之药乃已故名老中医方宝华先生治带经验用药,此引用之以清中敛带。白术、芡实有健脾化湿之功。川楝子、青皮、佛手、白术理肝气而不乘土位。桑寄生、川断、狗脊强腰利浊而助固带。枣仁、龙眼肉以养心安神,取归脾意。是方偏温养,务使体元得以提升,脾肾得以调理,八脉得以充养,而病可自去矣。

十九、中风案

桑某,男,71岁。就诊日期:2015年12月18日。

【病史】患者原有高血压病史,2015年2月罹患中风(西医诊断为脑梗死),遗有右侧肢体活动不利。神清,对答切题,鼻唇沟不对称,步履不稳如跛状,右手握拳无力,夜寐易醒,夜尿频数,大便偏干。苔薄腻,舌质红,脉略弦带滑。血压

140 mmHg/90 mmHg。年逾古稀罹中,脉络痹阻,经隧不利,风痰未靖,肝肾不足,气营不调。拟补养气营,滋养肝肾,兼以行瘀化痰通络息风为法,以膏方调治,并嘱自我锻炼以图康复。

【处方】生晒参 90 克,黄芪 300 克,党参 150 克,白术 120 克,当归 180 克,熟地 150 克,赤芍 180 克,生首乌 150 克,山萸肉 150 克,肉苁蓉 120 克,菟丝子 120 克,杜仲 150 克,巴戟天 120 克,怀牛膝 150 克,川断 150 克,肉桂 30 克,金樱子 150 克,益智仁 120 克,枸杞子 150 克,女贞子 150 克,黄精 150 克,麦天冬各 150 克,金石斛 120 克,淮山药 150 克,桃仁 90 克,红花 60 克,桑枝 150 克,络石藤 250 克,千年健 250 克,桑寄生 150 克,全蝎 30 克,广地龙 150 克,半夏 120 克,竹茹 90 克,胆南星 120 克,枳实 90 克,麻子仁 120 克,决明子 200 克,陈皮 60 克。

上药煎 2 次,取浓汁,加入胡桃肉 200 克、阿胶 200 克、鳖甲胶 200 克、黄明胶 100 克、蜂蜜 200 克、冰糖 200 克收膏。早晚各一匙,以温开水送服。

按:本案系中风后遗症,患者岁值古稀,气血资养不足,肝肾日衰,复加血滞痰阻兼夹,阻滞脉络,筋膜失濡,胫纵不胜任地,木旺水亏,风痰未平。治以标本兼顾。以补阳还五汤、地黄饮子等汤药合人参补气行滞通瘀,滋阴涵木,益肾以壮筋骨。桑枝、络石藤、千年健、全蝎、地龙息风通络。半夏、竹茹、胆南星取导痰汤之药以清化风痰而防复中。金樱子、益智仁为缩泉丸之药,配肉桂助气化约束膀胱。麻仁、决明子、生首乌、肉苁蓉、怀牛膝、蜂蜜润肠中之燥而助降浊通便。多方择要药合用,达到滋养肝肾、调补气血,祛除痰瘀、内风之邪,强筋通络之功效,以利病愈康复。

二十、遗尿案

陈某,女,73 岁。就诊日期:2017 年 12 月 5 日。

【病史】多尿,入夜尤甚达六七次之多。尿有余沥,时有失禁,因而不敢外出。神疲乏力,大便日行正常。既往无泌尿系统疾病,无糖尿病。舌质淡红,脉细带滑。岁在古稀之年,肾气已惫,气化不利,膀胱失约,兹拟益气补肾固脬之法,予膏方作冬令调治。

【处方】白参 120 克,黄芪 180 克,党参 150 克,白术 150 克,茯苓 180 克,山萸肉 180 克,葫芦巴 150 克,桑螵蛸 120 克,益智仁 120 克,覆盆子 150 克,肉苁蓉 150 克,芡实 150 克,蚕茧 90 克,菖蒲 30 克,菟丝子 150 克,杜仲 150 克,巴戟天 120 克,肉桂 30 克,乌药 60 克,远志 120 克,小茴香 30 克,当归 150 克,熟地 150 克,生丹参 150 克,枸杞 150 克,楮实子 150 克,鹿角片 60 克,龟板 180 克,坎炁 20 条,陈皮 60 克,甘草 60 克,大枣 60 克。

上药煎 3 次,取浓汁,加入胡桃肉 250 克,阿胶 250 克,鳖甲胶 150 克,黄明胶 100 克,冰糖 400 克收膏。早晚各一匙,以温开水送服。

按:患者良由年逾古稀,肾元亏虚,命门不足,阳气失以蒸腾汽化,胕气不固,州都之官失其职能而病遗溺。治宜温养肾元,助司开合以约膀胱。故以右归丸合桑螵蛸散为主方调补肾阳,兼以滋肾固胕缩尿。方中不入附子,因阳虚症状尚不明显,故以葫芦巴代之,以温煦丹田固尿。鹿角片、肉苁蓉、覆盆子、脐带等增强补肾阳之功,当归、熟地、山萸肉、淮山药、枸杞、楮实子济阴养血,使阳中求阴,阴阳互生,上药皆为还少丹中之要药,肉桂、赤芍、茴香助膀胱温化,约束胕气。益智仁、乌药乃缩泉丸主药,与蚕茧同用增缩尿之力。膏方培补与治并举,力以改善症状,裨老弱弥坚,促进康复。

二十一、肾病案

邵某,女,59 岁。就诊日期:2016 年 11 月 20 日。

【病史】血尿病史十余年,反复发作,劳累后加重。尿红细胞阳性(++),某三级甲等医院专科诊断为隐匿性肾炎。近感精神疲惫,腰膝酸软,小便畅下无痛但有余沥。口干不欲饮,脸面不华,食欲正常,苔薄质淡红,脉濡细。血尿病久,伤及气血津液,损及肾元,病势缠绵。拟益肾调养气血,兼以理血为法,以膏方调治。

【处方】兴京白参 120 克,黄芪 150 克,党参 150 克,白术 150 克,白茯苓 150 克,淮山药 180 克,生地 150 克,熟地 150 克,当归 150 克,白芍 150 克,制首乌 150 克,山萸肉 150 克,杜仲 150 克,菟丝子 120 克,肉苁蓉 120 克,楮实子 150 克,枸杞子 150 克,女贞子 150 克,川断 150 克,怀牛膝 120 克,狗脊 120 克,金樱子 180 克,覆盆子 150 克,车前子 150 克,蛇莓 250 克,茜草 150 克,生蒲黄 90 克,棕榈炭 120 克,佛手 90 克,陈皮 60 克,甘草 60 克。

上药煎 3 次,取浓汁,加入阿胶 400 克,黄明胶 100 克,冰糖 300 克收膏。早晚各一匙,以温开水送服。

按：本案隐匿性肾炎，长期反复血尿为主证。病性顽固，病久不愈而脏气、气血已伤，症情虚像彰显。虚则补益，兼以清理止血。方中以人参合四君四物调气血，以六味地黄丸之山茱萸、熟地、淮山药、茯苓与杜仲、菟丝子、肉苁蓉、楮实子等补肾之品同用，以养肾元，调节肾功能；以川断、狗脊、怀牛膝益肾强腰膝；金樱子、覆盆子固膀胱之气治其余沥；车前子、蛇莓利水解毒泄浊乃补肾之中带清利之法；生蒲黄止血不留瘀弊。因血尿日久，故又入棕榈炭收涩止血。佛手、陈皮理气助运有利膏方吸收。本案因无明显兼邪，故纯以补益理血，提高患者免疫功能，促使康复。

二十二、泄泻案

杨某，男，46 岁。就诊日期：2015 年 12 月 8 日。

【病史】大便溏泻，日行数次，反复而作，病程 2 年余。近日泄泻不止，日行三次之多，便质稀溏，形寒畏冷，午后肠鸣，精神萎软，脸面不华，形体消瘦，腹中时隐隐作痛，苔质白淡脉濡软，是证乃脾虚运化失职中阳不振，肾火不旺，以益气健脾温肾兼助中阳之法，拟大剂膏方调治。

【处方】红参 60 克，生晒参 60 克，炙黄芪 150 克，炒党参 150 克，炒白术 150 克，炒淮山药 150 克，白茯苓 150 克，炒薏苡仁 250 克，炒扁豆 180 克，芡实 150 克，炮姜炭 90 克，肉豆蔻 150 克，补骨脂 150 克，吴茱萸 90 克，炒葛根 150 克，石榴皮 90 克，乌梅炭 120 克，当归 150 克，熟地 150 克，木香 60 克，佛手 60 克，砂仁 30 克，陈皮 60 克，六曲 60 克，莲子肉 200 克，秦皮 90 克，黄连 30 克，甘草 60 克，大枣 120 克。

上药煎 2 次取浓汁，另加阿胶 250 克、鹿角胶 100 克、黄明胶 100 克、龙眼肉 120 克、冰糖 250 克收膏。每日早晚各一匙，以温开水送服。

按：泄泻病证，前人有以湿邪，痼冷积滞、痰积等立论。《景岳全书》言"泄泻之本无不由于脾胃"，此论堪为中肯，太阴脾土，非阳不运，气虚脾运失职，不能腐熟，升举不能，清气在下，则生飧泄。本案当为脾虚中阳不足之证，脾失健运，水谷不化而为泄泻，以致生化不足，机体失养，消瘦神乏。治以参苓白术散为主方，合四神丸加减。盖脾阳不足者，必也由肾阳虚弱不能温煦脾土之故。温补脾肾之阳乃治泄泻之常法，故以二方合用，兼以葛根、石榴皮、乌梅炭升清固涩，并入木香、陈皮、砂仁、六曲助中土之消导，入当归、熟地补生化不足之气血，入葛根、

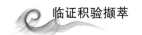

黄连乃取葛根芩连汤之药清肠中浊积,升中带清,且防温补之药过燥,温补兼以消导,以根治泄泻之症。

二十三、尿浊案

汗某,男,64 岁。就诊日期:2016 年 12 月 11 日。

【病史】小便混浊,色如泔浆,间歇而作。时感小腹坠胀,尿意不畅,面色不华,神疲乏力。有前列腺肥大病史,否认肾病史,舌淡脉虚细。年过花甲,脾肾气虚,固摄失权,精微脂液下泄,发为尿浊。拟益气健脾固肾为法,以膏方调治。

【处方】生晒参 120 克,炙黄芪 180 克,党参 150 克,白术 150 克,茯苓 150 克,萆薢 150 克,益智仁 120 克,乌药 60 克,煅龙骨 300 克,远志 120 克,菖蒲 30 克,山萸肉 150 克,菟丝子 150 克,芡实 150 克,莲子肉 150 克,白莲须 300 克,桑螵蛸 150 克,淮山药 150 克,肉桂 30 克,当归 150 克,熟地 150 克,枸杞子 150 克,怀牛膝 150 克,狗脊 150 克,瞿麦 150 克,车前子 150 克,薏苡仁根 300 克,枳壳 60 克,甘草 60 克,大枣 120 克。

上药煎 3 次,取浓汁,加入阿胶 300 克,龟板胶 100 克,鹿角胶 100 克,冰糖 300 克收膏。早晚各一匙,以温开水送服。

按:本案尿浊之症,责之脾、肾之脏不司固摄之权,精微下泄,乃脏气虚衰故。从证引方,援以萆薢分清丸、桑螵蛸散为主,分清降浊以治尿中白浊,以人参、黄芪、党参、白术合六味地黄丸等补肾药重在调补脾肾气虚而复固摄之权,勿使精微下泄。芡实、莲子肉、淮山药、茯苓与方中补气药同用加强益气健脾利湿固摄之力。乌药、肉桂、枳壳与补气之药同用利肾脏气化而行开合之职,以分清浊,且以消除小腹坠胀。腰膝疲软乃肾虚外府不养,故以狗脊、牛膝强之。瞿麦、车前子利水通淋,亦寓固中含通。众药合用而收健中温下分清降浊之功。

二十四、更年期综合征

朱某,女,50 岁。就诊日期:2016 年 11 月 18 日。

【病史】年届七七,经期已乱,隔数月一行,经量减少。时有潮热、汗出、夜不安寐,情绪易躁,或抑郁寡欢,记忆力下降。大便欠畅,二日而行。舌质略红,脉细。当令乃天癸欲绝,冲任已衰,肝肾不足,阴阳失衡,阳失潜藏,气逆于上,治以滋养肝肾,清心潜阳,并嘱情志自调,忌食辛辣,以膏方调治。

【处方】西洋参 60 克，太子参 180 克，党参 120 克，白术 90 克，淮山药 150 克，白芍 180 克，生地 150 克，熟地黄 150 克，生首乌 120 克，枸杞子 150 克，女贞子 150 克，百合 150 克，天冬 150 克，麦冬 150 克，玉竹 120 克，鳖甲 180 克，知母 120 克，黄柏 90 克，地骨皮 120 克，丹皮 90 克，川楝子 120 克，珍珠母 300 克，淫羊藿 90 克，巴戟天 30 克，山萸肉 150 克，川牛膝 120 克，茯神 300 克，钩藤 300 克，远志 90 克，郁金 90 克，绿梅花 90 克，淮小麦 250 克，柏子仁 120 克，麻仁 90 克，青皮 60 克，枳实 60 克，甘草 60 克。

上药煎 2 次，取浓汁，加入胡桃肉 200 克、阿胶 300 克、龟板胶 100 克、黄明胶 100 克、冰糖 300 克收膏。早晚各 1 匙，以温开水送服。

按：女子七七绝经，地道不通，月事不以时下，实乃天癸绝殊属天伦。但易生变情绪症状，不悦、潮热、轰热汗出等。责之肝肾阴虚，滋生内热，阳份失潜，心肝受累。设知柏地黄丸、二仙汤（巴戟天代仙茅，前者温而不燥）主治，辅以珍珠母、川楝子、川牛膝、地骨皮以清虚热而泻肝潜阳，绿梅花、百合、地黄、淮小麦清心调神以缓情绪，茯神、钩藤、柏子仁、远志、郁金定志解郁，以柏子仁、麻仁、枳实润肠降浊庶使大便畅解。方中亦含六味地黄丸、一贯煎之意以清肝滋肾，用淫羊藿、巴戟天清中带温（二药有调节雌激素作用），从而达阴阳平衡，虚火得清，肝肾得养，气血平和，以平稳度过更年期。

第四章　中医学理论在基层慢性病处理中的应用

第一节　卫气营血及三焦辨证概要

卫气营血辨证及三焦辨证是温病辨证理论体系的核心,揭示了病邪传播的规律。学习和汲取卫气营血三焦辨证的精髓用于治疗热邪所至诸病,对处理社区常见外感疾病有实际的指导意义。

一、卫气营血辨证

叶天士首创卫气营血辨证理论和方法。叶天士(1666—1745),名桂,字天士,号香岩,江苏省苏州市人,出生医学世家,幼承家学,是清代四大温病学家之首,建立了温病因证脉治的体系,著有《温热论》《临证指南医案》《未刻本叶天士医案》。他根据温病的临床症状、演变规律和发展特征,结合历代医家关于伤寒发热疾病的论述,形成了自己独特的卫气营血辨证学说。

卫气营血是由水谷化生,维持人体生命活动的精微物质。早在《黄帝内经》中对卫气营血已有论述,仅"营卫"一词全书共见 20 次。《灵枢·营卫生会篇》:"营卫者,精气也。""其清者为营,浊者为卫。"气浮于表者为卫,卫行脉外,分布于肌表,气充养全身,卫气起到捍卫躯体的功能。营之注脉化赤者为血,营行脉中,关注五脏六腑,血为营之奉心神而化赤,营血具有营养周身作用。卫气营血辨证将温病发展过程分为卫分证、气分证、营分证、血分证,反映了外感温病不同阶段的不同证型,以及邪正相争的形势,提出了外感热病由表入里、由浅入深的一般规律。

1. 卫分证

卫分证是外感热病的初期阶段,属表,病位最浅,因温热病邪侵犯人体肺卫所致症候。温热病邪最先侵犯口鼻、皮毛。肺主皮毛,其华在表,能输布卫气行于体表,在外与皮毛相合,与口鼻相通。临床症状多为发热、微恶风寒,或伴有口干、咳嗽、头痛、身疼、苔白、脉浮等。因外感邪气性质不同,或患者体质差异,卫分证又可见多种证型。

（1）风热犯卫症：发热,恶寒,头痛,微汗或无汗,咳嗽,咽红或痛,鼻塞流浊涕,口微渴,舌边尖红,苔薄白或微黄,脉浮数。

（2）暑湿犯卫症：发热,恶寒,无汗,头痛,身重,胃脘部痞满,心烦,口渴,舌红,苔白腻,脉濡数。

（3）湿热犯卫症：恶寒,身热不扬或午后热势加剧,头重如裹,肢体困重,胸脘痞闷,口黏不渴,舌苔白腻,脉濡数。

（4）燥热犯卫症：发热,微恶风寒,少汗,伴有皮肤及口鼻干燥,咽喉干疼,干咳少痰,舌红欠润,苔薄白而干,脉浮数。

（5）风寒犯卫症：恶风恶寒,发热,鼻塞清涕,无汗,周身疼痛,头痛,口不渴,咳嗽,苔薄白,脉浮紧。

对于卫分证治法,叶天士在《温热论·外感温热篇》写道:"在卫汗之可也"。此"汗"非发汗,吴鞠通曰:"温病忌汗,汗之不惟(同"唯")不解,反生他患"。王冰在注解《内经》时曰:"火郁发之,发谓汗之,令其疏散也"。故温病初感,邪气在肺卫,乃为郁热,治宜辛凉疏散,清热解表。辛能宣散,凉能清热,郁热得透,三焦通畅,水液输布正常,周身微微发汗而解。代表方剂：银翘散;组成：金银花、连翘、竹叶、芦根、桔梗、薄荷、生甘草、荆芥穗、淡豆豉、牛蒡子。方中金银花、连翘辛凉轻宣,清热解毒,透泄散邪为君药;薄荷、牛蒡子疏散风热,解毒利咽,荆芥穗、淡豆豉解表散邪为臣;桔梗、甘草以清热解毒而利咽喉为佐;竹叶、芦根清热除烦,生津止渴为使。银翘散在金银花、连翘等清解之品中,加入荆芥穗、豆豉、薄荷,其用意在于开郁,且辛凉之中配伍少量辛温之品,既有利于透邪又可防凉遏太过。根据兼夹症状不同,此方运用时灵活加减,贵在变通。叶氏治疗卫分证时曰:"在表初用辛凉轻剂,夹风则加入薄荷、牛蒡之属;夹湿加芦根、滑石之流"。风热犯卫者,加用清凉药物,如桑叶、菊花。暑湿犯卫者,加香薷、藿香、豆卷等。湿热犯卫者,多用辛开苦降之品,宣上通下,加杏仁、白豆蔻、薏苡仁、茯苓等。燥热犯卫者,加润燥之品,如沙参、麦冬、川贝。风寒犯卫者,加桂枝、干姜、苏叶辛温通阳、宣阳透邪。

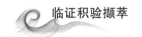

2．气分证

气分证是外感温热邪气由表入里、阳热亢盛的里热证阶段,病位较深,多由卫分证不治转化而来。邪热侵犯脏腑,里热壅盛,故壮热不恶寒,胃热津伤,故烦渴引饮;里热蒸腾、逼津外泄,则汗出;脉洪大有力为热盛于经所致。临床表现多为壮热,不恶寒,反恶热,汗出而热不解,舌红,苔黄,脉数。气分证又因涉及脏腑不同,可分为多种不同证型。

（1）热邪壅肺证:汗出口渴,咳喘,胸痛,咯吐黄稠痰。

（2）热扰胸膈证:心烦懊恼,坐卧不安。

（3）胃热亢盛证:汗出,烦闷,渴甚,舌苔黄燥。

（4）热结肠道证:高热,午后尤甚,腹满疼痛拒按,大便秘结,甚则烦躁、神昏谵语,苔黄厚,或焦燥起刺,脉沉实有力。

对于气分证治法,叶天士在《温热论·外感温热篇》写道:"到气才可清气"。治疗重点在于分清邪在气分深浅,讲究因势利导,"若其邪始终在气分流连者,可冀其战汗透邪,法宜益胃,令邪与汗并,热达腠开,邪从汗出"。初至气分仍以疏卫为主,邪从卫分宣解,佐以清气,后中至甚则实至仍应佐以宣散,不可一味清热。忌早投或过用寒凉之药,因寒凉之药其性凝滞,阻遏气机,三焦不畅,腠理不通,邪无出路,病邪难除。这与平素治病重视调畅气机的理念也相符合。代表方剂:白虎汤;组成:石膏、知母、粳米、甘草,具有清气分热、清热生津之功效。白虎汤出自《伤寒论》,为阳明经证的主方,方中石膏甘辛大寒,归肺胃二经,功善解肌清热,除烦止渴,以除阳明气分之热,为君药;知母苦寒质润,一助石膏清肺胃之热,一润燥滋阴;佐粳米、炙甘草益胃生津。清气之法甚多,如泻火、凉膈、通腑等,临床根据实际病证与以加减。热邪壅肺者,加连翘、芦根等清解。热扰胸膈者,加生栀子、黄芩、淡竹叶等凉膈除烦。胃热亢盛者,用大寒之剂清热,如知母、石膏、寒水石。热结肠道者,与通腑导滞,如大黄、芒硝、番泻叶。热盛伤阴则加入沙参、天花粉、麦冬甘寒生津。

3．营分证

营分证是温热病邪内陷营阴的深重阶段,病位在心与心包络。因温热病邪逐渐深入,气热伤津,营阴受损,阴虚动火,热扰心神。邪热传营,伏于阴分,入夜阳气内归营阴,与热相结,故身热夜甚;营分属阴,其气通于心,热扰心神,故心烦失眠、时有谵语;邪热更入营分,则烧灼营阴,使血中津液上潮于口,故本应口渴但不渴；若邪热出入营分，气分热邪未尽，灼伤血络，血溢脉外之征。临床表现多为发热，口不甚渴或不渴，心烦不寐，或神昏谵语，斑疹隐隐，舌质红绛，少苔或光苔，脉细数。营分证根据病位不同、症候差异可分为多种证型。

（1）营热阴伤证：身热夜甚，口干而不甚渴饮，心烦不寐，甚则神昏谵语，或见斑疹隐隐，舌质红绛，脉象细数。

（2）热闭心包证：身热灼手，时时昏谵，或昏愦不语，舌蹇肢厥，舌红绛，脉细数。热闭心包亦可由卫分直接传入而致。

对于营分证治法，叶天士曰："入营犹可透热转气"。热邪入营分，犹可开达转出气分而解。代表方剂：清营汤；组成：犀角（现多代以水牛角）、生地、玄参、竹叶心、麦冬、金银花、连翘、黄连、丹参。方中犀角、生地清营凉血，为君药；金银花、连翘、黄连、竹叶心清热解毒，并透热于外，使入营之邪透出气分而解；少配丹参活血消瘀以散壅热；麦冬、玄参养阴生津。心包者，心主之宫城也，热盛伤阴，津液蒸灼成痰，痰热最易内陷心包，传入足厥阴肝经而见动风。温病专家赵绍琴提出治疗热陷心包证忌提升，宜宣畅气机，轻者用菖蒲、郁金清心豁痰、开窍通闭，连翘轻清透泄、宣畅气机，重者方可用牛黄丸、紫雪丹、至宝丹以开其闭，使营热外透，此论具重要指导意义。如湿热较重，可加用芳香药物化湿辟秽，疏通气机，使营热外达，如藿香、佩兰或连朴饮等。

4．血分证

血分证为邪热深入血分而引起耗血动血的证候，是卫气营血病变的最后阶段，也是温热病发展演变过程中最为深重的阶段，累及脏腑，以心、肝、肾为主。热入血分，内扰心神，身热谵语，热伤血络，血溢脉外，发于肌表见斑疹，内伤脏腑见吐血、衄血、便血、尿血等，蓄血瘀热，喜忘如狂，漱水不欲咽，热毒耗伤血中津液，血凝壅滞成瘀故见舌绛。其临床特点是：身热，躁扰不安，或神昏谵狂，吐血，衄血，便血，尿血，斑疹密布，舌质深绛，脉细数。血分证由轻到重可分为多种证型。

（1）热盛引动肝风证：高热神昏，四肢抽搐，颈项强直，甚则角弓反张，两目上视，牙关紧闭，舌红绛，脉弦数。

（2）肝肾阴亏证：持续低热，暮热早凉，盗汗，心烦失眠，口干咽燥而饮水不多，手足心热及颧红，舌红少津，脉细数，为邪热久留血分，灼伤肝肾之阴所致。

（3）虚风内动证：见手足蠕动，或微有抽搐，时有惊跳，伴有低热，消瘦，面色浮红，精神委顿，舌干红少津，脉虚数。

对于血分证治法，叶天士认为："入血就恐耗血动血，直须凉血散血"，吴有性曰："凡疫邪……留于血分，解以发斑"。邪热进入血分，可耗伤营血，迫血妄行，故治以凉血散血之品，清血分热毒。治疗忌一味见血止血，使血涩而不行，应凉血解毒，凉以十之六七，并佐以活血散瘀，使血脉调和，血不妄行。代表方剂：犀角地黄汤；组成：犀角（现多代以水牛角）、生地、芍药、丹皮。方中犀角（水牛角）咸寒，凉血清心解毒，为君药；生地甘寒，凉血滋阴生津，一助犀角清热凉血、止血，一滋生阴血；芍药、丹皮清热凉血、活血散瘀，故为佐药。阴虚内热盛者，可加龟板、鳖甲、石斛等。若出现阴亏动风，则可用加用大定风珠、三甲复脉等以定虚风之动。

卫气营血四证反映了温病过程中病情浅深轻重不同的4个层次，卫气营血的证候传变有顺传和逆传两种形式。顺传即外感温热病起于卫分，渐次传入气分、营分、血分，由浅入深，由表及里，标志邪气步步深入，病情逐渐加重。正所谓："卫之后方言气，营之后方言血"。逆传即不依上述顺序传变，又可分为两种：一为不循经传，如在发病初期不一定出现卫分证候，而直接出现气分、营分或血分证候。二为传变迅速而病情重笃，如热势弥漫，不但气分、营分有热，而且血分受燔灼出现气营同病，或气血两燔（见表4-1）。

表4-1 卫气营血辨证分析表

辨证	病位	病机	临床表现	舌	脉	治法	代表方剂
卫分证	皮肤	温热病初期，邪气犯肺卫	发热，微恶风寒，可伴口干、咳嗽、咽喉痛、头痛	舌边尖红	脉浮数	辛凉解表	银翘散
气分证	脏腑	表邪入里，正盛邪实	发热，不恶寒反恶热，可见咳喘气粗、胸痛、咯黄痰，或见心烦懊恼、坐卧不安，或见状热口渴、大汗、脉洪大，或见日晡潮热、腹痛便秘、尿黄	舌质红，苔黄，甚则苔黄燥或焦黑	脉数	清气泻下	白虎汤

（续表）

辨证	病位	病　机	临床表现	舌	脉	治法	代表方剂
营分证	血液	邪热内陷，劫伤营阴	发热，口不甚渴或不渴，心烦不寐，或神昏谵语，斑疹隐隐	舌质红绛，少苔或光苔	脉细数	透热转气	清营汤
血分证	五脏	邪入血分，生风动血	发热，躁扰不宁，甚至昏狂，斑疹显露、色紫黑，血症（吐血、衄血、便血、尿血），严重者可见角弓反张、手足抽搐	舌质绛紫	脉细数	凉血散血	犀角地黄汤

二、三焦辨证

　　三焦辨证是外感温热病辨证纲领之一，从上焦、中焦、下焦三部来阐释温病的传变，由吴鞠通依据叶天士的温热病学说结合六经分证的概念将温病分为三焦传变而来。吴鞠通（1758—1836），名瑭，字鞠通，又字配珩，江苏省淮安市人，少习儒，十九岁时父不治病故，遂弃儒学医，继承叶天士温病理论并加以发展，以擅治温病闻名，亦通晓内、妇、儿疾病诊治，著有《温病条辩》《吴鞠通医案》《医医病书》三部医书。

　　三焦概念出自《内经》，大体将人体躯干所隶属的脏器，划分为上、中、下三个部分。从咽喉至胸膈属上焦，包括心、肺以及头面部。《灵枢·决气》云："上焦开发，宣五谷味，熏肤、充身、泽毛，若雾露之溉，是谓气。"《灵枢·营卫生会》将上焦的生理特点概括为"上焦如雾"，形容上焦宣发布散，使水谷精微等营养物质均匀分布、弥漫充斥、无所不至的状态，如雾露蒸腾。膈以下、脐以上的脘腹部分属中焦，包括脾与胃。《灵枢·决气》说："中焦受气，取汁变化而赤，是谓血。"《灵枢·营卫生会》将中焦的生理特点概括为"中焦如沤"，比喻中焦主腐熟水谷，化生精微，如同沤物浸渍。脐以下腹部及二阴属下焦，包括小肠、大肠、肾和膀胱等。《灵枢·营卫生会》曰："下焦者，别回肠，注于膀胱而渗入焉。故水谷者，常并居于胃中，成糟粕，而俱下于大肠而成下焦。渗而俱下。济泌别汁，循下焦而渗入膀胱焉"，并将下焦的生理特点形容为"下焦如渎"，体现下焦主排泄水液和糟粕，

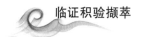

如同沟渠水道。

1. 上焦辨证

上焦心肺主输布气血津液,上焦辨证包含手太阴肺和手厥阴心包经的病变,多为温热病的初期阶段。症见微恶风寒,身热自汗,口渴或不渴而咳,午后热甚;脉浮数或两寸独大。温热病邪侵袭人体,从口鼻而入,自上而下,肺合皮毛而主表,故恶风寒;肺病气化失调,郁则身热,肺气不宣,则见咳嗽,午后属阴,浊阴旺于阴分,故午后身热;温热邪气在表,故脉浮数;邪在上焦,故两寸独大。上焦病证传变有两种,病邪由上焦传入中焦而出现中焦足阳明胃经的证候,此为顺传。另一种为逆传,即病邪从肺经传入手厥阴心包经,出现舌塞肢厥、神昏谵语等逆传心包的证候。治疗上焦病,用药量宜轻,药性须质地轻清上浮,以使药达病所而起到治疗作用。故吴鞠通《温病条辨》指出:"治上焦如羽,非轻不举。"

2. 中焦辨证

中焦脾胃具运化水谷精微和化生气血的功能,中焦辨证包含手、足阳明和足太阴脾经的病变。脾胃主升降,为气机升降之枢纽,脾喜燥而恶湿,胃喜润而恶燥。脾胃气机升降失常,症多见脘腹胀满、呕吐、腹泻等症。故治疗中焦病证在于调理脾胃的气机升降,使脾升胃降,水谷得化,气血得生。吴鞠通《温病条辨》说:"治中焦如衡,非平不安。"中焦辨证又可分为邪入阳明、邪入太阴,其中足阳明胃的病变,多为极期阶段易生变证。

(1)胃燥伤阴证:病入中焦,邪从燥化。阳热上炎,则身热面赤。燥热内盛,热迫津伤,胃失所润,则见身热腹满便秘、口干咽燥、唇裂、苔黄或焦燥。气机不畅,津液难于输布,故脉沉涩。

(2)脾经湿热证:湿温之邪,郁阻太阴脾经。太阴湿热,热在湿中,郁蒸于上,则面色淡黄,头重身痛。湿热缠绵不易分解,故汗出热不解,湿热困郁,阻滞中焦,脾运不健,气失通畅,故小便不利、大便不爽或溏泄。湿性黏滞,湿热之邪留恋气分不解,郁蒸肌表,则见身热不扬,白痦透露,苔黄滑腻,脉细而濡数,均为湿热郁蒸之象。

3. 下焦辨证

下焦小肠、大肠、肾、膀胱等有向下疏通、向外排泄的特点,此外解剖位置为中焦所属的肝胆从三焦辨证而论属于下焦。明清温病学说将外感热病后期出现的一系列动风病证归入下焦的范围,因此肝也归入下焦。这主要是指肝的病变在外感热病发展过程中,常与肾的病变出现于热病的晚期,并不指肝的解剖部位在下焦。下焦辨证主要包括足少阴肾和足厥阴肝经的病变,多为肝肾阴虚之候,属温病的末期阶段。邪初犯下焦,临床症状可见大便不通、小便失利。温邪久留不退,劫灼下焦阴精,肝肾受损,继而出现肝肾阴虚征候,临床症见身热面赤,手足心热甚于手足背,口干,舌燥,神倦耳聋,脉象虚大;或手足蠕心中詹詹大动,神倦脉虚,舌绛少苔,甚或时时欲脱。治疗下焦的病证一般用药须质地沉重下行,才能达下焦病所而起到治疗作用。故吴鞠通《温病条辨》说:"治下焦如权,非重不沉。"

　　三焦的传变过程,一般而言自上而下,但并不是固定不变的。有的病犯上焦,经治而愈,并无传变;有的又可自上焦径传下焦,或由中焦再传肝肾的,这与六经病的循经传、越经传相似。也有初起即见中焦太阴病证症状的,也有发病即见厥阴症状的。这与六经病证中的直中相类似。此外,还有两焦症状互见和病邪弥漫三焦的,这与六经的合病、并病相似(见表4-2)。

表4-2　三焦辨证分析表

辨证	病位	病机	临床表现	舌	脉	处方
上焦证	手太阴肺,手厥阴心包	温热病初期,邪气犯肺卫	微恶风寒,身热自汗,口渴或不渴而咳,午后热甚	舌边尖红	脉浮数或两寸独大	银翘散、桑菊饮等
中焦证	足太阴脾,足阳明胃	表邪入里,正盛邪实	发热,不恶寒反恶热,可见咳喘气粗、胸痛、咯黄痰,或见心烦懊恼、坐卧不安,或见状热口渴、大汗、脉洪大,或见日晡潮热、腹痛便秘、尿黄	舌质红,苔黄,甚则苔黄燥或焦黑	脉数	白虎汤、大承气汤等
下焦证	足少阴肾,足厥阴肝	邪热内陷,劫伤营阴	身热面赤,手足心热甚于手足背,口干,舌燥,神倦耳聋;或手足蠕心中詹詹大动,神倦脉虚,甚或时时欲脱	舌质红绛,少苔或光苔	脉细数或虚大	加减复脉汤、桃核承气汤等

　　卫气营血辨证根据病位将温病发展过程分为由表至里,而三焦辨证则将温热邪气侵犯人体的范围从上至下划分,两者辨证纵横交错,构成立体网状病机联

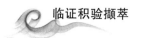

系,使得医者对疾病能有整体的诊察,掌握病势轻重,识别病情传变,判断病情预后。两者的治法关键点相同,都注重宣畅气机,通利三焦,使邪有出路。

第二节　伤寒论六经辨证理论

一、太阳病辨证及临床应用

太阳病证是指邪在太阳经、腑的病证,包括经证和腑证两类。

太阳经证:又称太阳表证,病变的重点在经脉和体表。又可分为三类:其一,太阳中风证。以发热、汗出、恶风、头项强痛、脉浮缓等为主要临床表现。以风邪袭表、卫强营弱、营卫失和为基本病机。治以桂枝汤解肌祛风,调和营卫。《伤寒论》进而又论述了桂枝汤的其他适应证、使用禁忌证,以及桂枝汤的加减应用举例。其中加减应用,或者属于太阳中风证的兼证,或者属于杂病。其二,太阳伤寒证。以恶寒发热、无汗而喘、全身疼痛、脉浮紧等为主要临床表现。以寒邪袭表、卫闭营郁为基本病机。治以麻黄汤发汗散寒,宣肺平喘。《伤寒论》进而又论述了麻黄汤的使用禁忌证、麻黄汤的加减应用举例,其中有的加减应用又属于太阳伤寒证的兼证。其三,表郁轻证。以发热恶寒、阵发发作如疟状、身痒、面赤为主要临床表现。以表证日久,表有小邪闭郁不解,而且营卫之气已经不足为基本病机。治以桂枝麻黄各半汤、桂枝二麻黄一汤小发其汗。而表有小邪不解,里有轻度郁热而兼见烦躁者,则用桂枝二越婢一汤小发其汗,兼清郁热。

太阳腑证:属太阳病的里证,病变的重点在太阳之腑,分为两类。其一是病在气分。太阳膀胱气化不利而水邪内蓄,一般称为太阳蓄水证。以小便不利,渴欲饮水,少腹苦里急并且伴有表证为主要临床表现。治以五苓散外疏内利,表里两解。其二是病在血分。表邪循经入里化热,热和血结于下焦而血热内蓄,一般称为太阳蓄血证。以如狂或发狂、少腹急结或硬满为主要临床表现。治以桃核承气汤泄热化瘀或抵当汤(丸)破血逐瘀。

(一) 太阳病提纲

太阳之为病,脉浮,头项强痛而恶寒。太阳病,发热,汗出,恶风,脉缓者,名为中风。太阳病,或已发热,或未发热,必恶寒,体痛,呕逆,脉阴阳俱紧者,名曰伤寒。

1. 太阳病的基本症候特征

太阳病的基本症候特征是脉象浮、头痛、项部拘急不舒、畏寒。症见发热、汗出、畏风、头痛、项部拘急不舒、脉象浮缓的就叫作中风。已经发热或者还未发热、畏冷、头痛、项部拘急不舒、身体疼痛、呕逆、无汗、寸关尺三部脉象均浮紧的就叫作伤寒。

2. 太阳中风的病因

太阳中风的病因是风邪袭表。太阳中风是风阳邪气侵袭肌表的病证，风阳伤卫阳，两阳相争，卫阳因抗邪而浮盛于外，并进而出现病理性亢奋，故见发热。汗出，一方面是因为卫阳被风邪所伤，卫外失固；另一方面，是因为风性疏泄，使营阴外越，故见自汗出。汗出必然伤营，而致营阴不足。因此风邪袭表、卫强营弱、营卫失和，就是太阳中风证的基本病机。

恶风，一方面是因为卫阳被伤，温煦失司；另一方面是因为汗出肌腠疏松，不胜风袭，故见恶风。恶风和恶寒，自觉症状都是怕冷，当风则恶，无风则缓，可称恶风；虽身居密室，加衣覆被而怕冷不减，则称恶寒。

脉缓，在太阳病提纲中的脉缓是指脉浮缓，浮主邪在表，缓主营阴伤。

在太阳中风证的脉证中，当以汗出、脉浮缓为主要特征，因为它既能提示太阳中风证营卫不和、卫强营弱的病机，又能区别于无汗、脉紧浮的太阳伤寒证。由于太阳中风证以汗出、脉缓为特征，故后世又称其为中风表虚证。但必须注意，虽名"表虚"，却非虚证，因为这是与无汗而脉浮紧的伤寒表实证相对而言的。

3. 太阳伤寒的病因

太阳伤寒的病因是寒邪袭表。因为太阳伤寒是寒邪伤人肌表的证候，强调恶寒必定先见而且比较严重。寒为阴邪，最易伤人阳气，寒邪袭表，卫阳被伤，温煦失司，故而必恶寒。

或已发热，或未发热，有的人已经发热，是风寒袭表，卫阳能及时达表抗邪，故发热较早出现；有的人还没有见到发热，是感受风寒较重，卫阳郁遏，或体质素弱，卫阳不能及时达表抗邪，故发热较迟出现。但是不论迟早，总会有发热。也就是说，太阳伤寒证的发热可以有迟有早，但终究会出现。如无发热，就不可以称之为太阳伤寒，而属少阴伤寒。

体痛，即周身疼痛，这是伤寒的主要症状之一。寒性凝涩，寒主收引，寒主痛,寒伤肌表,不仅外闭卫阳,而且内郁营阴,使营卫气血凝滞,筋脉拘挛,故见周身疼痛。

呕逆,为寒邪束表,正气抗邪于表而不能顾护于里,里气升降失常所致。里气升降失常是表证常见的兼证,可以见呕逆,也可见食欲缺乏,或下利,或不大便等。

脉阴阳俱紧,即寸关尺三部脉俱现浮紧之象。浮主邪在表,紧主寒邪盛,这是由于寒主收引,使筋脉拘挛所致。

以上诸证反映了太阳伤寒证寒邪袭表,卫闭营郁的病机。既属卫闭营郁,必然无汗,这也是太阳伤寒证的主要特征之一。因其以无汗、脉紧为特征,故后世医家又把太阳伤寒称为风寒表实证。

太阳中风与太阳伤寒,是两种不同类型的太阳表证。太阳中风为风邪袭表、卫强营弱、营卫失和,以发热、汗出、恶风、脉浮缓为主症,属太阳病表虚证;太阳伤寒,为寒邪闭表、卫闭营郁,以恶寒、发热、无汗、身痛、脉浮紧为主症,属太阳病表实证。其中鉴别的关键在于有汗和无汗。

(二)太阳病篇方剂总结

太阳病方剂总共 57 首。

桂枝汤、桂枝加葛根汤、桂枝加厚朴杏子汤、桂枝加附子汤、桂枝去芍药汤、桂枝去芍药加附子汤、新加汤、麻黄汤、葛根汤、大青龙汤、小青龙汤、桂枝麻黄各半汤、桂枝二麻黄一汤、桂枝二越婢一汤、五苓散、桃核承气汤、抵当汤、抵当丸、栀子豉汤、栀子甘草豉汤、栀子生姜豉汤、栀子厚朴汤、栀子干姜汤、麻杏石甘汤、葛根黄连黄芩甘草汤、桂枝人参汤、黄芩汤、黄芩加半夏生姜汤、桂枝甘草汤、桂枝甘草龙骨牡蛎汤、桂枝加桂汤、苓桂术甘汤、茯苓甘草汤、茯苓杏仁甘草汤、桂枝去桂加茯苓白术汤、真武汤、干姜附子汤、四逆汤、茯苓四逆汤、厚朴生姜半夏甘草人参汤、小建中汤、甘草干姜汤、芍药甘草汤、芍药甘草附子汤、炙甘草汤、大陷胸汤、大陷胸丸、小陷胸汤、白散、大黄黄连泻心汤、附子泻心汤、半夏泻心汤、生姜泻心汤、甘草泻心汤、旋覆代赭汤、十枣散、瓜蒂散。

(三)太阳病方临床应用举隅

1. 桂枝汤及其类方临床应用

以桂枝汤为基础,随证化裁的桂枝汤类方有 30 余首。临床较为常用的有桂枝汤、桂枝加桂汤、小建中汤、当归四逆散、桂枝甘草汤、苓桂术甘汤、炙甘草汤、芍药甘草汤等。现结合现代研究和个人临证体会,介绍临床应用经验。

桂枝汤仅 5 味药组成,随证化裁的类方,古今医家用于临床,使许多慢性疾患、疑难危急重证获得卓著疗效,引起现代药学家极大兴趣。从单味药到复方的药化、药理学均做了大量深入的分析研究。综合归纳桂枝汤类方的作用有 6 个方面:① 解热、抗炎、抗病毒及抑菌;② 改善消化系统功能;③ 解痉、镇痛、镇静;④ 改善心血管功能,增强血液循环及扩张血管;⑤ 抗过敏作用;⑥ 双向调节作用。据报道桂枝汤类方的双向调节作用是基于营卫不和这一特定病机前提及桂枝汤中桂枝与白芍、桂枝与甘草、芍药与甘草这三对药物配伍的科学性。通过调和营卫、畅通血脉、调理脾胃、复建中气的途径,实现 5 个方面的双向调节作用:① 能使营卫不和所致体温偏低或偏高的病理状态趋向正常;② 既能发汗又能止汗;③ 对心阳虚所致异常心率的调节;④ 对心脾阳虚所致血压异常的调节;⑤ 对大肠功能失调所致久利与便秘的调节。双向调节的实质,很可能是通过调营卫、建中气的途径调动机体内因(正气)对抗疾病,从而达到内环境的恒定性。疾病发生与转归不仅取决于致病因子的质和量、更取决于机体功能。因此,治疗把立足点放在机体反应性(扶正)上比单纯着眼致病因素,更有利于调动机体战胜疾病的能动作用。

1) 桂枝汤

(1) 感冒:如证属卫气不固、风寒外束、营阴失守,症见发热恶寒、汗出、流鼻涕、舌淡苔白、脉弦缓,均可选桂枝汤,并随证加减,每获良效。桂枝汤原属太阳中风之主方,临证不必拘于何种病名,着眼于"头痛、发热、汗出、恶风"便可应用,此即"有是证便用是方"原则。

(2) 汗证:仲景有"汗出,恶风者""病常自汗者""时发热汗出者"及"腰以上必汗出,下无汗"之描绘,并定桂枝汤、桂枝加附子汤、桂枝加黄芪汤治疗。汗证的辨治,不必拘于外感、内伤、汗出部位(有全身性,或仅头面手足,或节段性汗出)、自汗或盗汗及伴随证多少,只要符合营卫不和基本病机,以汗出、舌淡苔白、脉弱为基本脉证,均可考虑本方治疗。

(3) 皮肤科疾病:冻疮是好发于冬春季节、反复发作、难愈的皮肤常见病,应用桂枝汤内服结合外洗,常获奇效。寒重、局部痒痛甚者,加麻黄、细辛。气虚神疲乏力者,加生黄芪。阳虚畏寒者,加附子、细辛,并重用桂枝。局部紫黯者,加丹参、红花。寒冷性多形红斑是以多形红斑状皮损为其特点,遇冷而发,按中医辨证为寒邪侵袭肌表,营卫不和,血脉阻滞所致,应用桂枝汤加减亦取得良效。现代研究指出本方既可调整人体免疫功能,又可改善血管功能、解除痉挛,并能降低血液黏稠度、加快血流、增强心脏功能以消除微循环障碍,从而达到流通血脉的目的。

(4)变态反应性鼻炎:鼻为肺窍,肺气通于鼻,肺主皮毛,风寒邪气不论从口鼻还是皮毛而入,皆可发病。临证常以桂枝汤加葶苈子、蝉蜕等。本病按中医辨证首分虚实。虚者,因脉虚卫气失调,卫外不固,贼风乘而入所致。桂枝汤是个基本方,随证加减,每每得心应手。

2)小建中汤

本方即桂枝汤倍用芍药加饴糖。《伤寒论》用于治疗脾虚气血不足之心悸而烦,腹中急痛的证候。在《金匮要略》治疗病证有气血不足之虚劳病、虚劳发黄证、妇人虚寒腹痛。若虚劳病偏于表虚自汗或盗汗,加黄芪;产后虚劳腹痛不止,加当归。在临证中常用下列病证。

(1)胃溃疡:本病属中医学胃脘痛范围。如属脾胃虚寒,证见胃脘疼痛、嗳气吐酸、脘胀痞满、舌淡胖、苔白、脉弱。均可选用本方,并随证加减治疗。

(2)低血压、慢性脑供血不足:本方能调节血压异常是基于心脾两虚的病机。通过建立中气,化生气血,平调阴阳而取效。临证不必拘于血压异常而着眼于心脾两虚,中气不足的病机及头晕眼花、四肢麻木、神疲寡言、心悸心烦、舌淡胖、脉沉迟或弦细,每每获效。

3)当归四逆汤

本方即桂枝汤去姜枣草,加当归、细辛、木通。原治"手足厥寒,脉细欲绝"。后世医家秉仲景立法之意,用本方治疗血虚寒凝之肢体痛、骨节疼痛、腹痛、寒厥诸证,临证时以下疾病亦可辨证加减。

(1)偏头痛:是血管性头痛中常见的一种。临证时,如若偏头痛患者在头痛缓解期与发作期均具有畏寒肢冷、面色苍白、脉沉等虚寒征象,以及平时手足有胀感、皮肤划痕症、下肢毛细血管扩张等末梢循环障碍,即可用温经散寒、养血通脉的当归四逆汤加川芎、鸡血藤等,改善全身,特别是肢体末梢和血管功能失调、血运障碍,从而防止或减轻偏头痛的发作。

(2)血栓闭塞性脉管炎:辨证属寒湿凝滞、脾胃阳虚型,运用本方合温经汤治疗。临证时根据症情轻重，可加用川椒、丹参、黄芪、附子、鹿角胶等，温经散寒，养血通脉。

2.葛根汤临床应用

葛根汤出自《伤寒论》由葛根、麻黄、桂枝、白芍、甘草、生姜和大枣等七味药组成，是治疗外感病的代表方之一，用于项背强、无汗、恶风、脉浮的太阳病。

1）临床应用

葛根汤的药理活性主要包括抗炎、镇痛、抗流感、抗血栓和抗过敏几个方面。

（1）感冒：辨证为外感风寒型感冒者，可以随机加减应用葛根汤，已达到解肌发表、调和营卫的作用。

（2）颈椎病：属于"痹证"范围。葛根汤能疏通太阳经脉之气，而重用葛根能增强其辛甘凉润之力，更增强其解肌、润筋、解痉之功，使颈项肩背强硬疼痛等症明显缓解。对消除神经根炎性水肿、缓解肌肉痉挛、增强肌肉张力、改善小关节功能确有明显作用。

（3）肩周炎：多见于中老年患者，肌体卫表固护功能减退，风寒湿侵袭筋脉，导致肩周软组织疼痛、活动不利。临证应用葛根汤随证加味，加用威灵仙、桑枝、川芎等，温散寒湿、温通经脉。患者服药后常有患处皮肤温度明显升高的表现，说明葛根汤可以改善肩周炎患者的局部血液循环。

（4）荨麻疹：属于风痧、风疹之范畴，是临床常见的一种全身瘙痒性疾病，由于长期瘙痒可发展成弥漫性神经性皮炎，或可造成全身感染性疾病，反复发作，治疗较棘手。荨麻疹的病因乃是患者禀赋不足、正气不固、风邪外袭肌表所致。故临证见风寒型荨麻疹，风团色白，遇冷风好发或加重，舌质淡，舌苔薄白，脉浮或紧者，可以葛根汤加减应用。

（5）坐骨神经痛：以腰腿后侧疼痛、麻木沉重为主症，此乃足太阳经循行部位，足太阳经经脉挛急而发本病。伴见舌质淡、苔薄白，脉弦紧者，以葛根汤加鸡血藤、牛膝等，守方加减应用，常常有效。

2）医案

（1）偏头痛：李某，女，58岁，2017年11月12日初诊。

【病史】患顽固性偏头痛2年，久治不愈。主诉：右侧头痛，常连及前额及眉棱骨。伴无汗恶寒、鼻流清涕、心烦、面赤、头目眩晕、睡眠不佳、头颈转动不利、颈项及后背经常有拘急感。舌淡苔白，脉浮略数。辨证为寒邪客于太阳经脉，经

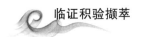

气不利之候。治当发汗祛邪,通太阳之气,以葛根汤加减。

【处方】麻黄 4 克,葛根 18 克,桂枝 12 克,白芍 12 克,炙甘草 6 克,生姜 12 克,大枣 12 枚。

服药后覆被取微汗,避风寒。3 帖药后,脊背有热感,继而身有小汗出,头痛、项急随之而减。原方再服,至 15 帖,头痛、项急诸症皆愈。

(2) 颈性眩晕:阎某,女,48 岁,2016 年 11 月 2 日初诊。

【病史】患眩晕 2 年多,症见头晕目眩,不能抬头,已经卧床近 10 天。呕恶厌食,恶风畏寒,头项强痛,背部酸楚,舌淡苔白,脉弦紧。发病当天已经在三级医院急诊做头部 CT 扫描,显示未见明显异常。此乃风寒之邪干于太阳,太阳经气不疏,清阳阻遏,不能上承清窍,故而引发眩晕。治拟疏通经气,升举清阳,方用葛根汤。

【处方】葛根 30 克,麻黄 6 克,桂枝 6 克,白芍 12 克,生姜 5 克,大枣 12 枚,甘草 6 克。

迭进 7 帖,病苦若失,随访至今,眩晕未再复发。

3. 泻心汤类方的临床应用

1) 临床应用

半夏泻心汤由半夏、干姜、黄连、黄芩、人参、甘草、大枣组成,用于寒热之邪结于中焦脾胃,升降失职。气机不畅,致心下痞满,按之柔软不痛。《伤寒论》记载由太阳病或柴胡证误下而成。但在临床中,有饮食不节、损伤脾胃而成者,有嗜酒酿痰而成者,有脾胃虚弱而成者,原因众多,不能被误治一说所限。凡上见呕吐、恶心、嗳气,下有大便失调者,皆脾胃升降失调,不能斡旋上下。现代药理研究,半夏泻心汤具有抗菌、抗细菌内毒素的作用,还能够促凝血或止血,对胃黏膜有保护作用。临床上常用于急慢性胃炎、反流性食管炎、口腔溃疡、呃逆等病证。

2) 医案

(1) 呃逆:王某,男,45 岁。

【病史】感冒解后,又服清热药 2 帖。第 2 天,呃逆连声不断,难以入睡,寐后呃声方止。寤则复然,有时竟因呃而醒,如此连续 9 天。其间服用丁香柿蒂汤、旋覆代赭汤皆不效。望其体胖肌腴,面色红润,舌淡红、苔微腻,咽红而不肿,然有痛感,吞咽尤甚。呃声长而洪亮。询知胃纳可,不恶心。大便日一行,小便清白。口不干苦,不欲冷。诊其脉,沉弦滑。触其腹,心下满,无压痛。

【脉证分析】呃逆一症,虽有虚实寒热之分,然皆因胃气上逆所致。脾胃虚寒者,乃以《病因脉治》之丁香柿蒂汤取效;脾虚肝旺、胃有振水音者,则用旋覆代赭汤以治。今咽红、咽痛,为上热之候;服寒凉所诱,口不苦、不欲冷及小便清白为下寒之象。上热下寒者,必中焦痞结也,故以调寒热、通痞结为治。拟半夏泻心汤加减。

【处方】半夏15克,黄连4.5克,吴茱萸6克,党参10克,炙甘草10克,白芍30克,沉香3克(冲),生姜10克,红枣10枚。2帖。

1帖尽,当晚呃逆减轻,翌晨醒后,呃逆不再。

(2)反流性食管炎:张某,男,58岁,2011年11月初诊。

【病史】患反流性食管炎、浅表性胃炎20多年,平素胃区不适,心情抑郁不舒。现症见脘痞胀肠不适,但不痛,时有嘈杂,至午后嘈杂更甚,胃嘈杂时每服多潘立酮稍有缓解。纳食一般,舌淡胖边有齿痕,苔白厚腻滑润,脉象沉细缓。证属脾胃虚弱,寒湿互结之痞。

【方宜】半夏泻心汤,合平胃散左金丸加减。

【处方】半夏12克,黄连3克,黄芩10克,党参10克,干姜3克,吴茱萸3克,生白芍12克,厚朴12克,苍术9克,陈皮6克,砂仁6克,白及9克,枳实12克,海螵蛸15克、藿香9克。7帖,并停服西药。

7帖后,嘈杂减少,齿痕渐消,苔由厚转薄白,前后调理2月余,诸证消除随访病情痊愈。

二、阳明病辨证及临床应用

阳明病的成因,其一是直接感邪,其二由它经传入。

阳明经脉是运行于体表的,体表可以直接感受外邪,所以阳明病成因的第一点是阳明经脉直接感邪。这种情况在《伤寒论》中把它叫作"正阳阳明"。阳明经脉直接被风寒邪气所伤,阳明经的阳气被郁,但是阳明是主里的,也就是说阳明的阳气,其作用部位在人体内部,所以阳明经脉受邪以后病程持续时间很短。太阳的阳气是作用于体表的,所以太阳经表受邪,正气抗邪于表,病程持续时间很长,而阳明经脉受邪,阳明的阳气不能作用于体表,所以阳明经脉受邪以后,邪气可以迅速循经入里化热、成实,而形成阳明的热证和腑实证。所以阳明经证,在

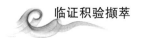
临床上持续时间很短。

哪经的邪气容易传入阳明呢？首先是太阳，太阳之邪不解，邪传阳明，或者是太阳误治，邪传阳明，太阳病应当发汗，结果误用了下法、吐法，或者火疗，导致津液耗伤，邪气就势入里化热、成燥而传阳明。这种情况在《伤寒论》中把它叫作"太阳阳明"，邪由太阳传入阳明，叫"太阳阳明"。

还有一种情况，少阳病误治，导致了邪传阳明，少阳病误治以后伤了津液，然后少阳邪气传入阳明化热、成燥，这种情况在《伤寒论》中把它叫作"少阳阳明"。

除此之外，阳明和太阴相表里，当太阴病阳气恢复就可以出现阴病出阳，脏邪还腑。这个时候出现的阳明病是病证由里出表、由阴转阳的一种好转现象。太阴病阳气恢复以后，阴病出阳、脏邪还腑而出现了阳明病的表现，这是病证由里出表、由阴转阳，病情向好的方面转化的一种表现。而本经受邪，邪气循经入里化热、成燥，太阳之邪不解，少阳之邪不解，或者太阳、少阳误治以后传入阳明，这是邪气由表入里、由浅入深的过程。

阳明病的病变部位，首先从经络角度来讲，它涉及足阳明经胃经；从脏腑角度来讲，它涉及足阳明胃腑和手阳明大肠腑。但是《灵枢·本输》篇记载："大肠、小肠皆属于胃"。这句话原本是表述经络的连属关系，对于伤寒注家经常引用这句话，说明阳明病的病变部位还应当包括小肠。因此，阳明病确切的部位，从外感病的病情来看应当包括胃、大肠和小肠。小肠尽管不能把它叫作阳明，而它属于手太阳，但是小肠腑的病变就当包括在《伤寒论》中阳明病的范围之内。这就像太阳病篇，它没有包括手太阳小肠的病，但是根据外感病的发病规律，却涉及手太阴肺的病变，像麻黄汤证的喘、桂枝加厚朴杏子汤的中风兼喘、小青龙汤证的外寒内饮、水寒射肺的喘，以及麻杏石甘汤的邪热壅肺的喘，它们常常在太阳体表的阳气被寒邪所伤以后，容易引发这些疾病，所以手太阴肺的病变在《伤寒论》中大多数是在太阳病篇出现。而手太阳小肠的病变，在太阳病篇没有出现过，而在阳明病篇出现。这是根据临床实际情况及其密切的生理关系来阐述，所以阳明病应当从脏腑角度来阐述，包括胃、大肠和小肠。在《伤寒论》中，把它们统统叫作"胃家"。所以"胃家"，就是代表了整个胃肠系统。

足阳明的经脉行于头、面、胸、腹，从头至足，影响范围广。足阳明胃经络脾属胃，脾和胃一膜相连，经脉相互络属，这样就沟通了脾和胃的表里关系，所以在经络循行上应当知道它络脾属胃。足阳明胃经的经别上通于心，阳明里热内盛、阳明实热内盛的时候,为什么可以出现谵语、烦躁,或者心中懊恼,这就是阳明经别上通于心。经络作为一个病理信息的传导途径,使阳明的浊热循经上扰心神,而出现了心主神明功能失常的一些症状。

(一) 阳明病提纲

阳明之为病,胃家实也。

胃家,胃肠道,这里就是指腑:小肠、大肠、胃、膀胱、胆、三焦、女子胞。实,实热,胃中干、津液不足、大便干硬、腹胀腹痛、汗出谵语、潮热、盗汗。如果实热在表、汗出恶热、烦躁口渴,不一定大便干硬。发热、汗出、烦躁、口干渴,是共性症状。

胃家实:阳明实热伤津是此症结点。

1. 代表证

(1) 外实证:白虎汤证,阳明外证中风、身热、不恶寒反恶热,若自汗出者,白虎汤主之。

(2) 外热证:伤寒身黄发热,栀子柏皮汤主之。

(3) 上焦里热证:发汗、吐下后,虚烦不得眠;若剧者,必反复颠倒,心中懊恼,栀子豉汤主之;若少气者,栀子甘草豉汤主之;若呕者,栀子生姜豉汤主之。

(4) 上焦里实证:病胸上诸实,胸中郁郁而痛,不能食,欲使人按之,而反有涎唾,下利日十余行,其脉反迟,寸口脉微滑,此可吐之,吐之利则止。

(5) 下焦里热证:热利下重者,白头翁汤主之;下利欲饮水者,以有热故也,白头翁汤主之。

(6) 下焦里实证:阳明病,胃家实,胃中烦满燥实,大便硬,几天不更衣。若以心烦腹胀为主要症状,调胃承气汤。阳明病,不吐、不下、心烦者,可与调胃承气汤。伤寒吐后,腹胀满者,与调胃承气汤。太阳病未解,脉阴阳俱停,必先振栗,汗出而解;但阳脉微者,先汗出而解;但阴脉微者,下之而解。若欲下之,宜调胃承气汤。太阳病3日,发汗不解,蒸蒸发热者,属胃也,调胃承气汤主之。阳明病,潮热、大便微硬者,可予大承气汤。阳明病,脉迟,虽汗出不恶寒者,其身必重、短气、腹满而喘。有潮热者,此外欲解,可攻里也。手足濈然汗出者,此大便已硬也,大承气汤主之。

2. 大承气汤的运用指征

(1) 腹胀、腹痛拒按,潮热汗出,谵语烦躁狂乱,热气上冲上气喘逆。

（2）尿不多而黄赤，或者到了热极发痉，要亡阳（津液）的厥逆，身热汗出，口干烦渴，小便黄。舌红、舌苔黄，脉沉实或者脉滑有力。

太阳病不解，热结膀胱，其人如狂，血自下，下者愈。其外不解者，尚未可攻，当先解其外（脉经：属桂枝汤证）；外解已，但少腹急结者，乃可攻之，宜桃核承气汤。

血热互结产生的机制：热邪盛，灼伤血脉，凝结成瘀滞。本身有瘀血停留，热邪与之互结，形成瘀滞。

3．血瘀证的指征

（1）舌质青黯或有瘀斑。

（2）口干唇破，口唇紫绛，口干口渴，漱口不欲饮。

（3）睡梦纷纭。

（4）有疼痛如针刺。

（5）腹不胀满自云胀满。

（6）脉弦、紧，重者脉迟（不通所致）。

（7）白眼球上面有瘀阻的血管和黑点。

（8）肌肤甲错。

明征：便血、尿血，局部淤肿。

阳明证，其人喜忘者，必有蓄血。所以然者，本有久瘀血，故令喜忘；屎虽硬，大便反易，其色必黑者，宜抵当汤下之。

病患无表里证，发热七八日，虽脉浮数者，可下之（脉经：宜大柴胡汤）。假令已下，脉数不解，合热则消谷喜饥，至六七日不大便者，有瘀血，宜抵当汤。

太阳病，六七日表证仍在，脉微而沉，反不结胸；其人发狂者，以热在下焦，少腹当硬满，小便自利者，下血乃愈。所以然者，以太阳随经，瘀热在里故也。抵当汤主之。

太阳病，身黄、脉沉结、少腹硬、小便不利者，为无血也；小便自利，其人如狂者，血证谛也，抵当汤主之。

妇人经水不利下，抵当汤主之（亦治男子膀胱满急有瘀血者）。

（二）阳明病方剂总结

栀子豉汤、白虎汤、白虎加人参汤、猪苓汤、大承气汤、小承气汤、麻子仁丸、蜜煎方、吴茱萸汤、茵陈蒿汤、栀子柏皮汤、麻黄连翘赤小豆汤、小柴胡汤、抵当汤。

1. 阳明本证

（1）热证：栀子豉汤、白虎汤、白虎加人参汤、猪苓汤。

（2）实证：承气汤，分为大承气汤和小承气汤。润导法：麻子仁丸，蜜煎方；寒证：吴茱萸汤。

2. 阳明变证

（1）发黄：如湿热发黄，用茵陈蒿汤、栀子柏皮汤；如被火发黄，用麻黄连翘赤小豆汤；如合病发黄，用小柴胡汤。

（2）血证：蓄血症，用抵当汤。

（三）阳明病临床应用举隅

1. 栀子豉汤

本方应用之证，多见郁热，主治伤寒、温病邪留胸膈、外感风热证、尿血等病证。本方药仅 2 味，若是证候复杂，可随证灵活化裁，除参考本论条文所示之加减法（如栀子干姜豉汤、栀子甘草豉汤、枳实栀子汤、栀子大黄汤）外，临床上又常与其他药物配合化裁，如外感风热，酌加荆芥、防风、桑叶、菊花；伤寒、温病邪热留膈，常配合小柴胡汤或小陷胸汤；血尿，酌加白茅根或配合五淋汤；胃脘疼痛，常配合半夏泻心汤；失眠，配合温胆汤；大便不爽，加薤白；湿热内蕴所致胃脘痞闷、食欲缺乏、恶心、泄泻、舌苔厚腻等，加黄连、厚朴。

1）失眠

李某，男，45 岁。

（1）初诊：2014 年 5 月 8 日。

【病史】因心情烦躁致失眠 3 月，伴头晕、多梦、心烦、胃口不佳，大便日行。舌质红、苔薄，脉弦带滑。情志不畅，心经郁热，心神被扰，以致心烦、不寐。火盛炼液为痰，扰及脾运，以致头晕、胃纳不佳。治以清宣郁热、化痰和胃之法，酌加安神养心之品。

【处方】焦山栀 12 克，淡豆豉 10 克，茯苓 15 克，制半夏 10 克，炒枳壳 6 克，姜竹茹 10 克，酸枣仁 12 克，龙骨 30 克，牡蛎 30 克，甘草 5 克。7 帖。

（2）二诊：2014 年 5 月 16 日。服药后多梦头晕好转，但仍感烦躁，熟睡时

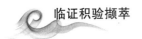

间长。

【处方】焦山栀 12 克,淡豆豉 10 克,茯苓 15 克,姜竹茹 10 克,酸枣仁 12 克,麦冬 10 克,百合 10 克,知母 20 克,龙骨 30 克,牡蛎 30 克,甘草 5 克。14 帖。

(3) 三诊:2014 年 6 月 2 日。烦躁难以入睡明显好转,拟原方维持,再进 7 帖。

2. 猪苓汤

猪苓汤主证:"脉浮发热,渴欲饮水,小便不利。"为阳明病误下伤阴而水热互结所致,主要用于内热伤阴、水热互结、小便不利的病证。常用于治疗肾盂肾炎、膀胱炎、肾盂结石等病,有明显的利尿作用。猪苓、茯苓皆为淡渗之品,茯苓健脾利水益阴,防止猪苓利尿伤阴。泽泻泄肾间邪水,使真阴化津上承,不治渴而渴自愈。阿胶滋阴补血利水,《名医别录》记载:"主治虚劳羸,阴气不足。"滑石清热利湿。

1) 慢性肾炎

王某,男,58 岁。

(1) 初诊:2016 年 11 月 5 日。

【病史】自诉患慢性肾炎 5 年,病情时轻时重。刻下:神疲乏力,眼睑和面部微肿,足跗水肿,腰酸,午后面部潮红,小便短少。舌质红,脉细数。尿常规显示:白细胞阳性(+),红细胞阳性(+),尿蛋白阳性(++)。水肿兼见腰酸乏力、面部潮红,舌红脉细数者乃阴虚水肿。肾阴不足,肾气不充,水气运行不畅,以猪苓汤滋阴利水、扶正祛邪。

【处方】猪苓 12 克,茯苓 12 克,泽泻 12 克,滑石 24 克,阿胶 6 克(烊化)。

守方连服 10 帖后,症情好转,小便调畅,水肿明显消退。尿常规显示:白细胞阴性(-),红细胞阴性(-),尿蛋白阳性(+)。患者后因个人原因停药 2 周,下肢水肿及小便不利又作。

(2) 复诊:2016 年 12 月 1 日。足跗水肿,乏力,尿常规检查显示:尿蛋白阳性(+)。以猪苓汤再进 7 帖。1 周后来诊,症状消失,尿常规阴性(-)。服用猪苓汤 10 帖后改善。

3. 吴茱萸汤

干呕、吐涎沫、头痛者,吴茱萸汤主之。病机为肝寒犯胃,浊阴之气上逆所致头痛。胃阳不布产生涎沫,随浊气上逆而吐出,肝脉与督脉会于巅顶,肝经寒邪循经上冲则头痛,大多在巅顶部位。吴茱萸汤能温肝胃、泄浊通阳。

1)头痛验案 1

刘某,女,30 岁。

(1)初诊:2012 年 4 月 10 日。

【病史】产后 5 个月,产后时常发作剧烈头痛,伴有恶心,甚至呕吐清水涎沫。每次发作时服用散利痛止痛,但效果不佳。已做脑部 CT 检查排除脑部疾患。现头痛剧烈,口不苦、不干,但涎唾多,苔白而湿滑,脉弦细紧。

【辨证】属肝寒犯胃、寒浊上扰清窍,吴茱萸汤加减。

【处方】吴茱萸 15 克,党参 12 克,当归 9 克,生白芍 9 克,川芎 9 克,生姜 15 克,大枣 7 枚。5 帖。

(2)复诊 2012 年 4 月 15 日。自述 1 帖而痛减,3 帖而头痛去。守原方再服 3 帖。后随访半年未复发。吴茱萸苦温为主药,温胃散寒,降逆止呕。《本草衍义》记载吴茱萸下气最速,肠虚人服之愈甚。《本经蓬源》记载:"吴茱萸气味俱厚,阳中之阴,其性好上者,以其辛也;又善降逆气者,以味厚也。配以生姜散寒止呕,党参甘温,大枣甘乎补虚和中。"当归辛温,活血并养血;白芍苦酸微寒,二者养血平肝,川芎辛温活血,中医辨证为中焦虚寒、上焦有热,用吴茱萸汤加减治疗,活血行气而止痛。《珍珠囊补遗》记载:"川芎上行头角,助元阳之气而止痛,下行血海,养新生之血以调经。"

2)头痛验案 2

高某,女,62 岁。

(1)初诊:2015 年 5 月 15 日。

【病史】近 3 年来无明显诱因出现经常性头痛,痛甚时伴有干呕,血压亦随之升高,面赤,口苦,舌苔薄黄,舌边齿痕,脉弦。该患者平素易腹泻,食生冷易出现胃脘痛。高血压病史 5 年,最高血压为 160 mmHg/100 mmHg。中医学辨证为中焦虚寒、上焦有热,用吴茱萸汤加减治疗。

【处方】吴茱萸 15 克,人参 12 克,生姜 15 克,大枣 7 枚,白术 15 克,茯苓 20 克,夏枯草 15 克。7 帖。

(2)复诊:2015 年 5 月 20 日。患者自述,3 帖后头痛有所减轻,7 帖后头痛明显减轻。将上方吴茱萸 20 克、生姜 15 克加工成丸剂,每次 9 克,每天 2 次,口服。随访半年未见头痛,腹泻明显好转,血压亦随之平稳。

其中吴茱萸汤温胃驱寒,降逆止呕;白术、茯苓健脾和胃止泻,夏枯清上焦热邪而降压。《本草乘雅半偈》记载:夏枯草"冬至生,夏至枯,具三阳之正体,寒水之正化,故从内达外,自下彻上以去寒热气结。"平调寒热、阴阳调和而疾病痊愈。

4. 茵陈蒿汤

茵陈蒿汤为临床上治疗阳黄的首选方剂,历代医家对其推崇备至,论述颇多。

阳明病,发热,汗出者,此为热越,不能发黄也。但头汗出,身无汗,齐颈而还,小便不利,渴引水浆者,此为瘀热在里,身必发黄,茵陈蒿汤主之。伤寒七八日,身黄如橘子色,小便不利,腹微满者,茵陈蒿汤主之。

近年来,国内对茵陈蒿汤的研究仍主要集中在药效学方面,国外的研究重点在于茵陈蒿汤药物作用的物质基础(主要包括 6,7 -二甲基香豆素、栀子甙的转化产物——都桷子素、大黄素等)及对急性黄疸、急性肝损伤及肝纤维化等动物模型的作用机制。其药理作用主要有促进胆红素代谢、抗肝损伤、抑制肝细胞凋亡、抑制星状细胞活化及胶原合成等。

1) 痤疮

钱某,男,18 岁。

(1) 初诊:2017 年 7 月 10 日。

【病史】面部痤疮,反复发作 3 年余。前额及颊部遍布米粒大或黄豆大暗红丘疹,部分顶部有脓疱,面部油脂较多,心烦失眠,大便秘结,3~4 日 1 次,小便黄,舌质红,苔黄腻,脉滑数有力。辨证属肝胆湿热,治以茵陈蒿汤加味。

【处方】茵陈蒿30克,生大黄6克,生栀子10克,皂角刺15克,白芷6克,蒲公英15克,甘草6克。7 帖。

嘱患者饮食清淡,并用硫黄香皂热水洗脸。

(2) 二诊:2017 年 7 月 18 日。服药后大便通畅,面部丘疹有减少趋势。继续守原方7帖。

(3) 三诊:2017 年 7 月 25 日。上药服 14 帖后,面部丘疹减少一半左右,囊肿软缩,脓疱消失,睡眠改善。继服上方14 帖。面部皮损消失,无新发生者,大便通畅。

痤疮为发生于青少年的常见多发性皮肤病,属于皮肤附属器炎症疾病。主要临床表现是白头与黑头粉刺、丘疹、脓疱、结节与囊肿,个别患者甚至形成凹陷或增生性瘢痕,严重影响美观。多由于雄激素水平增高、皮脂腺分泌旺盛、毛囊角化过度、皮脂腺导管阻塞,同时与痤疮棒状杆菌感染有关。治本病,应着眼于湿热,以清热利湿为主,佐以宣肺散结,临床可取得满意疗效。

2)黄汗

李某,女,56岁。

(1)初诊:2016年7月13日。

【病史】患者素体肥胖,平素多汗怕热。近日食用较多油腻辛辣之品,汗出渐变黄色,甚至染黄内衣,经内分泌科和皮肤科诊治,无效,遂来中医科就诊。

【辨证】患者多汗,汗色黄,小便色黄,大便不畅,舌质红、苔黄腻,脉滑数。证属湿热内蕴,以茵陈蒿汤加减。

【处方】茵陈蒿20克,生栀子15克,生大黄6克,防风10克,金钱草15克,姜黄15克,甘草6克。7帖。

(2)二诊:2016年7月20日。黄汗明显减少,小便颜色变清,大便畅通。以上方加益母草10克,香附6克,继服7帖而愈。

黄汗以汗出黄如柏汁得名。中医学认为黄汗是人体阴阳失调、营卫不和、腠理开阖不利而引起汗液外泄的病证。其病因病机主要为湿热熏蒸。由平素饮食不节,嗜食膏粱厚味、酒辣油腻,或外感湿邪、损伤脾胃、酿湿生热、湿浊困胆、蕴久化热、熏蒸肝胆、胆汁随汗外渍而见汗出色黄。以茵陈蒿汤治疗黄汗,主要是因为茵陈蒿汤的主治与黄汗的病因病机极为接近,茵陈味苦微寒,有清热利湿、清泄肝胆郁热、退黄之功;生栀子味苦性寒,有利胆退黄、清利三焦湿热作用;大黄性寒味苦,有清肠通便泄热之功。茵陈配生栀子可使湿热从小便而出,茵陈配大黄可使湿热从大便而解。

三、少阳病辨证及临床应用

少阳病是邪入少阳经腑、胆火内郁、三焦失畅、枢机不利的病证。症见口苦、咽干、目眩、往来寒热、胸胁苦满、心烦喜呕、嘿嘿不欲饮食、脉弦细或沉紧等。其病性属热,为阳证。

少阳病的病变部位涉及足少阳胆经、胆腑和手少阳三焦经。少阳病成因有三,一是本经受邪,多因素体虚弱,抗邪无力,外邪直接侵犯少阳经脉而成。二是邪由他经传来,如太阳病误治、失治之后,邪气可传少阳;厥阴病阳气恢复,脏邪

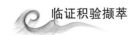

还腑,阴病出阳,其邪气也可外出少阳。

少阳病分为少阳经证、少阳腑证和少阳兼证。少阳经证由邪入少阳、经气不利、正邪纷争所致,可见耳聋、目赤、偏头痛、胸胁苦满、往来寒热等。少阳腑证乃胆火内郁、枢机不利,进而影响脾胃升降,可见口苦、咽干、目眩、心烦喜呕、嘿嘿不欲饮食等。不过少阳病常常是少阳经证和胆腑郁热证并见,故在治疗上也是经腑同治,主以小柴胡汤和解少阳。但当热郁胆腑、伤津耗液,使胆腑精汁浓缩成实的时候,就会出现胆腑的热实证,症见呕不止、心急、郁郁微烦,治用大柴胡汤通下胆腑热实邪气。少阳兼证是因少阳病常有外兼太阳之表,内兼阳明里实或太阴脾虚,或心胆不宁等证候。论其治法,则应以和解为主,若证有兼夹者,又可在和解之中兼汗、兼下、兼温等,如柴胡桂枝汤和解少阳兼以解表;大柴胡汤和解少阳兼以泻里;柴胡桂枝干姜汤和解少阳兼以温中;柴胡加龙骨牡蛎汤和解少阳兼以镇心胆、宁神志等。

(一) 少阳病辨证

1. 少阳病提纲

少阳之为病,口苦,咽干,目眩也。口苦、咽干、目眩三症,是少阳胆腑有郁热之征象。胆腑郁热、蒸迫津液上溢则口苦;少阳郁火灼伤津液则咽干;少阳之脉起于目锐眦,且胆与肝合,肝开窍于目,少阳木火之气循经上扰清窍,则头晕目眩。

本条从胆火内蕴,伤津、上扰立论,揭示了少阳病胆热、气郁的病变特点。临床上出现此三症,则标志着病邪传入少阳,故一般将其作为少阳病的审证提纲。纵观三阳病的提纲,太阳病是以太阳病的主要证候——太阳表证的主要临床表现为提纲;阳明病是以阳明病的主要证候——里实证的根本病机为提纲;少阳病则以少阳病的基本特点——容易气郁化火的特征为提纲。从而提示,对于任何病证都要通过症状现象探究病机本质,进而把握其特点。

2. 少阳病的临床表现和治疗禁忌

少阳中风,两耳无所闻、目赤、胸中满而烦者,不可吐下,吐下则悸而惊。伤寒,脉弦细、头痛发热者,属少阳,少阳不可发汗,发汗则谵语,此属胃。胃和则愈,胃不和,烦而悸。

因少阳经脉被风邪所伤,或太阳伤寒邪入少阳。

耳聋、目赤为少阳经脉受邪、经气不利、阳气被郁、清窍闭塞所致；胸中满而烦为少阳病经腑同病的表现，邪伤少阳经脉，经气不畅则胸中满闷；邪入少阳胆腑化热，胆腑郁热循经上扰心神，则心烦。头痛为少阳经脉受邪，经气不利，筋脉拘挛所致，当见偏头痛。发热则是胆火内郁的表现。应当注意的是，少阳病的热型有二。如果是风寒邪气在经、正邪交争，则见往来寒热；如果是热郁胆腑，则见持续发热。脉弦细为少阳病的主脉，乃因少阳气郁，其气因郁而劲急，致使血脉拘挛紧急所致。

以上证候，体现了少阳病易经腑同病、易气郁化火的特点。论其治法，本当和解少阳。如误用汗、吐、下，则可导致正气受伤，心胆失养，心虚则悸，胆虚则惊；津伤而火热扰胃，则谵语、烦躁。

3．少阳病证

伤寒五六日中风，往来寒热，胸胁苦满，嘿嘿不欲饮食，心烦喜呕，或胸中烦而不呕，或渴，或腹中痛，或胁下痞硬，或心下悸、小便不利，或不渴、身有微热，或咳者，小柴胡汤主之。

血弱气尽，腠理开，邪气因入，与正气相搏，结于胁下。正邪纷争，往来寒热，休作有时，嘿嘿不欲饮食。脏腑相连，其痛必下，邪高痛下，故使呕也。小柴胡汤主之。服汤已，渴者，属阳明，以法治之。

本太阳病不解，转入少阳者，胁下硬满，干呕不能食，往来寒热，尚未吐下，脉沉而紧者，予小柴胡汤。

此乃气血虚弱、正气不足，邪气乘虚而入，少阳经腑受邪、枢机不利的证治。往来寒热、休作有时，就是往来寒热，时作时休，这是风寒邪气侵袭少阳经的表现；少阳为小阳，抗邪之力较弱，少阳受邪，正邪纷争，互有进退，邪胜则寒，正胜则热，故见往来寒热。胸胁苦满、胁下硬满、胸胁满不去、胁下满等症，皆发生在少阳经脉所过的部位，属邪伤少阳经脉、经气不利的表现。"嘿嘿"是心中不爽快的一种感觉，心中不爽快，自然神情也会抑郁木然，这是由于胆腑气郁、疏泄不利、精神抑郁所致。不欲饮食、不能食，则是由于少阳胆腑气郁，导致脾胃的受纳和运化功能减退所致。心烦是少阳郁火循经上扰心神的表现。喜呕、干呕皆是胃气上逆的表现，少阳病胆火内郁，最容易横逆犯胃，这就是"脏腑相连，其痛必下，邪高痛下"的意思。因为胆热最易犯胃，导致胃气上逆而见呕吐，所以在《伤寒论》中常常以呕吐的存在和不存在，来表示少阳病的存在和不存在。脉沉紧或阴脉弦,紧即是弦,阴脉即是沉取时的脉象,皆是脉沉弦的意思。少阳气郁,气血内郁而不能外达,故见脉沉;少阳木气因郁而劲急,致使血脉拘挛,故见脉弦。

以上诸证,其病机总由少阳经腑受邪、枢机不利而致,虽有兼夹之证和或见之证,但在治法上,都应当以和解为主,小柴胡汤是治疗本证的主方。

小柴胡汤共七味药,可以分成三组进行分析。第一组是柴胡配黄芩,柴胡味苦性寒,气质轻清,疏散少阳经中之邪,又有疏理少阳气郁的功效;黄芩苦寒,气味较重,可清少阳胆腑郁火。二药相合,经腑同治,疏清并行,经邪外解,胆热内清,气郁得达,火郁得发,枢机因而条畅通利,针对了少阳病容易经腑同病、气郁化火等两大特点,是本方的核心药组。第二组是半夏配生姜,两药皆味辛,以其辛散,可以助柴胡疏通气郁,针对了少阳病容易气郁的特点;又可以和胃降逆止呕,针对了少阳病胆热犯胃、胃气上逆而喜呕、多呕的特点;还可以化痰、消饮、去水,助三焦水道之畅达,针对了少阳病容易生痰、生饮、生水的特点。第三组药是人参、甘草、大枣,可以将其看成是半个理中汤,也可以将其看成是半个四君子汤。在治疗发热性疾病的过程中,为什么要用到3个补气的药物?一是因为少阳为小阳,抗邪能力较弱,所以用此三药在柴胡的引领下,可以扶少阳正气以祛邪,有助正祛邪的作用;二是因为少阳之邪容易内传太阴,《难经》和《金匮要略》都有类似的话,"见肝之病,知肝传脾,当先实脾"。这里当然不是肝病,而是少阳胆病,但肝胆相表里,少阳阳气抗邪不力,邪气也很容易内传太阴,使病证由阳转阴。因此,用此三药补太阴脾气,显然有防止少阳之邪内传太阴的作用,可谓治中有防,也算是"治未病"的一种体现吧。

小柴胡汤七味药相辅相成,和枢机,解郁热,达三焦,畅气机,攻补兼施,寒热同调,温而不燥,寒而不凝,而且胆腑清和,则胃能降浊,脾能升清;三焦通达,则水升火降,气通津布,表里之气皆可调和,实是和解之良剂,后世称其为"和剂之祖"。故表里寒热虚实、气血津液阴阳诸病,皆可加减应用。热病用之可解热;郁证用之可解郁;合补药,扶正以祛邪;合血药,行气以活血;合生津药,解热以生津;合利水药,行气以利水;合化痰药,畅气以豁痰;合温阳药,舒郁以通阳;合养阴药,调气以育阴。加减得当,男女老幼,外感内伤,皆可应用,真可谓是左右逢源,被历代医家所珍视。

小柴胡汤是现代临床应用最为广泛的一张方剂,主要应用于以下几个方面:一是用于治疗发热性病证有极好的解热效果,在《伤寒论》中,治疗往来寒热、呕而发热、头痛发热、发潮热、差后复发热、热入血室寒热交作如疟。临床运用小柴胡汤解热时，柴胡要用解热作用好的北柴胡，而不用解热作用较差的南柴胡或竹叶柴胡，剂量要在 15 克以上。二是用于治疗肝、胆、胰、胃、肠等消化系统的各类病证，如肝炎、肝脾大、胆囊炎、胆石症、胆道功能紊乱、慢性胰腺炎、胃炎、肠炎、十二指肠壅积症、胃肠神经症、痢疾、便秘、呕吐、泄泻等，在这种情况下用小柴胡汤，主要用其疏解气郁、条畅枢机的作用，枢机畅利则五脏六腑的新陈代谢可以得到促进和调节，此时柴胡用 10 克左右就可以了。三是用于治疗精神情志疾病，由于少阳枢机的畅利关系到精神情志的条畅，所以小柴胡汤加减可以治疗精神躁狂抑郁症、精神分裂症、神经症、癔症等，在这种情况下用柴胡也是取其解郁作用，一般用量 10 克即可，也可以用南柴胡或竹叶柴胡。四是用于治疗妇科和男科疾病，由于妇科疾病和某些男科疾病，多与肝胆疏泄功能失调有关，所以用小柴胡汤和枢机、解郁结，就可以达到调理月经、改善性功能等多方面的作用，产褥热、月经紊乱、痛经、乳腺炎、乳腺小叶增生、阳痿、睾丸炎、不孕不育症等皆可应用。五是用于治疗心、肾、肺的疾病，由于少阳病涉及三焦，三焦气机不畅、水道失调、水液代谢障碍，可以导致痰饮内生。痰水犯肺，就可以出现肺气宣发和肃降失调的咳喘，因此用小柴胡汤加减，可以治疗百日咳、支气管炎、肺炎、胸膜炎等；水邪上凌心阳，又可以导致心悸不宁，因此用小柴胡汤加减，可以治疗多种心脏疾病。水邪下浸，还可以导致小便不利、水肿，所以用小柴胡汤加减，还可以治疗肾的病证，如肾小球肾炎、肾盂肾炎、尿道结石等。

4. 大柴胡汤的适应证

太阳病，过经十余日，反二三下之，后四五日柴胡证仍在者，先予小柴胡汤。呕不止、心下急、郁郁微烦者，为未解也，予大柴胡汤，下之则愈。

大柴胡汤的适应证有二：一是少阳不和兼有阳明里实，太阳病传入少阳和阳明。

胸胁满而呕，往来寒热，其中胸胁满闷、往来寒热，是邪在少阳经脉，少阳经气不利；呕则是邪在少阳胆腑，胆热犯胃，胃气上逆，这正是少阳经腑同病的特征。日晡所发潮热，热结在里，则为阳明里实的典型证候。证候既然是少阳不和兼有阳明里实，毫无疑问，治当和解少阳兼以清泄阳明，用大柴胡汤。

二是少阳胆腑的热实证：本证成因，乃是邪入少阳胆腑化热，胆热伤津耗液，邪热与精汁相结，使胆腑精汁浓缩成实，从而形成少阳胆腑的热实证。

呕不止,是少阳病喜呕的加重,为胆腑热实邪气犯胃、胃气上逆所致;下利,为胆腑实热邪气内迫肠道所致;心下急或心中痞硬,是胸胁苦满、心下支结的加重,为实热结滞胆腑、气血壅遏的表现;郁郁微烦,"郁郁"与"嘿嘿"病机相同,是少阳实热郁遏,失于疏泄,致使情志不爽的表现;微烦是由于邪热与胆腑精汁相结,其热邪已经内收、内敛,反而不能向外张扬之故。治疗用大柴胡汤通泄胆腑热实。

此证在临床经常见于急性胆囊炎、胆道结石的急性发作、急性胰腺炎、急性胃痉挛等病证。

本方是小柴胡汤去人参、炙甘草,加芍药、枳实、大黄而成。因少阳病未解,故以小柴胡汤和解少阳。因兼阳明腑实或胆腑热实,故去人参、炙甘草以免助邪增热,加枳实、大黄以利气消痞,通下热结。加芍药一是为了缓解心下拘急疼痛,二是可以滋阴养血而除烦,还可以助枳实、大黄以泄热。因其证有呕不止,故将生姜的用量增至 250 克,以加强降逆止呕之力。诸药相合,既可和解少阳兼泻阳明里实,并可通泄少阳胆腑热实邪气。

5.柴胡加龙骨牡蛎汤证

伤寒八九日,下之,胸满烦惊,小便不利,谵语,一身尽重,不可转侧者,柴胡加龙骨牡蛎汤主之。

少阳经气不利则胸满,胆腑郁火扰心则心烦,胆气被伤、决断失职、心胆不宁则精神惊恐不安;谵语为胃热上蒸,心神被扰所致;小便不利,是三焦不利、决渎失职、膀胱气化失司的表现;一身尽重,不可转侧,为阳热弥漫三阳,三阳经经气不利所致。

综上可知,本证乃因表证误下、邪气内陷所致,病机为少阳不和、三焦失畅、阳明有热、邪气弥漫、心胆不宁。虽有三阳证见,但以少阳病证为主,尤以心胆不宁的精神症状为突出,故治疗以柴胡加龙骨牡蛎汤和解泄热,镇惊安神。

本方由小柴胡汤去甘草,加桂枝、茯苓、大黄、龙骨、牡蛎、铅丹而成。因邪入少阳,故以小柴胡汤和解枢机、扶正祛邪;加桂枝、茯苓,以助太阳气化而行津液,通利三焦而利小便;加大黄以泻阳明之热,和胃气而止谵语;加龙骨、牡蛎、铅丹以重镇理怯而安神明,止烦惊。诸药相合,使少阳枢机得利、三焦通达、气化以行、里热得清、神明得安而诸证悉除。方中铅丹,临床一般以生铁落或琥珀粉代替。

由于少阳主枢,少阳病常常容易兼夹太阳不和、阳明里实、太阴脾虚和心胆不宁的证候。仲景用柴胡桂枝汤治疗少阳不和兼太阳表证,用大柴胡汤治疗少阳不和兼阳明里实,用柴胡桂枝干姜汤治疗少阳不和兼太阴脾虚,用柴胡加龙骨牡蛎汤治疗少阳不和兼心胆不宁,可谓严谨周详。

临床常用本方治疗下述病证:一是治疗儿童外感,因为儿童脾胃尚弱,胆气未充,患外感病以后,正气抗邪于表,里气相对不足,很容易导致食积内停和精神惊恐不宁。而本方除和少阳、解外邪的作用外,大黄可以导滞,龙骨、牡蛎可以镇心胆、宁神志,因此非常适合使用。二是用于治疗精神情志疾病,如精神分裂症、精神躁狂抑郁症的躁狂发作、围绝经期前后诸证等出现烦躁惊悸等精神不宁者。三是用于治疗甲状腺功能亢进、癫痫、风湿性舞蹈病、肝豆状核变性、梅尼埃综合征等,出现烦躁、失眠、惊悸等表现者。

（二）验案

1. 慢性咳嗽

党某,女,58岁。

（1）初诊:2017年4月12日。

【病史】反复咳嗽1月余。曾服用抗生素,改善不明显。现咳嗽,咯黄痰,略有气喘,体形偏瘦。平素怕冷,受凉则加重;疲倦,夜间汗出。患过敏性鼻炎,每于春季加重。2017年4月10日肺部X线片检查显示两肺纹理增多增粗。予以小柴胡汤加味。

【处方】柴胡15克,生甘草5克,黄芩12克,姜半夏10克,北沙参12克,连翘12克,五味子9克,生石膏15克先煎,干姜6克。7帖,每帖加红枣10枚,水煎,每日1帖分2次服。

（2）二诊:2017年4月19日。服药后咳嗽明显减少,略感觉气短。

【处方】柴胡12克,生甘草6克,黄芩12克,姜半夏10克,党参10克,北沙参12克,五味子9克,生石膏15克,连翘15克,干姜6克,红枣10枚。7帖,煎服法同前。

（3）三诊:2017年4月27日。症状平稳,上方去连翘7帖。

按:该患者体形偏瘦,面色暗黄,曾有过敏性鼻炎病史,每逢春季即加重。可使用小柴胡汤加减。《伤寒论》中,小柴胡汤条下就有"若咳者,加五味子半升,

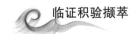

干姜二两"的加减法。宋代许叔微称赞该方:"小柴胡治咳值千金。"本例中柴胡、黄芩、生石膏、连翘、生甘草清解郁热,干姜、半夏散寒降逆、化痰止咳,五味子收敛肺气,与干姜配伍,敛中有散。沙参、党参、红枣、干姜养肺阴、护胃气。诸药合用,祛邪扶正结合,共奏清热化痰、散寒止咳、养阴生津之功。

2. 失眠

张某,女,41岁。

(1)初诊:2015年9月11日。

【病史】自诉半年前因暴怒而导致失眠多梦,易于惊醒,且醒后难以入睡,睡眠质量差,甚至彻夜不寐;而且经常心情抑郁,胸胁胀满不适,舌质淡红,苔薄白,脉弦。

【辨证】患者病为不寐,病机在于肝气郁结,影响少阳气机疏泄,导致阴阳失调,阳不入阴,则为不寐,因此以疏肝解郁,条畅阴阳为法,小柴胡汤主之。

【处方】柴胡10克,黄芩10克,制半夏10克,当归10克,桂枝6克,党参10克,生白芍10克,生龙牡各30克,酸枣仁30克,远志10克,石菖蒲10克,甘草6克。7帖,水煎服。

(2)二诊:2015年9月19日。患者自述服药3天后睡眠即有明显改善,7帖药服完后睡眠安稳,但仍觉乏力。上方加用疏肝理气健脾之品。

【处方】柴胡10克,黄芩10克,制半夏10克,当归10克,桂枝6克,党参10克,生白芍10克,生龙牡各30克,酸枣仁30克,远志10克,石菖蒲10克,甘草6克,广郁金10克,炒白术12克。7帖。

(3)三诊:数日后,上述症状完全消失,睡眠安稳,每日可睡7小时以上。

四、太阴病辨证及临床应用

太阴包括手、足太阴二经和肺、脾二脏。但从太阴篇来看,主要是论述足太阴脾病变,而手太阴肺的病证大多归于太阳篇。足太阴脾经起于足大趾内侧端,上行沿小腿内侧,交厥阴经之前,沿大腿内前侧上行,入腹,属脾络胃。由于经络相互络属的关系,使足太阴脾与足阳明胃互为表里。脾胃位居中焦,脾主运化,升清阳,主四肢,胃主受纳,腐熟水谷,与脾合称为后天之本。脾胃为人体气机升降之枢纽,脾主升,胃主降,脾以升为顺,胃以降为和,脾胃各项功能协调,则清阳得升,浊阴得降,水精四布,五脏得荣。若脾胃虚弱,或被邪气所犯,以致中阳不足,运化无力,寒湿内停,升降失常则形成太阴病。

太阴病的成因大致分为 3 种情况：其一,六淫之邪主要是寒湿之邪直接侵犯中焦,或七情中的忧思伤脾,或饮食劳倦所伤,从而使脾胃虚弱、运化失职。其二,先天禀赋不足,脏气虚弱,脾之阳气不足而自病;亦可因脾胃素虚,复被邪气所犯而发病。其三,阳病失治误治,损伤中阳,脾胃受损从而转为太阴病。

太阴病以"腹满而吐,食不下,自利益甚,时腹自痛"为提纲,概括了太阴病的基本特点,作为整个太阴病的诊断标准,反映了太阴病脾胃阳虚、寒湿内盛、升降失常的基本病理机制。太阴病亦分为太阴病本证和太阴病兼变证。太阴病本证即太阴病提纲证,以腹满而吐、食不下、自利益甚、时腹自痛,且自利不渴为基本表现。太阴病兼变证主要有太阴兼表证、太阴兼腹痛证以及寒湿发黄证等。

太阴病的治疗,仲景提出"当温之"治疗大法,即太阴病本证当温中祛寒、健脾燥湿,用理中丸、四逆汤一类方剂。太阴病兼变证中,若兼表证,里虚不甚,表证为主者,宜调和营卫用桂枝汤;若兼腹痛证宜通阳益脾、活络止痛,大实痛则化瘀通络,用桂枝加芍药汤或桂枝加大黄汤;属于寒湿发黄者则"于寒湿中求之",即温阳散寒、除湿退黄。

(一) 太阴病辨证

1. 太阴病提纲

太阴之为病,腹满而吐,食不下,自利益甚,时腹痛。若下之,必胸下结硬。

太阴病是中阳不足、运化失职、寒湿内停、升降失常所导致的疾病。中焦阳虚,寒凝气滞,或因运化失职、寒湿内阻、气机不畅,故见腹满。脾胃为人体气机升降之枢纽,由于中阳不足、升降失职、浊阴上逆则呕吐。中气下陷、寒湿下渗则见自利。自利是指自发性下利,非误治所致。自利益甚,则指下利逐渐加重,乃由于呕吐、食不下,使脾胃更伤、气陷更甚所致。脾胃虚弱,受纳腐熟运化功能失职,故食不下。时腹自痛也是太阴虚寒腹痛的特点,乃由于中焦阳虚、寒凝气滞,或寒湿内阻、气机阻滞所致,常表现为时作时止、喜温喜按。治疗当以温中散寒、健脾燥湿为主,方用理中汤丸。若将腹满、呕吐、不欲食、腹痛误认为阳明里实证而误用下法,使中阳更伤、脾胃更弱、运化无力、水停食阻、寒凝气滞更甚,可导致胸下结硬。

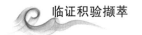

2. 太阴病本证

自利不渴者,属太阴,以其藏有寒故也,当温之,宜服四逆辈。

自利为太阴病最主要症候之一,乃由于脾阳虚弱、运化失职、水湿内停、寒湿下渗所致。因无热邪,仅是脾胃阳虚,寒湿内停于中焦,且下利轻,津未伤,故口不渴。自利不渴不仅可与里热下利之口渴做鉴别,而且亦与少阴病"自利而渴"有别,是太阴病的典型证候之一。与太阴病提纲症候相参,则辨证更为准确。太阴病总的病机为脾脏虚寒,故称"藏有寒"。治疗上仲景提出当温之大法,即温中散寒、健脾燥湿。未言具体方药,而曰"宜服四逆辈",即四逆汤、理中汤一类的方剂。临证可视病情的虚寒程度,轻者单纯脾胃虚寒宜理中汤(丸),重者由脾及肾,伴肾阳虚者,宜四逆汤。

3. 太阴病兼证

(1) 太阴病,脉浮者,可发汗,宜桂枝汤,太阴兼表的证治。原文举脉略症,冠以太阴病,脉当缓弱,今脉缓弱而反浮,说明里虚不甚,且病机向外。除脉浮外,可伴头痛、恶寒、四肢疼痛等证,故以桂枝汤治之,既可调脾胃,又可和营卫,从而达到扶正祛邪的目的。本证为素有脾阳不足、复感风寒之邪而患病,故不可用麻黄汤单纯发汗。然对此太阴兼表之表里同病,若里证较重者,应以四逆辈先温其里,后解其表,或用桂枝人参汤,温里为主,兼以解表。

(2) 本太阴病,医反下之,因而腹满时痛者,属太阴也,桂枝加芍药汤主之;大实痛者,桂枝加大黄汤主之。

(3) 太阴为病,脉弱,其人续自便利,设当行大黄芍药者,宜减之,以其人胃气弱,易动故也。

太阳病误下邪陷太阴的证治及脾虚气弱者当慎用攻伐之品。太阳病当用汗法,禁用攻下,今不当下而误下,故曰"反"。误下伤脾,脾伤运化失职,气机壅滞则腹满;血脉不和,经络不通则腹痛,因病位在脾,故曰"属太阴也"。然此虽属太阴,却与太阴病本证不同,彼为脾阳不足,寒湿内盛所致,故除见腹满时痛外,更见食不下、呕吐、下利等,当用理中汤治疗;而本证仅见腹满时痛,余症不显,为脾伤气滞络瘀所致,故治以通阳益脾、活络止痛,方用桂枝加芍药汤。

"大实痛"是形容腹痛剧烈、拒按等证情,比"腹满时痛"为重,可伴便秘之症,乃脾伤气血瘀滞较甚,不通则痛所致,故在上方基础上加大黄二两,增强化瘀通络导滞之功,名为桂枝加大黄汤。

桂枝加大黄汤即桂枝加芍药汤再加大黄组成。加大黄亦有双重作用,其一因气血经络瘀滞较甚,腹满痛较重,故加大黄增强其活血化瘀、通经活络之功;其二因气滞不通,亦可导致大便不行,加大黄能导滞通便,邪气去则络脉和,其病自愈。

太阴病,脉弱,这是太阴病的主脉,乃由于脾阳虚弱,鼓动无力所致。若阳虚加重,使脾胃升降失常,脾气不升,寒湿下注,可出现下利。此时即使出现络脉不和、气滞血瘀的腹满时痛或大实痛,当用桂枝加芍药汤,或桂枝加大黄汤时,其大黄、芍药的用量宜轻,因有脾阳虚弱,若苦寒药用量过大,更伤脾阳,易生变证,故曰"易动故也"。本条是强调应根据患者的体质及脉症来增减药量,使方药更适合于病情。

桂枝加芍药汤是由桂枝汤原方倍用芍药组成,虽只有一味药量不同,方义却有很大差别。本方用桂枝配合甘草辛甘化阳,通阳益脾;生姜与大枣合用亦能辛甘合化,补脾和胃;重用芍药取其双重作用,一者与甘草配伍,缓急止痛;再者活血和络,经络通则满痛止,故用于腹满时痛十分恰当。

4. 太阴病预后

(1) 太阴中风欲愈候:太阴中风,四肢烦疼,阳微阴涩而长者,为欲愈。

脾阳素虚,又感受了外邪,因脾主四肢,四肢为诸阳之本,脾阳与邪气相搏,四肢气血运行不畅,故四肢烦疼。此症较轻,经过适当治疗或自身阳气来复可转愈,并可通过脉象测知,太阴外受风邪,应当脉浮,今浮取而微,说明邪气渐轻,外邪将解;脉阴涩指沉取而涩,乃脾虚气弱夹有湿邪,使脉行不畅之故,由涩转长,标志着正气来复,邪去正复,因此说"脉阳微阴涩而长者,为欲愈。"

(2) 伤寒脉浮而缓,手足自温者,系在太阴;太阴当发身黄,若小便自利者,不能发黄;至七八日,虽暴烦下利日十余行,必自止,以脾家实,腐秽当去也。

伤寒,脉浮而缓,虽似太阳中风脉象,但无发热、头痛、汗出等证,而是手足自温,知非太阳病,而是属于太阴病。因脾主四肢,四肢为诸阳之本,太阴为至阴,感受外邪之后,抗邪之力不足,故不发热。阳虚不甚,脾阳尚能达于四末,故手足自温,这也是与少阴病手足厥逆不同之处。太阴为湿土之脏,各种原因导致脾虚,运化失职,寒湿内阻,影响肝胆疏泄功能,使胆汁不循常道,溢于周身则发黄。发黄一般均伴有小便不利、无汗但头汗出,若小便自利,则湿有出路,寒湿不能郁阻于内,故不能发黄。病至七八日,骤然发生烦扰不安,乃正复祛邪、正邪剧争的

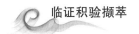

反映。继而下利日十余行,乃脾阳来复,正胜邪去,腐秽随大便而出,是疾病向愈的佳兆,其后下利必自止。然而如何区别突然出现烦扰不安,伴下利日十余行是病情加重还是向愈呢? 如果病情加重,则下利不能自止,同时伴有手足不温、神疲畏寒、苔腻不化等证。反之,若伴手足温和、食欲转佳、精神慧爽、苔腻渐化、下利自止,则说明脾阳恢复,疾病向愈。

(3)伤寒脉浮而缓,手足自温者,是为系在太阴。太阴者,身当发黄;若小便自利者,不能发黄。至七八日大便硬者,为阳明病也。

本条是论太阴转出阳明的机转和特征。本条前半部分内容基本与上条同,只是末尾略异,故移至此处,以资鉴别。上条论太阴病至七八日,脾阳来复,下利自止,其病向愈;而本条则是阳复太过,转属阳明。太阴脾与阳明胃同属中焦、同属中土,但脾属阴土主湿,胃属阳土主燥,在生理情况下两者阴阳协调,燥湿相济,维持正常的消化功能。然而,在病理情况下,燥湿可以互化,寒热可以演变,虚实可以转换。本条即属太阴虚寒之证,阳复太过,结果由湿化燥,由寒变热,由虚转实,由阴出阳,变成阳明病。转为阳明病的主要标志是"大便硬",当然在此是举一端而略其他,临床上可抓住关键证候,以此类推,一隅三反,方不至误诊、误治。凡转为阳明病者,当按阳明病辨证论治。

(二)验案

1. 口疮

马某,女,48岁。

(1)初诊:2017年12月5日。

【病史】患者反复口腔溃疡2年,服用清热解毒的中药、抗生素和维生素效果不明显。刻下见舌体、牙龈、口唇黏膜散在大小不等的溃疡,边色淡红,中间白色溃疡点,疼痛不已。伴有腹部冷痛,纳食不馨,四肢不温,大便溏薄,小便次多清长。舌体淡胖,舌苔白润,脉沉细缓。

【辨证】复发性口疮临床以实热证多见,但此案久病不愈,且多用、久用寒凉之品,致使中焦脾阳被耗,寒湿之邪内蕴。治以四逆汤加减,温煦太阴脾经之寒湿。

【处方】制附子12克,干姜10克,炙甘草12克,炒白术12克,桂枝10克,肉豆蔻9克,炒苍术12克,党参12克、神曲9克。7帖。

（2）二诊：2017 年 12 月 13 日。口腔溃疡基本愈合，腹痛未作，纳食增进。守原方再服 7 帖而愈。

（3）三诊：3 个月后因他病来诊，随访口腔溃疡未复发。

2. 水肿（慢性肾炎）

李某，女，67 岁。

（1）初诊：2016 年 12 月 21 日。

【病史】患慢性肾炎、高血压病史近 20 年。刻下：神疲欲寐，言语声低，头晕目眩，心烦，失眠，四肢冷，下肢水肿，按之凹陷不起，小便不利。舌质淡白水滑，脉沉细。血压 180 mmHg/100 mmHg，尿常规示：尿蛋白阳性（＋＋＋），管型阳性（＋），红细胞阳性（＋）。

【辨证】此属阴盛阳浮、水气不化所致之水肿。病久致虚，真精暗耗。先竭其阴，后竭其阳，阳虚水气不化而成水肿。以四逆汤回阳益气，化气利水。

【处方】附子 15 克，干姜 6 克，炙甘草 12 克，炒党参 12 克，茯苓 18 克，炒白术 12 克，川芎 9 克，桂枝 6 克，丹参 12 克。7 帖。

（2）二诊：2016 年 12 月 28 日。病见起色，语声清晰，水肿减退。血压 160 mmHg/90 mmHg，余症同前，效不更方。上方加桑寄生 12 克，杜仲 12 克，益母草 12 克。再服 7 帖。

（3）三诊：2017 年 1 月 6 日。下肢水肿基本消退，精神增进，睡眠改善，头晕明显缓解，血压 140 mmHg/80 mmHg。尿常规：尿蛋白阳性（＋）。守原法，原法再加黄芪 15 克，玉米须 10 克，继服 14 帖。

（4）四诊：2017 年 2 月 15 日。患者精神如常，诸症均平。血压 130 mmHg/78 mmHg，尿蛋白阴性（－），嘱其服桂附地黄丸 1 月，以巩固疗效。

3. 外感发热

于某某，男，50 岁。

（1）初诊：2017 年 6 月 29 日。

【病史】患者近三日感冒，发热 38.3～38.4℃，身冷有汗，恶寒后则身热，虽经服用感冒冲剂、银翘解毒丸等仍不愈，大便已 2 日未行，腹部胀满。查其舌苔薄黄，脉仍浮紧。

【辨证】以桂枝加大黄汤加味。

【处方】桂枝 10 克，白芍 12 克，甘草 6 克，生姜 10 克，大枣 9 克，酒大黄

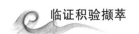

9克,麻黄10克,杏仁10克后入。3帖。

(2) 二诊:2017年8月因他病来诊时自述,上药服1帖后,汗出排便,热退身爽,服3帖后诸症消失而愈。

五、少阳病辨证及临床应用

(一) 少阳病辨证

少阴病的主要证候特征是心肾阴阳俱虚,而又以肾阳虚衰为主,具有全身性正气衰弱的病证,就其主要证候来说,为外感病发展过程中阴证的较危重阶段。从《伤寒论》的原文来看,少阴病病变部位涉及手少阴心、足少阴心、肾及其经脉,常由外邪直中少阴或邪由他经传来。

少阴病证候分为少阴脏证、少阴经证、少阴兼证。

少阴脏证是由于手少阴心为火脏,足少阴肾为水脏,而肾内藏元阴元阳,所以当素体少阴阳虚阴盛的时候,外邪就容易从阴化寒,从而形成少阴的寒化证;当素体少阴阴虚阳亢的时候,外邪就容易从阳化热,从而形成少阴的热化证。于是少阴脏证就有寒化和热化两类。

少阴寒化证主要有阳衰阴盛证,治宜四逆汤回阳救逆;阴盛格阳证,治宜通脉四逆汤破阴回阳、交通内外;阴盛戴阳证,治宜白通汤破阴回阳、交通上下;阳虚水泛证,治宜真武汤扶阳镇水;阳虚身痛证,治宜附子汤温阳益气、散寒祛湿;下利滑脱证,治宜桃花汤温中固脱、涩肠止泄;寒逆剧吐证,治宜吴茱萸汤温中益气、降逆止呕等。也有因寒邪太盛而伤阳的证候,因此证以邪盛为主而不是以正虚为主,其预后则比较好,甚至可以自愈。

少阴热化证其中有阴虚火旺、心肾不交证,治宜黄连阿胶汤滋阴泻火、交通心肾;阴虚水热互结证,治宜猪苓汤育阴清热利水。

少阴阳郁证非少阴阳虚,而是少阴阳郁、不能外达,从而出现四逆,治宜四逆散疏肝和脾、调畅气机。

少阴经证也就是"少阴病篇"的咽痛证,由于手足少阴经脉的循行部位都和咽喉有关,因此可以把少阴经脉受邪而形成的咽痛证,看成是少阴病的经证。

少阴兼证有太少两感证,也就是太阳和少阴同时感受外邪而发病,治宜麻黄细辛附子汤温经发汗,或麻黄附子甘草汤温经微发汗;有燥热下灼少阴真阴证,治宜大承气汤或大柴胡汤急下存阴。

1. 少阴病提纲

少阴之为病,脉微细,但欲寐也。

微者,薄也;微脉,指脉来微弱无力,脉搏波动幅度极小,似有似无,轻取尚未感到脉搏的波动,稍重按,便会将脉管压瘪,仍然不能感到脉搏的波动,只有在浮沉之间仔细诊摸,才可以感到脉搏微微的搏动,这是由于心肾阳衰,鼓动无力所致。细者,小也;细脉,指脉形细小,细如发丝,这是由于心肾阴液精血虚少,脉道不能充盈所致。但欲寐,就是终日只是昏沉困顿、精神萎靡、神志恍惚、意识淡漠、似睡非睡、似醒非醒、反应能力低下的精神状态。这是由于心肾阴精阳气虚衰,精神失养所致。据现代研究,人的精神意识思维活动要消耗人体 20% 左右的能量,如此,但欲寐的精神状态提示了正气大衰、精神失养。本条一脉一证,概括了少阴病心肾阴阳气血俱虚,而又以肾阳虚衰为主的主要病变特点,故可以作为少阴病的提纲。

2. 少阴寒化证

(1) 阳衰阴盛证:少阴病,脉沉者,急温之,宜四逆汤。

少阴病阳衰阴盛证的临床表现,一是畏寒蜷卧,手足厥冷,冷汗自出,这是由于少阴阳虚,肌肤四末失温和阳不摄阴所致。二是吐利,下利清谷,自利而渴,脾肾阳虚,火不暖土,腐熟无权,则下利清谷,如果升降紊乱,则吐利皆见;肾阳虚衰,气化失司,津液不化,则见口渴。三是小便不利或小便清长,皆属肾阳虚衰所致,肾阳虚衰,气化失司,则小便不利;肾阳虚衰,阳不摄阴,则小便清长。四是但欲寐,这是由于阴精阳气虚衰,精神失养所致。五是脉沉,或脉微细,或脉微欲绝,或脉沉伏不出,这是由于少阴阳阴两衰,轻则脉沉而无力,进一步发展则脉微细,严重者则脉微欲绝,甚至脉沉伏不出。证属少阴阳衰阴盛,治用四逆汤回阳救逆。

附子大辛大热,温肾回阳驱寒。干姜辛热,温脾散寒。炙甘草调中补虚。三药合用,共奏温补脾肾,回阳救逆之功,不论外感、内伤,凡属脾肾阳虚、阴寒内盛者,皆可应用。

本方现代应用十分广泛,消化系统病证如急慢性肠炎、急慢性胃炎、胃下垂等,辨证属脾肾阳虚者。心血管系统病证,如心肌梗死伴发心源性休克者,用本方合生脉散;心绞痛属阳虚寒盛,夜间或气候寒冷则发作频繁者,用本方合苓桂术甘汤。泌尿系统病证,如慢性肾炎,用本方合五苓散。呼吸系统病证,如慢性

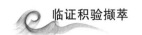

支气管炎,用本方合二陈汤。此外,高血压或低血压、放射性白细胞计数减少症、肢端青紫症、冷性荨麻疹、阴性疮疡等,只要辨证属于阳衰阴盛者,皆有效果。

（2）阴盛格阳证：少阴病,下利清谷,里寒外热,手足厥逆,脉微欲绝,身反不恶寒,其人面色赤,或腹痛,或干呕,或咽痛,或利止脉不出者,通脉四逆汤主之。

本证是在下利清谷、手足厥逆、脉微欲绝等少阴阳衰阴盛证的基础上,出现了身热反不恶寒,其人面色赤,这是阴寒盛于内、虚阳格于外所致,并兼有阴寒盛于内、虚阳格于上的戴阳表现。"里寒外热",也就是内真寒、外假热,治以通脉四逆汤破阴回阳、交通内外。

本方即四逆汤加大附子、干姜的剂量而成。附子10～30克,干姜6～15克。有扶阳消阴、破阴回阳、交通内外、救逆通脉的功效,故名通脉四逆汤。

（3）阳虚水泛证：少阴病,二三日不已,至四五日,腹痛,小便不利,四肢沉重疼痛,自下利者,此为有水气。其人或渴,或小便利,或下利,或呕者,真武汤主之。

素体少阴阳虚,邪从寒化,阳虚不能制水,从而导致水邪泛滥。

腹痛为水寒在内,筋脉拘急所致;小便不利是肾阳虚衰、气化失司的表现;四肢沉重疼痛,为水寒之气浸渍四肢,经气运行不畅所致;自下利,是水气浸渍于胃肠的结果。诸证皆由水寒之邪为患,故以"此为有水气"概括其病机。由于水邪是变动不居的,常可以随气机的升降出入而逆流横溢,随处为患,因此阳虚水泛证可以见到诸多的或然之证。如水邪上犯于肺,肺气上逆则为咳;水邪冲逆于胃,胃失和降则为呕;水邪下趋大肠,传导失司,则为下利;下焦阳虚,不能制水,阳不摄阴,或可见小便清长。治用真武汤,温阳祛寒利水。

五苓散证为表邪入里,膀胱气化失职,水蓄膀胱,以小便不利、口渴欲饮、少腹苦里急为主要特征,兼有表邪不解,治以通阳化气行水兼以解表。真武汤证由肾阳虚衰、不能制水、水邪泛溢而成,以下利、腹痛、四肢沉重疼痛、小便不利为主,或咳、或吐、或悸、或头眩、或身瞤动,振振欲擗地等,并兼见阳虚寒盛之象,治当温阳化气行水。苓桂术甘汤证以心脾阳虚为主,水饮停聚中焦,见心下逆满,气上冲胸,起则头眩、脉沉紧等,治以温补心脾,化饮降逆。以真武汤温阳化气行水。

附子辛热,壮肾阳,补命火,使水有所主;白术苦温,燥湿健脾,使水有所制;术附同用,温煦经脉以除寒湿;生姜宣散水邪并可利水;茯苓淡渗利水,佐白术健脾;芍药活血脉,利小便,又可敛阴和营,制姜附刚燥之性,使之温经散寒而不伤阴。诸药合用,共奏温阳利水之效。

本方临床应用十分广泛,可以包括四肢沉重疼痛、心下悸、咳、吐、利、头眩、身瞤动、振振欲擗地、小便不利或小便利等,临床只要抓一个主症,再结合。其病机属阳虚水泛者,就可以将真武汤用于治疗一个系统的病证。比如四肢沉重疼痛实际上应包括水肿,对于各种水肿的患者,只要属于阳虚水泛者,就可以用本方治疗;抓心下悸,可将本方用于治疗心脏疾病,心功能不全;抓咳,可将本方用于治疗呼吸系统疾病;抓吐利,可将本方用于治疗消化系统疾病;抓头眩,可以将本方用于治疗神经系统疾病和五官科疾病;抓身瞤动、振振欲擗地,可以将本方用于治疗神经系统疾病;抓小便不利或利,可以将本方用于治疗泌尿系统疾病。

(4)阳虚身痛证:少阴病,得之一二日,口中和,其背恶寒者,当灸之,附子汤主之。少阴病,身体痛、手足寒、骨节痛、脉沉者,附子汤主之。少阴阳虚,肌肤骨节失温,寒湿凝滞。身体痛、骨节痛,为少阴阳虚、肌肤骨节失温、寒湿凝滞所致。手足寒、背恶寒,是少阴阳虚、四末肌肤失温的结果。脉沉为少阴阳虚、鼓动无力、真阳不能外达的特征。治当灸、药并用,方用附子汤,可灸关元、气海、丹田、大椎、膈俞等穴。以附子汤扶阳温经,散寒除湿。

炮附子扶真阳之虚,温经散寒而镇痛;人参大补元气,参附相伍,峻补元气,回生气之源;茯苓、白术健脾除湿,利于阳气宣通。芍药和营血而通痹止痛,制术、附之温燥而护阴。诸药合用,共奏扶阳温经、散寒除湿之效。

本方临床主要用于风湿性、类风湿关节炎属虚寒性痹证者,亦用于治疗肾阳虚遗尿证,心阳不振之心悸、脾肾阳虚之水肿、肾阳虚寒饮盛的妊娠腹部冷痛、肾阳虚阴寒盛的眩晕等。

真武汤和附子汤在药物组成上只有一药之差,两方皆有附子、白术、茯苓、芍药,主治之证均为肾阳虚衰,水邪或寒湿停滞为患。但真武汤证以少阴阳气不足,在里之水邪泛滥为主,以头眩、心下悸、身瞤动、振振欲擗地、四肢沉重疼痛、下利或呕,或咳,小便不利或小便清长为主要临床表现,治疗重在温阳化气治在里之水饮,所以用生姜配附子温阳宣散水邪。附子汤证以少阴阳气不足,在外之寒湿凝滞于肌肤骨节为主,以身体痛、骨节痛、手足寒、背恶寒为主要临床表现,治疗重在补元阳、益元气,祛在外之寒湿、止身痛,所以用人参配附子,且附子用量倍于真武汤,其温补元阳元气之旨,显然可见。

（5）寒逆剧吐证：少阴病，吐利，手足逆冷，烦躁欲死者，吴茱萸汤主之。少阴寒盛，寒邪上逆，升降紊乱。吐利为少阴寒邪上逆中焦、中焦升降逆乱所致。烦躁欲死，为邪正剧烈相争，升降逆乱，患者难以耐受，因此在剧烈呕吐的同时，伴有烦躁不安的临床表现；手足逆冷，为升降紊乱，阴阳气一时不相顺接的表现，每在剧烈呕吐的同时出现，呕吐暂停后，厥冷的表现也暂时缓解。由于此证以寒盛为主，而且寒邪逆于中焦，因此用吴茱萸汤温中通阳驱寒、泄浊降逆止呕。

3. 少阴热化证

（1）阴虚火旺、心肾不交证：少阴病，得之二三天以上，心中烦，不得卧，黄连阿胶汤主之。素体少阴阴虚阳亢，外邪从阳化热，而成阴虚火旺，心肾不交之证。心中烦，不得卧，是由于素体阴虚阳盛，外邪从阳化热，肾水不足，不能上济心火，致使心火亢盛所致。阳人于阴谓之寐、阴虚火旺的患者，由于阴虚阳亢，阴不敛阳，阳不入阴，于是就出现了不能入寐的情况。越是不能入寐，越是心烦；越心烦，心火越亢，致使患者辗转反侧，坐卧不宁，因此用"心中烦，不得卧"来描述其临床表现。证属阴虚火旺，心肾不交，火水未济。常伴见口燥咽干，舌红绛少苔，甚至舌光红无苔，脉细而数。治用黄连阿胶汤滋阴清热，交通心肾。

鉴别：栀子豉汤证之心烦不得眠，为余热留扰胸膈，而肾水不虚，其舌苔多淡黄，并有反复颠倒、心中懊憹、胸中窒、心中结痛等症；本证则为阴虚火旺，心肾不交，本虚而标实，多伴口燥咽干、五心烦热、舌红少苔等症。故前者治以清宣郁热，此则主以滋阴清热。

以黄连阿胶汤滋阴清热，交通心肾。

黄连、黄芩清心火，以除炎上之热；阿胶、鸡子黄滋肾阴、养心血，以补阴涵阳；芍药与芩、连相配，酸苦涌泄以清火，与阿胶、鸡子黄相配，酸甘化阴以滋液。诸药相合，使阴复火降、水火既济、心肾相交、烦除而寐安。

应用本方治疗失眠证时，对于一般神经衰弱所导致的失眠，并没有明显的疗效，但对于患外感热病以后，发热已退，遗留有心烦不得眠卧者，效果很好。而对于多年失眠，经常服用安眠药的患者，当其因患外感病痊愈后，心烦失眠的症状加重，此时如果兼见舌红苔薄白，脉细数，投以本方，也有佳效。此外，现代医学家常将其用于阴虚火旺的精神躁狂症、梦遗、早泄、阳痿，高热昏迷、产后发热、甲状腺功能亢进、肝硬化、肝昏迷、各种心脏病、室性早搏、温毒下痢脓血、肠伤寒出血、支气管扩张出血、阴虚火旺所致之咳血、咯血、齿衄、月经过多、慢性溃疡性口腔炎;顽固性失音、眼结膜出血等病证,凡辨证为阴虚火旺者,均可以此方加减化裁而治之。

(2)阴虚火旺、水热互结证:少阴病,下利六七天,咳而呕渴,心烦不得眠者,猪苓汤主之。素体少阴阴虚阳盛,外邪从阳化热,热与水结,从而形成阴虚水热互结证。

本证的第一个主症是心烦、不得眠,这是由于肾阴虚于下、心火亢于上,心肾不交、火水未济所致。第二个主症是口渴、渴欲饮水,这是由于水热互结、津液不化,又有阴虚津液缺乏所致。第三个主症是小便不利,这是由于水热互结、气化不利所致。但本证的小便不利,是小便短赤、尿道涩痛,可见有尿频、尿急、尿痛等泌尿道刺激症状。除上述主要临床表现之外,由于水邪常常逆流横溢,其侵犯不同的部位就可能出现不同的临床表现,如水邪偏渗大肠,则可见下利;水邪上犯于肺,则可见咳逆;水邪上逆于胃,则可见呕吐。这些或见症状,也可以称其为副症,有的时候这些副症也可能成为患者最突出的主诉,遇到这种情况,一定要深入探求导致这些症状的根本病机,针对病机论治才可能取得好的疗效。而不是见利止利、见呕止呕、见咳止咳。

黄连阿胶汤证、栀子豉汤证、猪苓汤证,皆有火热扰心、心神不宁之心烦不得眠。其中黄连阿胶汤证系少阴热化证,肾阴亏于下,心火亢于上,但无水结,证候除心中烦、不得卧之外,尚有口燥咽干、舌红绛而少苔、脉细数等,治以育阴清热,交通心肾,药用黄连、阿胶、黄芩、鸡子黄、芍药。栀子豉汤证为无形邪热郁于胸膈,郁热扰心之证,肾水不虚,也无水结,故除心烦不得眠,剧者必反复颠倒,心中懊恼之证外,还有但头汗出,甚至胸中窒、心中结痛等,治宜清宣郁热而除烦,药用生栀子、豆豉二味。猪苓汤证则阴虚、火热、水邪兼备,只是热势较轻,阴虚亦不太甚,而以水结为主,故除心烦不得眠外,尚有小便不利、渴欲饮水等主症,尤其可见咳而呕、利等水邪流窜为患的临床表现。治当育阴清热利水,药用猪苓、茯苓、泽泻、阿胶、滑石。

猪苓汤证和真武汤证均有水气为患,证候上都有水邪浸渍肺胃大肠之咳、下利,治法上皆需利水,方药中同用茯苓。而真武汤证为肾阳虚,水气泛滥,因此主症有腹痛,四肢沉重疼痛,小便不利、尿少或小便清长,心下悸,头眩,身瞤动,振振欲擗地,舌淡苔滑等,治宜真武汤温阳利水。猪苓汤证为阴虚有热,水热互结,

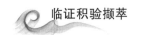

故而主症有心烦不得眠,渴欲饮水,小便不利而短赤,甚至尿道涩痛。治宜猪苓汤清热利水育阴。

五苓散证与猪苓汤证皆为水证,证候都有脉浮、发热、渴欲饮水、小便不利,治疗皆用利水之法,药物同用茯苓、泽泻,此乃其同。但五苓散证由外邪入里,膀胱气化不行,水道失调,水蓄下焦,不能化津上承所致,属表里同病,其水主要停于下焦膀胱,脉浮、微热为表邪未尽,小便不利,烦渴是其主症。治用五苓散通阳化气利水,兼以解表。猪苓汤证系阴虚水热互结而成,纯属里证而无表邪,其水热结于下焦,水邪又能泛于上下,脉浮、发热为阳明余热犹存,渴欲饮水、小便不利为水热互结、气化不利,此外尚有咳而呕、利,心烦不得眠等症,治用猪苓汤,清热利水育阴。可见五苓散证主在气化不利,阴未虚,热不明显,表邪未尽;猪苓汤证主在阴虚有热,水热互结,而无表邪。以猪苓汤滋阴清热利水。

4．少阴阳郁证

少阴病,四逆,其人或咳,或悸,或小便不利,或腹中痛,或泄利下重者,四逆散主之。

本条所言主症,就是"少阴病,四逆",但是虽言少阴病,并不伴见恶寒蜷卧,下利清谷,但欲寐、脉微细等全身虚寒的证候,且治以四逆散,而不是四逆汤,因此本证之四逆不是少阴阳虚,四末失温,而是少阴阳气郁遏于里,不能外达于四末所致。治以四逆散疏畅气机,透达郁阳。

其人或咳,或悸,或小便不利,或腹中痛,或泄利下重,皆为或见症。少阴肾阳是一身阳气之根本,少阴阳郁,脏腑失助,或易被寒邪所乘,或易兼水邪内生,因此就出现了诸多的或见之症。如肺失阳助,寒乘气逆,则为咳;心失阳助,水邪上凌,则为悸;三焦膀胱失助,气化失职,则小便不利;脾阳失助,寒邪内乘,则腹中痛;中寒气滞,则泄利下重。

以四逆散疏畅气机,透达郁阳。

柴胡解郁行气,和畅气机,透达郁阳;枳实行气散结;芍药和营益阴;炙甘草缓急和中。合而成方,使气机条畅,郁阳得伸而四逆可除。

本方具行气开郁、推陈致新、条达气机之功,后世用于疏肝解郁、开胃行滞颇效,故为疏肝行气之祖方。《景岳全书》记载的柴胡疏肝散,即系在此方的基础上,改枳实为枳壳,并加入香附、川芎、陈皮而成,主治肝气郁结、肋胁疼痛、往来寒热、痛经等症。《医林改错》记载的血府逐瘀汤,则是将本方和活血化瘀药同用,成为行气化瘀的名方,广泛用于治疗心胸疾病所导致的心胸疼痛。

由于本方是疏肝和脾的基础方,所以现代应用十分广泛,诸如:① 急性肝炎、慢性迁延性肝炎;② 胰腺炎、胆道蛔虫症、急慢性胆囊炎;③ 急性阑尾炎、肠梗阻;④ 胃炎、溃疡病;⑤ 月经不调、经前乳房胀痛、乳痈、输卵管阻塞、慢性附件炎、慢性盆腔炎;⑥ 阳痿;⑦ 肋间神经痛。以上病证凡辨证属肝郁气滞或阳气郁闭所致者,以本方为主而加减化裁,均可取得较好的疗效。

5. 少阴病兼证

少阴兼太阳证:少阴和太阳同时感受外寒而发病,因此也叫太少两感证。少阴病,始得之,反发热,脉沉者,麻黄细辛附子汤主之。

太阳和少阴同时感受外邪而发病,发热为太阳表证。脉沉主少阴里阳虚,这是表里同病。以麻黄细辛附子汤温经发表。

麻黄细辛附子汤中,用麻黄发散太阳在表之邪。用附子温少阴在里之阳。麻、附相伍,温经通脉,助阳发表。细辛辛温雄烈,与麻黄相伍,有温经解表之效,与附子相配,有温通少阴、助阳散寒之功。三药相须为用,内温少阴之阳,外发太阳之表,助正而祛邪,于温经中解表,于解表中温阳。

现代常将麻黄细辛附子汤用于:① 肾阳虚兼外感风寒,素体阳虚复感风寒之久咳,大寒犯肾、暴哑咽痛;② 阳虚火衰的癃闭;③ 冷风头痛、风寒齿痛;④ 心阳不振的嗜睡;⑤ 病态窦房结综合征、窦性心动过缓;⑥ 肺心病心力衰竭、急性克山病阳虚型;⑦ 肾病综合征、慢性肾炎急性发作属阳虚夹表证者;⑧ 阳虚型三叉神经痛、寒性坐骨神经痛,本方合芍药甘草汤;⑨ 由于阳虚所致的无汗症;⑩ 阳虚导致涕泪不止。

(二) 验案

1. 四逆汤案

慢性腹泻:叶某,女,49 岁。

(1) 初诊:2014 年 5 月 14 日初诊。

【病史】1 年前因饮食不节出现呕吐腹泻,于某三级甲等医院急诊,诊断为急性肠胃炎,经补液抗感染治疗后病情好转出院,此后常不明原因出现反复大便溏薄,量多色黄,夹有食物残渣,日行多次,精神不振,形体消瘦,乏力嗜睡,消谷善饥,口渴喜热饮,舌质淡白、苔薄,脉沉缓无力。既往有糖尿病史。

【辨证】患者因呕泻治致使脾阳受损,加之病久肾阳亦衰,故泻下溏薄、精神不振、乏力嗜睡。脾肾阳虚,寒湿内蕴,以四逆汤和补中益气汤加减。

【处方】制附子15克,干姜5克,炙甘草12克,黄芪9克,炒白术15克,党参12克,柴胡9克,莲子肉12克,补骨脂12克,木香6克。7帖。

(2)二诊:2014年5月21日。自述大便基本成型,日行2次,精神增进,口渴仍作。舌质淡白、苔薄白,脉沉细缓。原方奏效,以原方出入。

【处方】制附子15克,干姜5克,炙甘草12克,黄芪9克,炒白术15克,党参12克,柴胡9克,莲子肉12克,补骨脂12克,木香6克,葛根12克,制半夏12克。7帖。

(3)三诊:2014年5月28日。患者精神明显增加,大便日行一次,成型,胃纳佳,口干亦有缓解。效不更方,以原方守方以资巩固,再进7帖。

2.真武汤案

眩晕:李某,女性,65岁。

(1)初诊:2017年4月12日。

【病史】反复眩晕1年伴乏力1周。一天前于某三级甲等医院行头颅CT检查示:"左侧基底节区脑实质腔隙性梗死灶"。有高血压病史。现患者自觉整日眩晕如坐舟车,迈步如踏棉花感,二便尚调。舌质淡、苔薄白略黄,脉虚涩。

【辨证】患者眩晕、迈步行走如踏棉花,是无所依靠之故。眩晕无所依靠类似于振振欲擗地,此乃上实下虚、痰浊阻络,方选真武汤和温胆汤加减。

【处方】制附子15克,炒白术20克,炒白芍20克,茯苓30克,干姜5克,白蒺藜20克,太子参25克,姜竹茹10克,枳实12克,姜半夏12克,陈皮6克。7帖。

(2)二诊:2017年4月20日。眩晕明显减轻,迈步踏实感。舌苔薄白,脉沉。以原法维持,再进7帖。

(3)三诊:2017年4月26日。眩晕基本消失,走路时无踏棉花感,但下肢乏力症状仍作。以上方增加培补肝肾之品以资巩固。

【处方】制附子15克,炒白术20克,炒白芍20克,茯苓30克,干姜5克,白蒺藜20克,太子参25克,姜竹茹10克,枳实12克,姜半夏12克,陈皮6克,杜仲15克,狗脊12克,鸡血藤12克。7帖。

六、厥阴病辨证及临床应用

(一) 厥阴病辨证

厥阴病是伤寒六经病证的最后一经病。厥者,极也,尽也。病至厥阴,或阳气衰至极,于是就有阳气竭绝而亡的可能;或阴寒盛至极,被郁的厥阴相火郁极乃发,于是就有了"阴尽阳生"的转化。因此,厥阴病既有阴盛阳衰的寒证、阴阳离绝的危证、死证,又有阴尽阳生的自愈证、阳复太过的热证、阴阳进退的厥热胜复证和寒热错杂证等,当然最常见的还是外寒侵袭厥阴经脏而出现的厥阴经寒、脏寒和经脏两寒证。总体来看,厥阴病或寒或热,或死或愈,或寒热错杂,或厥热进退,其临床表现具有两极转化的特点。

厥阴病病变部位涉及足厥阴肝经和肝、手厥阴心包经和心包。厥阴寒证由外寒直接侵袭厥阴经、脏而发病。

寒伤厥阴之经,外来寒邪侵袭手足厥阴经脉,又伴有厥阴肝血不足,证见手足厥寒,脉细欲绝;或冷结膀胱关元,而见少腹冷痛。治用当归四逆汤养血温经散寒。

寒伤厥阴之脏,外来寒邪直犯厥阴之脏,进而导致肝胃两寒,症见干呕、吐涎沫、头痛,治用吴茱萸汤暖肝胃、降浊阴。

厥阴经脏两寒,外来寒邪侵袭厥阴经、脏,既有厥阴经寒的表现,又有厥阴脏寒的特征,治用当归四逆加吴茱萸生姜汤经脏两温。

厥阴危重证和死证由少阴发展而来,在少阴心肾真阳衰微的基础上,病证进一步涉及厥阴,使厥阴肝和心包的相火也衰竭,这就意味着五脏六腑的阳气都衰竭,证见手足厥逆,肤冷,其人躁无暂安时,仲景称之为"脏厥",也就是内脏阳气都衰竭而导致的厥逆证。这是以正虚为主的厥阴病,是六经病的终末期,显然预后不良,仲景没有提出治法,从理论上来说,该证进一步发展,就是真阳竭绝的死证。

以上皆属厥阴寒证。

寒邪郁遏厥阴相火证,不是以正虚为主,而是以邪盛为主的厥阴病,心肾真阳不衰,厥阴相火不虚,而是寒邪太盛。寒邪郁遏了厥阴相火,相火被郁遏到一定程度就会爆发,这就叫物极必反,"郁极乃发"。相火爆发,阳气来复,于是就使病情发生了转折性的变化,其结果就可能出现以下几种情况。

其一,厥阴自愈证,相火爆发,阳气来复,阳复阴退,人体阴阳和谐,其病自愈。

其二,厥阴热证,相火爆发,阳气来复,阴寒虽退,但由于人体生理活动的惯性倾向,有可能发生阳复太过的情况,这种情况可比喻为"防卫过当"。阳复太过,阳有余便是火,于是便出现了厥阴的热证。这种热证又可以见到以下三种情况,一是其热上伤阳络,症见汗出、喉痹;二是其热下伤阴络,症见大便脓血;三是其热泛溢肌肤,症见身发痈脓。这三种情况都可以伴见热不止、热不罢的表现。对以上热证,仲景皆未出治法。

其三,厥阴寒热错杂证,相火暴发,阳气来复,阳热上逆而成上热,原有阴寒未尽退却,而有下寒,于是就出现了厥阴病的寒热错杂证。典型的是上热下寒、蛔虫中阻的厥阴病提纲证以及蛔厥证。

其四,厥热进退证,相火暴发,阳气来复,但如果来复的阳气不能保持稳定,而是时进时退,阳气进则见发热,阳气退则见厥冷和下利,于是就出现了发热数日,厥利数日,再发热数日,再厥利数日,这就是厥阴病的厥热进退证,也叫厥热胜复证。医者就可以根据发热和厥利天数多少的对比,来判断是阳气的恢复占优势,还是阴寒邪气占优势。阳复占优势者,病证向愈;阴寒占优势者,病证加重(见表4-3)。

表 4-3　厥阴病篇所涉及的厥利呕哕证

厥　证	下利证	呕　证	哕　证
寒厥少阴肾阳虚衰,四末失温所导致的手足厥冷,治疗用四逆汤一类回阳救逆	寒利:脾肾阳虚,火不暖土所致,治用四逆汤类温补脾肾,驱寒止利,实即少阴下利	寒呕肝寒犯胃,胃气上逆所致,治用吴茱萸汤暖肝胃,降浊阴,属厥阴本证	虚寒哕逆,由胃家虚寒,无力降浊,虚气上逆而致,仲景未出治法
热厥阳热内伏,使阳气内郁而不能外达所导致的手足厥冷,里热未成实者,用白虎汤清里热;里热已成实者,用下法除里实	热利:一是大肠湿热下迫所致,治用白头翁汤清热燥湿止利;二是阳明燥热下迫大肠所致,治用小承气汤通因通用	热呕、肝热犯胃,或胆热犯胃,胃气上逆所致,治用小柴胡汤。前者为厥阴本证,后者为厥阴外出少阳证	实证哕逆,由燥热阻滞气机,或水湿阻滞气机,进而导致气机上逆,治疗原则:对大便不通者,则通大便;对小便不利者,则利小便

（续表）

厥　证	下利证	呕　证	哕　证
血虚寒厥就是厥阴本证中的当归四逆汤证	寒热错杂利,一是胃热脾寒的呕吐下利,治用干姜黄芩黄连人参汤清上温下;二是上热下寒,又有阳郁,症见泄利兼唾脓血,治用麻黄升麻汤发越阳郁,清上温下	寒热错杂之呕、胃热脾寒、寒邪阻格、胃气上逆所致,治用干姜黄芩黄连人参汤清上温下	
水阻胃阳致厥,水停胃脘,进而阻遏中阳,使阳气不能外达于手足而致厥冷,治用茯苓甘草汤温胃化饮			
痰阻胸阳致厥,水停胃脘,进而阻遏中阳,使阳气不能外达于手足而致厥冷,治用茯苓甘草汤温胃化饮			
脏厥,由寒厥发展而来,为内脏真阳衰竭所导致的厥冷,为厥阴本证中的危重证			
蛔厥,上热下寒、蛔虫中阻、阴阳气不相顺接所导致的厥冷,就是厥阴本证中的乌梅丸证			
冷结膀胱致厥,寒凝肝脉所致,为厥阴本证中的经证,仲景未出治法。今可用当归四逆汤养血温经散寒			

1. 厥阴病辨证纲要

厥阴之为病,消渴,气上撞心,心中疼热,饥而不欲食,食则吐蛔。下之利不止。

寒邪郁遏厥阴相火,相火郁极乃发,相火上冲而成上热,阴寒未尽而成下寒,从而形成了上热下寒证。

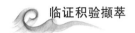

消渴,为木郁化火、灼伤津液所致。这里的消渴,是指渴而能饮,消耗了大量水液而不解渴的症状,并非后世所说的消渴病;气上撞心、心中疼热,是患者的自觉症状,感到有气由心下向上冲顶并伴有上腹部热痛,由于厥阴之脉夹胃,上贯膈,厥阴郁火循经上冲,于是就出现了此证;饥而不欲食,是一种嘈杂烦饿的感觉,有热则善饥,今肝热犯胃,故有嘈杂似饥的感觉,但肝木乘脾,且阴寒未退,运化失司,则不欲饮食;食则吐蛔,是脾虚肠寒而胃热所致。本证以上热下寒、寒热错杂为特点,治宜清上温下,可选乌梅丸。如果误用苦寒攻下,必伤脾胃阳气,使下寒更加严重,以致出现"利不止"。

2. 厥阴寒证

(1)厥阴经寒证:手足厥寒、脉细欲绝者,当归四逆汤主之。

血虚寒凝致厥的证治,肝血不足,经脉失养,复感寒邪。

手足厥寒,就是手足发凉,如果伴有脉微欲绝,则是少阴阳虚寒厥,今伴有脉细欲绝,也就是脉细如线如丝,则主肝血不足,脉道不充。因此,这里的手足厥寒,就是血虚感寒、寒凝肝脉所导致。治以当归四逆汤养血通脉,温经散寒。

本方为桂枝汤去生姜,倍用大枣加当归、细辛、通草而成。当归补肝养血,又能行血,《本草正义》曰其"补中有动,行中有补",故为本方之君药。配以桂枝温经通阳,芍药和营养血,细辛温散血中之寒邪,通草通行血脉,大枣、甘草益脾养营。诸药相合,有散寒邪、养血脉、通阳气之功效,是临床治疗血虚寒凝之证的首选方剂。

本方临床应用时,要抓住三个要点,一是有肝血不足的特点;二是病变局部有发凉、发冷的特点;三是有疼痛的特点。如果冷痛的部位发生在肝经的循行部位上,应用本方就更加适宜了。① 治偏头痛、巅顶头痛及其他一些头痛而属血虚肝寒、阴寒上逆、遇冷则发、头痛发作时面色苍白者。② 治雷诺综合征、手指冷痛者。③ 治血栓闭塞性脉管炎,辨证属于寒湿凝滞者。④ 预防和治疗冻疮,既可口服,也可煮水后熏洗患处,但冻疮已经破溃者慎用外洗,以防局部感染。⑤ 治冠心病、心绞痛,辨证属于血虚寒闭而兼有血脉瘀阻者,配合失笑散,并加石菖蒲、远志。⑥ 治坐骨神经痛,属血虚寒凝者,用本方加牛膝、地龙;久痛血瘀者加桃仁、红花;寒甚者,加附子。

(2)厥阴脏寒证:干呕吐涎沫、头痛者,吴茱萸汤主之。

此乃肝寒犯胃,浊阴上逆的证治。外寒直接侵犯厥阴之脏,或者肝脏内有久寒。干呕，为肝寒犯胃，胃失和降所致；吐涎沫，为厥阴寒盛，饮邪不化所致，临床所见可以有两种情况。一是口中泛吐清涎冷唾，二是从胃中泛出清冷涎沫。这里的头痛，当是巅顶疼痛，由于厥阴之脉连目系，上出额，与督脉会于巅顶。厥阴寒盛，饮邪不化，浊阴循经上扰清窍，则见巅顶作痛，痛连目系为特征，而且夜间发作或加重。证为肝寒犯胃，浊阴上逆，治以吴茱萸汤暖肝、温胃、降浊。

　　吴茱萸汤在《伤寒论》中有三处记载：一见于阳明虚寒"食谷欲呕"；二见于少阴寒邪犯胃、胃气上逆、剧烈呕吐，出现了"吐利，手足逆冷，烦躁欲死"；三见于本条厥阴肝寒犯胃，浊阴上逆。三条临床表现虽不尽相同，但肝胃两寒、浊阴上逆的病机都是一致的，故均用吴茱萸汤暖肝温胃、散寒降浊。

　　（3）厥阴经脏两寒证：若其人内有久寒者，宜当归四逆加吴茱萸生姜汤。本证成因是厥阴肝脏内有沉寒，肝血不足，复受外寒。

　　本条紧接当归四逆汤证而来。内有久寒，是指厥阴肝脏原有沉寒痼冷，又有血虚寒凝肝经，于是形成了经脏两寒证。厥阴经寒用当归四逆汤；厥阴脏寒用吴茱萸汤；毫无疑问，厥阴经脏两寒，则当用两个方剂的合方，这就是当归四逆加吴茱生姜汤，温经暖脏祛寒。

　　当归四逆汤养血通脉，外散经脉之寒，以复脉回厥；吴茱萸、生姜内散肝胃之寒，以除痼疾。更用清酒和水共同煮药，以增强温通血脉、内散久滞沉寒的功效。

　　在《伤寒论》中用清酒和水共同煮药的方剂共两个，一是炙甘草汤，用清酒煮药，除有温通血脉的功效外，还有行药滞的作用；本方用清酒，主要在于温通血脉而驱散寒邪。

　　现代报道，除用本方治疗雷诺综合征外，有人用其治妇人缩阴，或因感寒而起病，或因房事后感寒而起病，证见少腹拘急、阴户紧缩、自觉向腹内牵引并伴疼痛、手足厥冷、脉微细、舌苔白润者。

（二）厥阴病医案

1.头痛案1

李某，男，19岁。

（1）初诊：2017年7月20日。

【病史】自述3天前连食5杯冰淇淋，当晚即胃部不适，口吐清稀涎沫，凌晨突然开始头痛，痛势剧烈，两目发胀，白天头痛会略微缓解。连续3天如此。曾

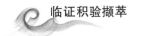

服散利痛,效果不明显。刻下头痛欲裂,胃中泛吐清稀涎沫。

【辨证】舌苔白滑,脉紧。此乃肝胃两寒,浊阴上逆之典型表现,临床比较少见。用吴茱萸汤加减。

【处方】吴茱萸9克,生姜10克,党参10克,茯苓10克,大枣9克,炙甘草6克。5帖。

(2)二诊:半月后其母来就诊,述其服药1帖后头痛即有减轻,5帖后诸症如常。

2.头痛案2

邓某,女,38岁。

初诊:2015年3月15日。

【病史】头顶偏左疼痛反复发作8年,痛处有牵掣和跳动感,剧时卧床不起,两三日一发;每次发作,必服索米痛片才能逐渐缓解。曾经数家医院检查,未予确诊;选用中、西药物,始终未能控制发作。刻诊:头痛愈发愈频,精神不振,颜面略带虚浮,纳食、二便尚可,月经基本正常,舌淡红苔薄白,脉弱。

予服补中益气汤合归脾汤加川芎、菊花、蔓荆子6帖无效。

考虑头痛有年,或宜缓图,嘱其每日服补中益气丸和归脾丸各10克。连服1月,面色转红润,精神亦振作,而头痛发作如故。不得已再详询病史,当问及"头痛时恶心呕吐否"时,患者答:"不呕吐,只觉恶心,痛剧时吐出清水少许。"余茅塞似开,复察其舌脉,固无寒象,然亦无任何热象。于是以吴茱萸汤原方试之:吴茱萸10克,生姜各12克,党参30克,大枣30克。

嘱其试服1帖,少量频服,如有不良反应,立即停药。

1周后患者来告,服完1帖,无不良反应,头痛已6日未发。今日痛1次,甚轻微,亦不恶心,未服索米痛片,约半小时痛渐止。效不更方,续予上方3帖,观察1月,头痛未发。

本例头痛,实无肝胃虚寒、浊阴上逆之全身证候和舌脉,却有气血不足之象。但补益气血,头痛依然如故;独投吴茱萸汤,竟获痊愈。辨证之关键,在于抓住特征性证候——头痛伴恶心、呕吐清水。

第三节　脏腑辨证理论

辨证论治是中医学的核心思想,是在中医学理论指导下对疾病进行因时、因地、因病、因证而施行的个体化治疗,体现疗效最大化,也是中医学整体观念的具体体现。

中医学经历了上千年的积累和发展,历代医家不断探索、研究,基本形成较完善的脏腑辨证方法、理法方药或症因脉治。

脏腑辨证是中医学内科最常用的辨证方法。脏腑辨证涉及脏腑的生理、病理特点,反映阴阳、气血失调及有害产物对脏腑的损害。故脏腑辨证要结合藏象学说理论进行具体的辨证研究,具有将证型定位从而有利于理法方药的具体实施。

一、心

心乃君主之官,心主神明,为五脏六腑之大主。心主血脉,心主言。心藏神为精神之所居。心开窍于舌,其华在面。汗为心液,心恶热,喜伤心,心包代为受邪。心合小肠,心肾相交,苦入心,小肠主受承,分清泌浊。心常见病证:心悸、失眠、胸痹、癫狂、梦遗以及心与肺、脾、肝、肾四脏相互影响的病证。

1. 心气不足

【主症】心悸气短、胸闷不舒、自汗、脉细弱或结代等。

【方药】《伤寒论》记载的炙甘草汤:生地、麦冬、炙甘草、桂枝、生姜、人参、火麻仁、大枣、阿胶、白酒。《局方》记载的人参养荣汤:人参、白术、白茯苓、熟地、当归、白芍、黄芪、肉桂、五味子、远志、陈皮、生姜、大枣、甘草。

2. 心阳不振

【主症】以心悸不安、胸闷气短、面色苍白、形寒肢冷等症为主。

【方药】《伤寒论》记载的桂枝甘草龙骨牡蛎汤:桂枝、炙甘草、牡蛎、龙骨;真武汤:白茯苓、芍药、生姜、附子、白术。

3. 心阳虚衰

【主症】恶寒肢冷、心悸喘促、苔白、脉数。

【方药】《伤寒论》记载的四逆汤:附子、干姜、甘草。《景岳全书》记载的人参四逆汤:人参、附子、甘草、炮姜。

4. 心阴不足

【主症】怔忡心烦、失眠、口干;阴虚火旺者见低热、盗汗、颧红。

【方药】天王补心丹:人参、玄参、丹参、天冬、麦冬、生地、白茯苓、桔梗、五味子、远志、当归、柏子仁、酸枣仁。

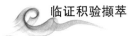

5．心血亏虚

【主症】头晕、心悸、脸面无华、倦怠乏力、舌淡红、脉细弱，亦见于热病后心阴、心血俱亏。

【方药】《内外伤辨惑论》当归补血汤：黄芪、当归；《千金要方》记载的生脉散：人参、麦冬、五味子。

6．心肾不交

【主症】多梦、心烦、失眠、怔忡、心悸、遗精等。

【方药】《韩氏医道》记载的交泰丸：黄连、肉桂。

7．心脾两虚

【主症】心悸、健忘、失眠、多梦、食欲缺乏、腰酸、倦怠、面黄。

【方药】《济生方》记载的归脾汤：党参、黄芪、白术、茯神、酸枣仁、龙眼肉、木香、炙甘草、生姜、大枣。

8．心肺气虚

【主症】心悸气短、咳嗽、胸闷、倦怠乏力、面色㿠白或暗滞，甚则口唇暗，舌质淡暗。

【方药】《博爱心鉴》记载的保元汤：人参、黄芪、肉桂、生姜、甘草。

9．心虚胆怯

【主症】心悸、善惊易恐、坐卧不安、少寐多梦。

【方药】《医学心悟》记载的安神定志丸：白茯苓、茯神、远志、石菖蒲、人参、龙齿。

10．心火移肠

【主症】烦热、咽干、口舌生疮、小便不畅、血尿或见尿短赤。

【方药】《小儿药证直诀》记载的导赤散：生地、淡竹叶、木通、甘草；《医宗金鉴》记载的泻心导赤散：生地、淡竹叶、木通、黄连、甘草。

11．瘀阻心脉

【主症】胸闷、手臂关节痛、苔滑、脉滑。

【方药】《金生指迷方》记载的指迷茯苓丸：枳壳、半夏、风化硝、生姜；《金匮要略》记载的瓜蒌薤白白酒汤：瓜蒌、薤白、白酒、半夏。

12．寒闭心脉

【主症】恶寒肢冷、胸背痛、胸闷、苔白、身痛拘急，或项强、腰背痛。

【方药】《伤寒论》记载的当归四逆汤：当归、桂枝、细辛、芍药、通草、甘草、大枣。

13. 水气凌心

【主症】心悸气短、喘促、下肢水肿，或咳嗽痰多。

【方药】《伤寒论》记载的茯苓桂枝白术甘草汤：白茯苓、桂枝、白术、甘草；《伤寒论》记载的真武汤合《金匮要略》记载的葶苈大枣泻肺汤：附子、白术、白芍、葶苈子、生姜、大枣。

14. 心血瘀阻

【主症】心悸怔忡、心胸憋闷、刺痛、痛引肩背、唇舌暗紫。

【方药】《医林改错》记载的血府逐瘀汤：桃仁、红花、当归、生地、芍药、川芎、柴胡、枳壳、桔梗、牛膝、甘草；《素庵医案》记载的桃仁红花煎：桃仁、红花、赤芍、当归、川芎、生地、丹参、香附、延胡索、青皮。

15. 邪入心包

【主症】高热、舌绛无苔、神昏抽搐、舌强、谵语、狂妄。

【方药】《千金要方》记载的犀角地黄汤：犀角、生地、赤芍、丹皮；《温病条辨》记载的安宫牛黄丸。

16. 痰迷心窍

【主症】神昏意识不清、痰鸣气急或癫狂、脉弦滑。

【方药】《济生方》记载的导痰汤：陈皮、半夏、白茯苓、枳实、南星、石菖蒲、远志、甘草；《养生主论》记载的礞石滚痰丸：青礞石、沉香、大黄、黄芩、朴硝。

二、肝

肝属木，为刚脏，体阴而用阳。肝主疏泄，主升发，主谋虑，为将军之官。肝主筋，藏血。肝开窍于目，其华在爪。肝藏魂，肝主惊，其志在怒，在液位泪。酸入肝，肝恶风，肝肾同源，肝合胆。

常见病证：中风、眩晕、头痛、痉证、癫狂、厥证、积聚、鼓胀、耳鸣、耳聋、郁证、黄疸。肝与心、脾、肺、肾四脏相互影响而产生的病证。

1. 肝气郁结

【主症】胁痛、呕逆、腹痛、腹胀、便泻、便后不畅。

【方药】《景岳全书》记载的柴胡疏肝散：柴胡、芍药、枳壳、香附、川芎、甘草；

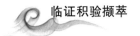

痛泻要方：陈皮、防风、白术、白芍。

2．肝阳上亢

【主症】眩晕、耳鸣、目赤、目糊、面部升火、情绪易急、脉弦。

【方药】《杂病诊治新义》记载的天麻钩藤饮：天麻、钩藤、生石决明、牛膝、桑寄生、杜仲、生栀子、黄芩、益母草、茯神、夜交藤。

3．肝火上炎

【主症】胁痛、呕吐、眩晕、头痛、易怒、吐衄、突发耳聋。

【方药】《内科摘要》记载的丹栀逍遥散：丹皮、生栀子、当归、白芍、柴胡、白茯苓、白术、甘草、薄荷、生姜。

4．肝风内动

【主症】眩晕、偏头痛、麻木、晕厥、痉挛、瘛疭舌歪抖动。

【方药】《温病条辨》记载的大定风珠：生地、麦冬、阿胶、芍药、火麻仁、炙甘草、龟板、鳖甲、牡蛎、五味子、鸡子黄;《医学衷中参西录》记载的镇肝息风汤：龟板、龙骨、牡蛎、代赭石、牛膝、玄参、芍药、天冬、川楝子、麦芽、茵陈、甘草。

5．肝胆湿热

【主症】寒热口苦、胁痛、呕恶、烦怒、尿赤、便秘、目赤肿痛、舌红苔黄。

【方药】《医宗金鉴》记载的龙胆泻肝汤：龙胆草、生栀子、黄芩、柴胡、生地、车前子、泽泻、木通、当归、甘草。

6．肝脉寒凝

【主症】少腹胀痛、睾丸坠胀、阴囊收缩、头痛吐涎沫,食后呕恶。

【方药】《景岳全书》记载的暖肝煎：肉桂、小茴香、生姜、乌药、当归、枸杞、白茯苓、沉香。

7．肝阴不足

【主症】眩晕、头痛、视物模糊、眼干、夜盲、经闭、耳鸣、胁痛。

【方药】《医宗金鉴》记载的补肝汤：熟地、芍药、当归、川芎、麦冬、酸枣仁、木瓜、甘草。

8．肝气犯胃

【主症】胁痛、胸闷、腹胀、易怒、脘痛、吐酸、厌食。

【方药】《伤寒论》四逆散：柴胡、枳实、芍药、甘草;《丹溪心法》记载的左金丸：黄连、吴茱萸。

9. 肝脾不和

【主症】肝气犯胃日久不愈,渐见四肢倦怠、大便糖稀、面色不华等。

【方药】《局方》记载的逍遥散:当归、白芍、柴胡、白茯苓、白术、薄荷、甘草、生姜;《局方》记载的柴芍六君汤:党参、白术、白茯苓、甘草、陈皮、半夏、柴胡、白芍。

10. 肝胆不宁

【主症】虚烦不得眠、噩梦惊恐、易惊善恐、短气乏力。

【方药】《金匮要略》记载的酸枣仁汤:酸枣仁、白茯苓、知母、川芎、甘草。

11. 肝火犯肺

【主症】咳逆上气、干咳为主,面部烘热、面赤痰粘、咽喉不畅、胁痛、口干苦。

【方药】《小儿药证直诀》记载的泻白散:桑白皮、地骨皮、甘草、粳米;《医方集解》记载的黛蛤散:青黛、蛤蚧粉。

12. 肝络瘀阻

【主症】腹胀或臌、唇绀、腹水或癥瘕。

【方药】《证治准绳》记载的调营饮:赤芍、川芎、当归、莪术、延胡索、槟榔、瞿麦、葶苈子、桑白皮、丹参、大黄。

13. 肝肾阴虚

【主症】眩晕头胀、视物不清、耳鸣、失眠、腰膝疼痛或兼五心烦热、盗汗、舌红少津等阴虚火旺症状。

【方药】《景岳全书》记载的左归饮:地黄、淮山药、山茱萸、白茯苓、枸杞子、甘草;阴虚火旺者以《丹溪心法》记载的大补阴丸为主:龟板、熟地、知母、黄柏、猪脊髓。

三、脾

脾为中土,为后天之本。脾为生化之源,脾主运化,脾气散精,旁灌四脏,脾为胃行其津液。脾主四肢、肌肉。脾主清,脾统血,脾藏营,脾胃为仓廪之官,五味出焉。脾恶湿,甘入脾,开窍于口,其华在唇、四白。在志为思,在液位涎。脾合胃,脾胃常常同时为证型。常见病证:泄泻、湿阻、呕逆、胃痛、痰饮、便血等。

1. 脾胃气虚

【主症】倦怠少气、食少腹胀、便溏、脉缓。

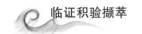

【方药】《医学正传》记载的六君子汤：人参、白术、白茯苓、甘草、陈皮、半夏、生姜、大枣；《医方集解》记载的香砂六君子汤、归芍六君子汤、柴芍六君子汤等。

2．脾胃虚衰

【主症】恶寒肢冷、面色少华、脘冷、泛吐清水、纳呆、便稀、少气懒言、小便清长。

【方药】《伤寒论》记载的理中丸：人参、干姜、白术、甘草；《局方》记载的附子理中丸：人参、炮姜、白术、附子、甘草。

3．中气不足（下陷）

【主症】面色泛白、眩晕易汗、短气、倦怠、便溏、坐站腹胀、便意频频、小便淋漓、阴挺、崩漏。

【方药】《脾胃论》记载的补中益气汤：黄芪、白术、陈皮、人参、柴胡、升麻、当归、甘草；《景岳全书》记载的举元煎：人参、黄芪、升麻、白术、炙甘草。

4．脾气不升

【主症】少气懒言、四肢倦怠、短气、食欲缺乏、纳呆、腹满。

【方药】《内外伤辨惑论》记载的升阳顺气散：黄芪、半夏、豆蔻、六神曲、升麻、柴胡、当归、陈皮、黄柏、人参、甘草；补中益气汤：黄芪、白术、陈皮、人参、柴胡、升麻、当归、甘草。

5．脾失健运

【主症】腹胀、纳呆、肠鸣、泄泻或痰饮、四肢水肿。

【方药】《统旨方》记载的补气运脾汤：六君子汤加木香、砂仁、生姜、大枣；《金生指迷方》记载的白术散：白术、白茯苓、橘皮、大腹皮、生姜，或五皮饮去桑白皮。

6．脾不统血

【主症】经量多、崩漏、便血、衄血等慢性病伴出血证。

【方药】《济生方》记载的归脾汤：当归、人参、黄芪、白术、茯神、酸枣仁、远志、木香、桂圆肉、生姜、大枣、甘草。

7．脾虚湿困

【主症】腹胀食少、大便易泻、肢体困重、苔白腻。

【方药】《局方》记载的平胃散：厚朴、苍术、陈皮、甘草；《局方》记载的参苓平胃散：人参、白茯苓、厚朴、苍术、陈皮、甘草。

8. 寒湿困脾

【主症】纳呆脘闷、口腻、身困重滞、大便软溏、呕恶,或有水肿、苔白腻。

【方药】《丹溪心法》记载的胃苓汤:苍术、白术、陈皮、泽泻、白茯苓、桂枝、甘草。

9. 脾约（脾弱胃强，约束津液）

【主症】大便干结、小便频数,证属阴结。

【方药】《伤寒论》记载的麻仁丸:大黄、枳实、厚朴、火麻仁、杏仁、生白芍。

10. 脾湿犯肺

【主症】咳吐痰涎、胸闷气短、胃纳不佳、苔腻、脉滑。

【方药】《局方》记载的平胃散、二陈汤合;《韩氏医通》记载的三子养亲汤:白芥子、莱菔子、苏子。

11. 脾胃虚寒

【主症】少气懒言、腰膝酸冷、便溏,或五更泄泻,或久泻不止。

【方药】《证治准绳》记载的四神丸:补骨脂、吴茱萸、五味子、肉豆蔻、生姜、大枣。

12. 心脾两虚

【主症】心悸、失眠、多梦、健忘、食欲缺乏、面色不华、腰酸倦怠。

【方药】《济生方》记载的归脾丸。

四、肺

肺为"华盖",肺在高位,肺为娇脏,为相傅之官,治节出焉肺朝百脉,主气,司呼吸。肺主肃降,通调水道。肺主行水,肺为水之上源。肺藏魄,肺主皮毛,主一身之表。肺开窍于鼻,其华在毛,在体合皮,在液位涕,在志为忧,肺与大肠相表里。常见病证:咳嗽、感冒、哮喘、肺痈、肺痨、咯血、衄血及大肠病证如便秘、痢疾等。

1. 肺气亏虚

【主症】咳嗽、短气、声音低怯、倦怠懒言、畏风形寒、自汗、易感冒。

【方药】《永类金今方》记载的补肺汤:人参、黄芪、熟地、五味子、紫菀、桑白皮;《世医得效方》记载的玉屏风散:黄芪、白术、防风。

2. 肺阴不足

【主症】干咳少痰或痰夹血丝、咽干、口干、鼻干或咽痒声嘶、颧红、盗汗。

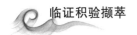

【方药】《温病条辨》记载的沙参麦冬汤:桑叶、沙参、麦冬、玉竹、天花粉、白扁豆、甘草;《医方集解》记载的百合固金汤:生地、熟地、麦冬、当归、百合、芍药、浙贝母、桔梗、甘草。

3.肺气不敛

【主症】久咳不止、气短、自汗。

【方药】《医学正传》记载的九仙散:人参、阿胶、五味子、乌梅、罂粟壳、桑白皮、款冬花、贝母、桔梗、生姜、大枣。

4.风寒束肺

【主症】头痛发热、身痛、腰痛、骨节疼痛、恶风、无汗而喘、头痛发热、汗出恶风。

【方药】《伤寒论》记载的麻黄汤:麻黄、桂枝、杏仁、甘草;《伤寒论》记载的桂枝汤:桂枝、芍药、甘草、生姜、大枣;《外科理例》记载的荆防败毒散:荆芥、防风、羌活、柴胡、前胡、川芎、枳壳、白茯苓、桔梗、甘草。

5.风热犯肺

【主症】咳嗽发热、口渴、咽痛、舌尖红。

【方药】《温病条辨》记载的桑菊饮:桑叶、菊花、连翘、薄荷、桔梗、杏仁、芦根、甘草;《温病条辨》记载的银翘散:金银花、连翘、淡竹叶、芦根、荆芥、淡豆豉、薄荷、牛蒡子、桔梗、甘草。

6.风水犯肺

【主症】恶风、自汗、小便不利或咳喘、一身悉肿。

【方药】《金匮要略》记载的越婢汤:麻黄、石膏、甘草、生姜、大枣;《金匮要略》记载的越婢加术汤:越婢汤加白术;《金匮要略》记载的越婢加半夏汤:越婢汤加半夏。治风热挟饮上逆。症见咳逆上气,喘急甚则目睛胀突如脱出状。

7.燥邪犯肺

【主症】干咳无痰、咽痛、胸胁痛或咯痰带血,两胁窜痛、微恶风寒者为凉燥。

【方药】温燥,《温病条辨》记载的桑杏汤:桑叶、杏仁、沙参、贝母、淡豆豉、生栀子、梨皮、甘草;凉燥,《温病条辨》记载的杏苏散:杏仁、苏叶、半夏、白茯苓、前胡、桔梗、枳壳、陈皮、甘草、生姜、大枣;《医门法律》记载的清燥救肺汤:桑叶、杏仁、人参、枇杷叶、甘草、麦冬、胡麻仁、石膏、阿胶。

8. 痰热阻肺

【主症】发热咳嗽、声急促、痰鸣、咯黄痰、胸膈满闷,甚则呼吸急促、喘促、胁肋作痛、脉滑。

【方药】《统旨方》记载的清金化痰方:瓜蒌、桑白皮、黄芩、生栀子、知母、桔梗、川贝、白茯苓、麦冬、甘草;《景岳全书》记载的桑白皮汤:桑白皮、黄芩、黄连、生栀子、贝母、半夏、苏子、杏仁;《伤寒论》记载的小陷胸汤:瓜蒌、黄连、半夏。

9. 痰湿阻肺

【主症】咳嗽痰涎壅盛、痰白而稀、胸闷或咳逆上气、时时吐浊。胸痹、胸中气塞、短气。

【方药】《金匮要略》记载的皂荚丸:皂荚末制丸;《金匮要略》记载的茯苓杏仁甘草汤:白茯苓、杏仁、甘草。

10. 寒痰阻肺

【主症】咳喘、四肢肿胀、面浮或肿(条文:咳而脉沉者,泽漆汤主之;咳而脉浮着,厚朴麻黄汤主之。)

【方药】《金匮要略》记载的泽漆汤:泽漆、半夏、紫菀、人参、桂枝、白前、黄芩、生姜、甘草;《医学心悟》记载的止嗽散:紫菀、百部、白前、陈皮、桂枝、荆芥、生姜、甘草。

11. 寒饮伏肺,外寒内饮

【主症】恶寒、发热、胸痞、干呕、咳喘或咳逆倚息不得卧。

【方药】《金匮要略》记载的小青龙汤:桂枝、芍药、麻黄、干姜、细辛、半夏、五味子、甘草。

12. 热伤肺络

【主症】咳嗽、咯血、面红、痰黏、胸痛。

【方药】《医方集解》记载的黛蛤散:青黛、蛤蚧;百合固金汤:生地、熟地、麦冬、贝母、当归、芍药、玄参、桔梗、甘草。

13. 肺热化痈

【主症】发热、振寒壮热、汗出烦躁、咳嗽气急、胸满作痛、咳吐浊痰、色黄或脓状、口有腥味。

【方药】《千金要方》记载的千金苇茎汤:芦根、薏苡仁、冬瓜仁、桃仁;《景岳全书》记载的如金解毒散:黄连、黄芩、黄柏、生栀子、桔梗、甘草;《医宗金鉴》记

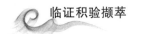

载的仙方活命饮(消痈汤):金银花、防风、白芷、当归、陈皮、甘草、赤芍、贝母、天花粉、乳香、没药、穿山甲、皂角刺。

14. 痰瘀阻肺

【主症】咳喘反复发作、气短、疲乏无力、面暗、舌暗或紫。

【方药】沙参麦冬汤合桃仁四物汤:沙参、麦冬、玉竹、桑叶、白扁豆、天花粉、桃仁、红花、当归、川芎、白芍、生地。

15. 脾虚及肺

【主症】便溏、纳呆、胸闷、少气、咳嗽痰多、倦怠、肢软无力。

【方药】《医学正传》记载的六君子汤:人参、白术、白茯苓、半夏、陈皮、甘草。

16. 肺肾阴虚

【主症】咳嗽夜甚、咽干少痰、口燥、腰膝酸软、动则气促。

【方药】《小儿药证直诀》记载的六味地黄丸:熟地、山茱萸、淮山药、丹皮、白茯苓、泽泻;《千金要方》记载的生脉散:人参、麦冬、五味子。

17. 肝火犯肺

【主症】咳逆上气、干咳为主、面赤烘热、痰黏不畅、咽痛、胁痛等。

【方药】《小儿药证直诀》记载的泻白散:地骨皮、桑白皮、炙甘草、粳米;《卫生鸿宝》记载的黛蛤散:青黛、蛤蚧。

18. 肺实不鸣

【主症】风寒、风热、燥热、湿热等犯肺致肺失宣肃、金实不鸣而致失音。

【方药】《医宗金鉴》记载的鼠粘子汤:牛蒡、僵蚕、浙贝母、玄参、生地、天花粉、射干、连翘、淡竹叶、甘草。

19. 金破不鸣

【主症】失音慢性发展兼肺肾阴虚或肺肾气虚的症状。

【方药】《寿世保元》记载的铁笛丸:当归、生地、熟地、天冬、麦冬、知母、黄柏、诃子、玄参、阿胶、乌梅、白茯苓。

第四节　三大慢性病的基层中医学处理

糖尿病、高血压、冠心病是民众患病率较高的慢性疾病,成为影响民众健康和经济发展的非传染性公共卫生问题,现采用中西医并重的方法对这些基础疾病进行积极干预。中医学运用"治未病"理念处理三大慢性疾病体现出一定的优势。此概要讲述中医学临床的处理方法。

一、糖尿病(消渴)

消渴病是指以多饮、多尿、多食及消瘦、疲乏、尿甜为主要特征的综合病证。主要病变部位在肺、胃、肾,基本病机为阴津亏耗、燥热偏盛。消渴病日久,病情失控,则阴损及阳,热灼津亏血瘀,而致气阴两伤,阴阳俱虚,络脉瘀阻,经脉失养,气血逆乱,脏腑器官受损而出现疖、痈、眩晕、胸痹、耳聋、目盲、肢体麻疼、下肢坏疽、肾衰水肿、中风昏迷等兼证。该病是一种常见病,发病率高,病程长,并发症多,严重危害民众健康的病证,近年来其发病率有增高的趋势。中医古籍对消渴有较多记述。消渴病名,首见于《素问·奇病论》说:"此人必数食甘美而多肥也,肥者令人内热,甘者令人中满,故其气上溢,转为消渴。"《内经》中约有14篇,分别对消渴的命名、病因、病机、症状、治则、预后等方面进行了论述。消渴的病因:禀赋不足、情志失调、饮食失节、劳欲过度。消渴的病机主要在于阴津亏损,燥热偏盛,以阴虚为本,燥热为标,两者互为因果,阴愈虚则燥热愈盛,燥热愈盛则阴愈虚。《金匮要略》有专篇对消渴的证治进行阐述,立有白虎加人参汤、肾气丸等有效方剂,至今为临床医家所推崇。消渴相当于西医的糖尿病,临床表现基本一致。中医中药在改善症状、防治并发症、提高患者生活质量等方面有一些方法,并取得很好的效果。

(一) 消渴的病因病机

消渴的病机特点:阴虚、津亏、燥热。病变脏腑主要在肺、胃、肾,尤以肾为关键。三脏之中虽有所偏重,但往往又相互影响。

肺主气为水之上源,敷布津液。肺受燥热所伤,则津液不能敷布而直趋下行,随小便排出体外,故小便频数量多;肺不布津则口渴多饮。正如《医学纲目·消瘅门》说:"盖肺藏气,肺无病则气能管摄津液之精微,而津液之精微者收养筋骨血脉,余者为溲。肺病则津液无气管摄,而精微者亦随溲下。"

胃为水谷之海,主腐熟水谷;脾为后天之本,主运化,为胃行其津液。脾胃受燥热所伤,胃火炽盛,脾阴不足,则口渴多饮,多食善饥;脾气虚不能转输水谷精微,则水谷精微下流注入小便,故小便味甘;水谷精微不能濡养肌肉,故形体日渐

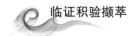

消瘦。

肾为先天之本,主藏精而寓元阴元阳。肾阴亏虚则虚火内生,上燔心肺则烦渴多饮,中灼脾胃则胃热消谷,肾失濡养,开阖固摄失权,则水谷精微直趋下泄,随小便而排出体外,故尿多味甜。

消渴病虽有在肺、胃、肾的不同,但常常互相影响,如肺燥津伤,津液失于敷布,则脾胃不得濡养,肾精不得滋助;脾胃燥热偏盛,上可灼伤肺津,下可耗伤肾阴;肾阴不足则阴虚火旺,亦可上灼肺胃,终至肺燥胃热肾虚,故"三多"之证常可相互并见。

消渴病日久,则易发生以下两种病变:一是阴损及阳,阴阳俱虚。消渴虽以阴虚为本,燥热为标,但由于阴阳互根,阳生阴长,若病程日久,阴损及阳,则致阴阳俱虚。其中以肾阳虚及脾阳虚较为多见。二是病久入络,血脉瘀滞。消渴病是一种病及多个脏腑的疾病,影响气血的正常运行,且阴虚内热,耗伤津液,亦使血行不畅而致血脉瘀滞。血瘀是消渴病的重要病机之一,且消渴病多种并发症的发生也与血瘀密切有关。

(二)消渴的临床表现

消渴病起病缓慢,病程漫长。本病以多尿、多饮、多食、倦怠乏力,形体消瘦,或尿有甜味为其证候特征。但患者"三多"症状的显著程度有较大的差别。消渴病的多尿,表现为排尿次数增多,尿量增加。有的患者是因夜尿增多而发现本病。与多尿同时出现的是多饮,喝水量及次数明显增多。多食易饥,食量超出常人,但患者常感疲乏无力,日久则形体消瘦。但现代的消渴病患者,有的则在较长时间内表现为形体肥胖。

(三)消渴的诊断

(1)凡以口渴多饮、多食易饥、尿频量多、形体消瘦或尿有甜味为临床特征者,即可诊断为消渴病。本病多发于中年以后,以及嗜食膏粱厚味、醇酒炙博之人。若有青少年期即罹患本病者,一般病情较重。

(2)初起可"三多"症状不著,病久常并发眩晕、肺痨、胸痹心痛、中风、雀目、疮痈等。严重者可见烦渴、头痛、呕吐、腹痛、呼吸短促,甚或昏迷厥脱危象。由于本病的发生与禀赋不足有较为密切的关系,故消渴病的家族史可供诊断参考。

（3）查空腹和餐后2小时血糖和尿糖、尿比重、葡萄糖耐量试验等有助于确定诊断。必要时查尿酮体、血尿素氮、肌酐、二氧化碳结合力及血钾、钠、钙、氯化物等。

（四）消渴的中医学治疗

消渴的基本病机是阴虚为本、燥热为标，故清热润燥、养阴生津为治疗大法。《医学心悟·三消》说："治上消者，宜润其肺，兼清其胃"；"治中消者，宜清其胃，兼滋其肾"；"治下消者，宜滋其肾，兼补其肺"。消渴的分型和中医治疗方法如表4-4所示。

表4-4　消渴的中医治疗

分　型	症　状	治　法	代表方	药　物
肺胃燥热	烦渴引饮，消谷善饥，小便频数量多，尿浑而黄，形体消瘦，舌红苔薄黄，脉数	清热生津止渴	消渴方或白虎加人参汤	黄连、天花粉、生地、生石膏、知母、人参、粳米、甘草
脾胃气虚	口渴引饮，能食与便溏，或饮食减少，精神不振，四肢乏力	健脾益气，生津止渴	气味白术散或参苓白术散	党参、白术、茯苓、甘草、葛根、木香、藿香
肾阴亏虚	尿频量多，混浊如脂膏或尿甜，腰膝酸软，乏力，头晕耳鸣，多梦遗精，皮肤干燥，舌红少苔，脉细数	滋养肾阴，益津补血，润燥止渴	六味地黄丸或左归丸	熟地、淮山药、山萸肉、泽泻、丹皮、茯苓、枸杞子、菟丝子、川牛膝、龟板胶
阴阳两虚	小便频数，混浊如膏，甚至饮一溲一，手足心热，咽干舌燥，面容憔悴，耳轮干枯，面色黧黑，腰膝酸软，四肢欠温，畏寒怕冷，甚至阳痿。舌淡苔白而干，脉沉细无力	温阳滋阴补肾	金匮肾气丸或右归丸	桂枝、附子、熟地、山萸肉、淮山药、泽泻、丹皮、茯苓、枸杞子
瘀血阻络	口渴多饮，胸胁刺痛，肢体麻木，或见半身不遂，眩晕耳鸣，肌肤甲错，小便点滴难出，舌质紫暗，或有瘀斑，舌下络脉青紫怒张，脉细涩或结代	活血化瘀	补阳还五汤、血府逐瘀汤	生黄芪、当归尾、赤芍、地龙、川芎、桃仁、红花

消渴多伴有瘀血的病变，故对于上述各种证型，尤其是对于舌质紫暗，或有瘀点瘀斑，脉涩或结或代，及兼见其他瘀血证候者，均可酌加活血化瘀的方药。

如丹参、川芎、郁金、红花、山楂等,或配用降糖活血方。方中用丹参、川芎、益母草活血化瘀,当归、赤白芍养血活血,木香行气导滞,葛根生津止渴。

消渴容易发生多种并发症,应在治疗本病的同时积极治疗并发症。白内障、雀盲、耳聋,主要病机为肝肾精血不足、不能上承耳目所致,宜滋补肝肾、益精补血,可用杞菊地黄丸或明目地黄丸。对于并发疮毒痈疽者,则治宜清热解毒、消散痈肿,用五味消毒饮。在痈疽的恢复阶段,则治疗上要重视托毒生肌;并发胸痹、脑梗死、高血压者更要积极治疗。

(五)中医学养生

1.体格锻炼

增加体力活动可改善机体对胰岛素的敏感性,降低体重,减少身体脂肪量,增强体力,提高工作能力和生活质量。运动的强度和时间长短应根据患者的总体健康状况来定,找到适合患者的运动量及其感兴趣的项目。运动形式可多样,如散步、快步走、健美操、跳舞、打太极拳、跑步、游泳等。

2.体质调理

饮食治疗是各种类型糖尿病治疗的基础,一部分轻型糖尿病患者单用饮食治疗就可控制病情。阴虚燥热者,平时可食用玉米须、苦瓜、葛根、枸杞子、菊花等煎汤代茶清热生津;气阴两虚者,可选用黄芪、麦冬、鲜石斛、枸杞子泡茶;气虚血瘀者,可选用白萝卜、陈皮、佛手、桃仁、当归等益气活血;阳气亏虚者,可选用红参、羊肉、龙眼肉、干姜、韭菜等益气温阳;面浮肢肿者,可食用冬瓜皮、赤小豆、玉米须等利水消肿。

3.药茶、药膳

1)药茶

(1)花粉茶

【配方】天花粉 125 克。

【制作方法】将花粉加工制成粗末,每日 15～20 克、沸水;中泡,盖杯盖焖几分钟即成。

【应用】此品有清热、生津、止渴的功用。主治消渴、身热、烦满、大热,并能补虚安神;适用于糖尿病肺胃燥热,生津止渴作用尤佳。每日代茶频饮,久服效果明显。

（2）玉米须茶

【配方】玉米须 30 克。

【制作方法】将鲜玉米须洗净、晒干备用。需用时,以沸水冲泡代茶饮用。

【应用】玉米须有利尿泄热的作用,适用于糖尿病患者的辅助治疗,经常代茶频饮。

（3）柿叶茶

【配方】柿叶 10 克。

【制作方法】柿叶洗净切碎晒干,沸水冲泡代茶饮。

【应用】此茶可清热凉血,适用于糖尿病上消口渴多饮症。

（4）淮山药茶

【配方】淮山药 30 克。

【制作方法】将淮山药加入适量的水,煎汤代茶饮。

【应用】淮山药有补脾胃、益肺肾的作用,适用于糖尿病患者及老年多尿者。

（5）山楂荷叶茶

【配方】山楂 15 克,荷叶 20 克。

【制作方法】将山楂、荷叶制成粗末. 煎水代茶。

【应用】此方有较明显的降压、调节血脂、消肿的作用,对伴有高血压、血脂紊乱的糖尿病患者有一定疗效,可以经常饮用,并有消暑止渴作用。

（6）枸麦茶

【配方】枸杞子、麦冬各 1 5 克。

【制作方法】将枸杞子、麦冬加水煎约 20 分钟或用沸水泡。

【应用】此品具有益阴补肾通络脉之功,适用于肾虚络阻所致舌短不语、半身不遂、肌肉萎缩型中风后遗症患者,肝肾阴虚型糖尿病患者也可代茶常饮。

2）药饮

（1）苦瓜茶叶饮

【配方】鲜苦瓜 1 个,茶叶 30 克。

【制作方法】将大苦瓜洗净截断去瓤,装入茶叶,再将苦瓜接合,用绳悬挂于通风阴凉处阴干。每次取 6～9 克,水煎或沸水冲泡代茶饮用。

【应用】此品能祛暑清热、止渴生津,主治暑病发热、热病津伤及消渴多饮、多食、多尿等。

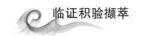

（2）苦菊饮

【配方】鲜芹菜 250 克,鲜苦瓜 60 克,菊花 10 克。

【制作方法】上三味加水煎约 20 分钟。

【应用】此方有清热降糖、降压消脂作用,适用于糖尿高伴高血压病及肝阳上亢型患者。每日 1 帖,代茶频饮。

二、高血压(眩晕)

高血压中医学并无病名,中医学的眩晕、头痛等均属其范畴。高血压是由于情志、饮食内伤、体虚久病、失血劳倦及外伤、手术等病因,引起风、火、痰、瘀上扰清空或精亏血少、清窍失养为基本病机,以头晕、眼花及血压升高为主要临床表现的一类病证。高血压为临床常见病证,多见于中老年人,亦可发于青年人。本病可反复发作,妨碍正常工作及生活,严重者可发展为中风、厥证或脱证而危及生命。中医学虽然没有高血压这一病名,但文献中对其病因、发病机制、症状和防治方法早有记载,如《内经》记载:"诸风掉眩,皆属于肝","肾虚则头重高摇,髓海不足,则脑转耳鸣"。认为本病的眩晕与肝肾有关。《千金方》指出:"肝厥头痛,肝火厥逆,上亢头脑也。""其痛必至巅顶,以肝之脉与督脉会于巅故也……肝厥头痛必多眩晕"。认为头痛、眩晕是肝火厥逆所致。《丹溪心法》记载:"无痰不眩,无火不晕。"认为痰与火是引起本病的另一种原因。以上都说明了中医学对高血压早有认识。

(一) 高血压的诊断

高血压的诊断标准如表 4-5 所示。

表 4-5　高血压的诊断

血　　　　压	JNC 7	2017 ACC/AHA
收缩压＜120 mmHg 且舒张压＜80 mmHg	正常血压	正常血压
收缩压 120～129 mmHg 且舒张压＜80 mmHg	高血压前期	血压升高
收缩压 130～139 mmHg 且舒张压 80～89 mmHg	高血压前期	1 级高血压
收缩压 140～159 mmHg 或舒张压 90～99 mmHg	1 级高血压	2 级高血压
收缩压≥160 mmHg 或舒张压≥100 mmHg	2 级高血压	2 级高血压

注: JNC 7 为《2017 年美国高血压指南更新》;ACC 为美国心脏病学学会;AHA 为美国心脏协会

（二）高血压的病因病机

高血压主症头晕头痛,属中医学头痛、眩晕病证,究其因乃七情所伤、内伤虚损而致,与肝、肾、脾、心四脏密切相关。如长期精神紧张、思虑过度、劳伤心神、耗损肝阴致肝阳上亢;也因过食膏粱厚味、饮酒过度、脾失健运、聚湿生痰、痰浊阻塞经络;或年老体亏、肾水不足、水不涵木、肝失所养、肝阳偏亢;或久病阴损及阳、肝风内动或阴亏风动、扰乱清灵等。高血压发病病机虚实并存,虚为脾肾虚,实则风火相扰、肝木疏泄失常、瘀血阻络。

（三）高血压中医学治疗

高血压的病因病机,《济生方》认为"六淫外感,七情内伤,皆能导致",外因主要与情绪、休息、睡眠有关,内因肝阳上亢、肝风内动、肾精不足、痰浊中阻、瘀血阻络等。高血压的中医学治疗如表 4-6 所示。

表 4-6　高血压的中医学治疗

分　型	症　状	治　法	代表方	药　物
肝阳上亢	眩晕耳鸣,头痛且胀,口苦,失眠多梦,遇烦劳郁怒而加重,甚则仆倒,颜面潮红,烦热多怒,可遇烦劳郁怒加重,肢体震颤,舌红,苔黄,脉弦或数	平肝潜阳,清热息风	天麻钩藤饮加减	天麻、石决明、钩藤、川牛膝、杜仲、桑寄生、黄芩、生栀子、菊花、白芍
气血亏虚	眩晕动则加剧,劳累即发,面色晄白,神疲乏力,倦怠懒言,唇甲不华,心悸少寐,纳少腹胀;舌淡,苔薄白,脉细弱	补益气血,调养心脾	归脾汤加减	党参、白术、黄芪、当归、熟地、龙眼肉、茯苓、大枣、远志、酸枣仁
肾精不足	眩晕日久不愈,精神萎靡,腰膝酸软,少寐多梦,健忘,两目干涩,视力减退,或遗精滑泄,耳鸣齿摇;或颧红咽干,五心烦热,舌红少苔,脉细数;或面色晄白,舌淡,苔白,脉弱	滋养肾阴,益精填髓	左归丸加减	熟地、山药、山萸肉、泽泻、丹皮、茯苓、枸杞子、菟丝子、川牛膝、龟板胶
痰湿中阻	眩晕、头重昏蒙,或伴视物旋转,胸闷恶心,呕吐痰涎,食少多寐,呕吐痰涎;舌苔白腻,脉濡滑	化痰祛湿,健脾和胃	半夏白术天麻汤加减	半夏、陈皮、白术、薏苡仁、天麻

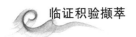

（续表）

分　型	症　状	治　法	代表方	药　物
瘀血阻窍	眩晕、头痛，兼见健忘、失眠、心悸、精神不振、耳鸣、耳聋、面设紫暗，舌暗或有瘀斑，舌下络脉青紫怒张，脉细涩	祛瘀生新、活血通窍	通窍活血汤加减	生黄芪、当归尾、赤芍、地龙、川芎、桃仁、红花、白芷、石菖蒲、全蝎、蜈蚣
阴阳两虚	眩晕、头痛，心悸气短，失眠多梦，视物模糊，耳鸣腰酸，畏寒肢冷、肢体麻木、夜尿频数，舌质暗、苔少，脉沉弦或细数	滋阴补肾	肾气丸加减	熟地、淮山药、茯苓、丹皮、泽泻、山茱萸、肉桂、淫羊藿、杜仲、钩藤

（四）养生调理

患者应控制情绪，避免强烈的精神刺激；饮食不可多进食盐；以淡食及丰富的蔬菜和水果为佳，康复体育疗法是高血压病的有效辅助治疗，以打太极拳、气功、步行、体操为宜。

气功治疗高血压病有肯定的效果，以练松静气功较好，每日 2～4 次，每次20～30 分钟。其他如按时作息，远房事亦至关重要，同时要定期测量血压，以观察血压变化情况。

（五）饮食调治

高血压患者注意少食容易产生胀气的食品，如白薯、干豆等，忌饮浓茶，忌辛辣刺激，忌烟酒，可用下列膳食调治。

1．菊花乌龙茶

杭菊花 10 克，乌龙茶 3 克。上二味，滚水冲泡，不拘时间，代茶饮用。

本茶有清肝明目作用，适用高血压的心肝阳盛型而有头目眩晕症表现之患者。

2．夏枯草煲猪肉

夏枯草 20 克，瘦猪肉 50 克，酱油、糖、醋适量。将猪肉切薄片，与夏枯草同入锅中，加水适量，用文火煲汤。将熟，加入酱油、糖、醋等调料，可作为中、晚餐菜肴食用。

功用与适应证同上。

3. 天麻猪脑羹

猪脑 1 个,天麻 10 克,食盐少许。将猪脑、天麻加水用文火共炖 1 小时,熬成稠厚羹汤,除去药渣,加入食盐调匀,一日内分顿,连脑带汤同食。

本品有补精益髓、平肝息风作用,适用于肝肾阴虚型高血压患者,如有头目晕眩、腰膝酸软、耳鸣遗精诸症的表现。

4. 菟丝子山药汤圆

生山药 150 克洗净,菟丝子 30 克,白糖 150 克,胡椒粉少许,糯米水磨粉 250 克。将生山药蒸熟,剥去皮,放在大碗中,加白糖、胡椒粉少许,以勺压拌调匀成泥馅备用。糯米粉调水适量,揉拌成软料,再与山药馅包成汤圆,菟丝子煎水去渣,加水煮汤圆。可做早餐主食,每次服 100 克。

本品有补益脾肾之功效,适用于脾肾阳虚的高血压患者,表现脾虚食少、遗精尿频、肢冷阳痿等症。

5. 芹菜粥

芹菜连根 120 克左右,洗净切碎,同粳米 250 克煮粥,温热服食,可供早晚餐之用。

适用于高血压病、肝火盛引起的头痛、眩晕、目赤者,有清肝热之功。

6. 洋葱茶

洋葱 10～15 只,切细后放于茶壶,加入八分水用武火煮,沸腾后用弱火煨,煎到水只剩下一半为止,每天代茶喝 1～3 杯,两顿饭中喝最有效。

适用于高血压、头晕、肩胛酸痛。特别是有食积、脾湿的患者尤为合适。

7. 海蜇马蹄汤

海蜇头 60 克,漂洗去咸味,同马蹄(荸荠)等量,煮汤服。

适用于高血压、头晕、口渴、便秘,有痰热者佳。

8. 葛根粉粥

先将新葛根洗净切片,经水磨石澄取淀粉,晒干备用。每次以葛根粉 30 克,粳米 100 克,煮粥。

适用于高血压、冠心病、心绞痛、老年人糖尿病,有降血压清热生津止渴之功。

9. 胡萝卜粥

新鲜胡萝卜适量,切碎,同粳米 250 克煮粥。

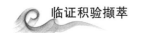

适用于高血压、糖尿病患者有脾虚而消化不良者,常服有延年益寿之功。

10．菊花茶

秋季霜降前,将菊花采摘去蒂,烘干或蒸后晒干,亦可置通风处阴干,然后磨粉备用。每次用10～15克泡茶饮用即可。

适用于高血压、冠心病、肝火头痛、眩晕目暗、风热目赤,有散风热、清肝火之功。

（六）防治要点

（1）高血压病以阴虚阳亢者最为多见,阳亢为标、阴虚为本,标证用药易于见效,治本却须较长时间缓图。同时,不可徒恃药物,还须结合适当的体育锻炼或气功,保持心境愉快开朗,按时作息,饮食有节,从多方面来进行调摄。

（2）高血压病而见气虚症状者亦颇为常见,不可套用滋阴潜阳的方法,以益气升清为主,往往可改善症状,血压亦随之降低。

（3）长期持续的高血压患者有脑出血的危险,宜加注意。

若有肢体麻木、瞬间意识不清、语言蹇塞等中风先兆症状者,应及时治疗,以免发生意外。

三、冠心病（胸痹心痛）

冠状动脉粥样硬化性心脏病简称冠心病,是由于冠状动脉粥样硬化后,管腔变窄,心肌缺血缺氧而引起心绞痛、心肌坏死的病证。冠心病相当于中医学的胸痹心痛,因正气亏虚,饮食、情志、寒邪等引起痰浊、瘀血、气滞、寒凝痹阻心脉,以膻中或左胸部发作性憋闷、疼痛为主要临床表现。轻者偶发短暂轻微的胸部沉闷或隐痛,或为发作性膻中或左胸含糊不清的不适感;重者疼痛剧烈,或呈压榨样绞痛。常伴有心悸、气短、呼吸不畅,甚至喘促、惊恐不安、面色苍白、冷汗自出等。多由劳累、饱餐、寒冷及情绪激动而诱发,亦可无明显诱因或安静时发病。"胸痹"病名最早见于《内经》。

（一）主要临床表现

（1）左侧胸膺或膻中处突发憋闷而痛,疼痛性质为灼痛、绞痛、刺痛或隐痛、含糊不清的不适感等,疼痛常可窜及肩背、前臂、咽喉、胃脘部等,甚者可窜及手少阴、手厥阴经循行部位延至中指或小指,常兼心悸。

(2)突然发病,时作时止,反复发作。持续时间短暂,一般几秒至数十分钟,经休息或服药后可迅速缓解。

(3)多见于中年以上,常因情志波动、气候变化、多饮暴食、劳累过度等而诱发,亦有无明显诱因或安静时发病者。

(二)病因病机概要

冠心病患者,多由过食肥甘、劳逸不当、忧思过度或寒湿伤阳等多种因素长期作用下,逐渐引起心、脾、肝、肾等脏虚损而致病。因久食膏粱厚味,使脾失健运,痰浊内生,上犯心胸而痹阻心脉;过劳或过逸则耗气或伤气而致气机不畅导致血行逆乱;忧思过度耗伤心神,神伤则心无所主,使心脉失养;至于寒湿凝滞,伤及心阳,心阳虚衰,则气血痹阻,不通则痛,故见胸闷剧痛。总之,无论气滞、血瘀、痰浊、寒凝诸因素,最后造成心脉痹阻而发病。病位变化虽在心脏,但本病往往由其他基础疾病引起,如糖尿病、高血压、高血脂、高血黏度等,病机又涉及肝阳亢盛、痰浊内盛、瘀阻脉络等,治疗上化痰行瘀通脉是基础方法,参合其他之法,才能切合胸痹的病机。

(三)中医学治疗

胸痹心痛的基本病机是本虚标实、虚实夹杂,发作期以标实为主,缓解期以本虚为主的特点,治疗原则应先治其标,后顾其本,或标本同治,虚实兼顾。治标常以散寒、化痰、行气、活血为主,扶正固本包括温阳、补气、益气养阴等法。活血通脉是其基本治法。胸痹心痛的中医治疗方法如表4-7所示。

表4-7　冠心病(胸痹心痛)的中医治疗方法

分　型	症　　状	治　法	代表方	药　　物
寒凝心脉	卒然心痛如绞,或心痛彻背,背痛彻心,或感寒痛甚,心悸气短,形寒肢冷,冷汗自出,苔薄白,脉沉紧或促。多因气候骤冷或感寒而发病或加重	温经散寒,活血通痹	枳实薤白桂枝汤合当归四逆汤加减	桂枝、细辛、当归、芍药甘草、枳实、薤白加减

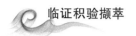

（续表）

分　型	症　状	治　法	代表方	药　物
寒凝心脉	若疼痛剧烈，心痛彻背，背痛彻心，痛无休止，伴有身寒肢冷，气短喘息，脉沉紧或沉微者，为阴寒极盛，胸痹心痛重证即速止痛	温阳逐寒止痛	乌头赤石脂丸	
气滞心胸	心胸满闷不适，隐痛阵发，痛无定处，时欲太息，遇情志不遂时容易诱发或加重，或兼有脘腹胀闷，得嗳气或矢气则舒，苔薄或薄腻，脉细弦	疏调气机，和血舒脉	柴胡疏肝散	香附、川芎、陈皮、柴胡、枳壳、白芍、甘草
痰浊闭阻	胸闷重而心痛轻，形体肥胖，痰多气短，遇阴雨天而易发作或加重，伴有倦怠乏力，纳呆便溏，口黏，恶心，咯吐痰涎，苔白腻或白滑，脉滑	通阳泄浊，豁痰开结	瓜蒌薤白半夏汤合涤痰汤加减	瓜蒌、薤白、半夏、川朴、枳实、桂枝、茯苓、甘草、细辛加减
瘀血痹阻	心胸疼痛、剧烈，如刺如绞，痛有定处，甚则心痛彻背，背痛彻心，或痛引肩背，伴有胸闷，日久不愈，可因暴怒而加重，舌质暗红，或紫暗，有瘀斑，舌下瘀筋，苔薄，脉涩或结代、促	活血化瘀，通脉止痛	血府逐瘀汤加减	当归、川芎、桃仁、红花、赤芍、柴胡、枳壳、桔梗、牛膝、生地加减
心气不足	心胸阵阵隐痛，胸闷气短，动则益甚，心中动悸，倦怠乏力，神疲懒言，面色㿠白，或易出汗，舌质淡红，舌体胖且边有齿痕，苔薄白，脉细缓或结代	补养心气，鼓动心脉	保元汤和甘麦大枣汤加减	生黄芪、人参、甘草、肉桂、当归加减
心阴亏损	心胸疼痛时作，或灼痛，或隐痛，心悸怔忡，五心烦热，口燥咽干，潮热盗汗，舌红少泽，苔薄或剥，脉细数或结代	滋阴清热，养心安神	天王补心丹合炙甘草汤加减	生地、玄参、天冬、麦冬、人参、炙甘草、茯苓、柏子仁、酸枣仁、五味子、远志、丹参、当归、桔梗加减
心阳不振	胸闷或心痛较著，气短，心悸怔忡，自汗，动则更甚，神倦怯寒，面色㿠白，四肢欠温或肿胀，舌质淡胖，苔白腻，脉沉细迟	补益阳气，温振心阳	参附汤合桂枝甘草汤加减	人参、附子、桂枝、甘草加减

（四）中医学养生

1. 合理安排生活作息

合理安排生活作息,保持环境安静,适当进行体育锻炼,运动量要循序渐进,以不引起心绞痛为原则,避免因突然剧烈运动及重劳动而增加心脏负担,引起心绞痛发作或加重病情。冬春寒冷季节,应避免逆风散步。

心肌梗死急性期,患者必须绝对卧床休息,进食易消化饮食,保持大便通畅。如无并发症的患者,发病后 2～3 天可进行早期适度活动,由自我翻身到使用床上小桌洗脸,饮食调理方面应减少食量,避免食用过多的动物脂肪和胆固醇,饮乌龙茶可分解脂肪帮助消化,对便秘也有疗效。降低血脂、防止动脉粥样硬化是防治冠心病的关键,如服用大量维生素 C、海带、大蒜、洋葱、香菇等。

2. 饮食调治

下列膳食可根据患者的证型和体质,选择配合治疗,并有预防、调理之用。

（1）葛根海带汤:新鲜葛根 250 克、海带 50 克煮汤,放少许盐和调味品佐膳。适用于高血压、冠心病、心绞痛患者,特别对有阳明经之热邪的患者尤为合适。

（2）薤白粥:粳米 100 克煮粥,半熟时加入薤白 10～20 克,同煮熟食用。适用于冠心病胸闷不适或心绞痛,有宽胸行气止痛的作用。

（3）瓜葛红花酒:瓜蒌皮 25 克,葛根 25 克,红花 15 克,延胡 20 克,桃仁 20 克,丹参 30 克,檀香 15 克。将上药装入一大瓶内,加入高粱酒 800～1 000 毫升,泡 1 个月后取酒内服。每次服 10 毫升,每晚 1 次,同时用此酒擦膻中穴 1 次。连用 7～10 天。本品有行气活血、化瘀通络作用,适用于本病之气滞血瘀患者服用。

（4）香菇桃仁汤:香菇 100 克,桃仁 6 克,甜杏仁 10 克,葱、姜、盐、味精适量。将桃仁、杏仁水浸去皮,入锅先煮 10 分钟,捞去浮沫,加油、盐、姜再煮 10 分钟,入香菇煮 5 分钟,起锅时加入葱花味精。如同佐餐菜肴食用,连服 7～10 天。本品有理气宽胸、活血化瘀作用,适用于气滞血瘀型的冠心病患者。

（5）洋参汤:西洋参 3 克,麦冬 10 克。将西洋参浸软切成薄片,麦冬切开去心,共入保温杯内,加沸水冲泡 10 分钟后当茶饮,连服 10～15 天。本品有益气养阴、强心定志作用,适用于阴虚阳亢型冠心病患者。

（6）酸枣仁茶:酸枣仁 15 克,玄参 30 克。将二药加水 2 500 毫升煮开,立即盛入暖水瓶中盖严,1小时后当茶服,1日服完。连服3～5天。本品有养心安神作用。对心阴不足所致心烦不眠,口干口苦等冠心病心绞痛患者有效。

(7)菊楂决明饮:生山楂片、草决明各15克,菊花5克,用沸水冲泡半小时后饮用,每日数次。适用于高血压兼有冠心病患者。

(8)龙眼洋参饮:龙眼肉30克,西洋参6克,白糖3克。将三物放入碗中,加盖,在饭锅上反复蒸之,至成膏,每服1匙。适用于冠心病之阴虚有火的患者。

(9)龙眼枣仁芡实汤:龙眼肉、炒枣仁各10克,芡实15克煮汤,睡前食。适用于冠心病之心脾两虚者。

(10)木耳粥:先将银耳5～10克(或黑木耳30克)浸泡半天。用粳米50克、大枣3～5枚煮粥,待煮沸后加入木耳、冰糖少许,同煮成粥。适用于动脉粥样硬化性心脏病和中风患者。

(五)防治要点

(1)体育活动:以步行,体操,打太极拳,气功为宜。有规则的体力活动,有助于控制体重,增加关节活动以及神经肌肉的协调动作,并可减少心绞痛的发作。

(2)戒烟:可以减少冠心病的发生,尤其是心肌梗死患者。

(3)控制高血压:对改善心功能和减少心绞痛发作都很有益处。除服用药物外,控制体重、减少食盐量、戒烟戒酒、增加体力活动等,都可使血压得到控制,但不宜将血压降得过低。

(4)注意饮食:要改善膳食中的不良习惯,长期坚持多吃水果、蔬菜,少吃肥肉、动物油、蛋黄、动物内脏等食品,控制高胆固醇饮食,肥胖者应吃低热量饮食,在医师的指导下减轻体重。

(5)劳逸结合:思想乐观、心情开朗,注意劳逸结合,避免过劳(特别是脑力劳动)和情绪波动。

以上关于冠心病的各项预防措施,在治疗上同样有很大价值。

主要参考文献

［1］张伯礼,吴勉华.中医内科学［M］.北京：中国中医药出版社：北京,2017：
 22,31－21,56－57,99,121,160－162,199－200,257,285,386.

［2］王庆其.内经选读［M］.北京：中国中医药出版社,2004：11－15,20－23,
 66,101－103.

［3］张仲景.中医临床必读丛书·伤寒论［M］.北京：人民卫生出版社,2005：
 15－19,26－37,48－53.

［4］张仲景.中医临床必读丛书·金匮要略［M］.北京：人民卫生出版社,2006：
 8－23,45,118－130,204－206.

［5］李冀,连建伟.方剂学［M］.北京：中国中医药出版社,2016：16－18.

［6］王琦.中医体质学［M］.北京：人民卫生出版社,2005：2245.

［7］中华中医药学会.中医体质分类与判定(ZYYXH/T157—2009)［J］.世界中
 西医结合杂志,2009,4(4)：303－304.

［8］叶任高,陆再英.内科学［M］.北京：人民卫生出版社.2004：862－863.

［9］郝万山.郝万山伤寒论讲稿［M］.北京：人民卫生出版社,2008：11－12,
 32－34,48－53,64－69,72－78,82－83,110－114,136－137,189－203.

［10］叶天士.临证指南医案［M］.北京：中国医药科技出版社,2011：12－13,
 23－24,65－69,102－105.

［11］赵绍琴.赵绍琴临床经验辑要［M］.北京：中国医药科技出版社,2018：
 10－11,24,36－39.

［12］吴瑭.中医临床必读丛书·温病条辨［M］.中国医药科技出版社：北京,
 2005：4－8.

［13］张景岳.景岳全书［M］.北京：山西科学技术出版社,2011：13－16.

[14] 傅山.中医临床必读丛书·傅青主女科[M].北京：人民卫生出版社,2006：10,19－23,46－47.

[15] 张景岳.类经[M].北京：中国医药科技出版社,2011：114－117.

[16] 虞抟.医学正传[M].北京：中国医药科技出版社,2011：94－109.

[17] 吴谦.医宗金鉴[M].北京：中国医药科技出版社,2011：122－124.

[18] 叶天士.名医评点名医丛书：叶天士评点张景岳·景岳全书发挥[M].北京：中国中医药出版社,2012：74－79.

[19] 丁甘仁.丁甘仁医案[M].北京：人民卫生出版社,2007：36－37.

[20] 丁林宝.虎杖萆薢汤治疗湿热蕴结型痛风50例疗效分析[J].上海中医药杂志,2012,46(4)：54－55.

编　后　记

〰〰〰〰〰〰〰〰〰〰〰〰〰〰〰〰〰〰〰〰〰〰〰〰〰〰〰〰〰

　　本书是丁林宝主任近年来在临床教学工作中,由工作室相关成员将其临诊指导记录讲课资料以及从纷繁的门诊病史中采撷整理出来的医案,膏方脉案等一并汇编成册,由上海交通大学出版社付梓。

　　书中内容叙述主要4个方面。医论,是他根植临床以中医经典理论为基础,不断学习勤于思考,以师承为根基,旁涉其他名家先贤之说逐渐形成自己的感悟和经验,并上升至理论上的认识。他擅长于心悸(早搏,即期前收缩)、消化道疾病、瘿病等病种,在治法、用药上有其经验之阐述,蕴含新意,有其特色。录于医论部分的《孟河丁氏内科》一文,是他在国家级中医流派专场的学术报告,高度概括了丁甘仁先生的学术精髓、组方和用药特色,字里行间,可窥视其研学"孟河丁氏内科"达于精深之境。

　　验方用药介绍,则是丁林宝主任通过长期临床实践提炼而得的经验结晶,他作为孟河丁氏内科后人,虽生亦晚,由已故著名老中医孟河丁氏内科嫡传弟子方宝华、席德治教授再传,既入丁氏内科殿堂良久,而得其堂奥,深受学术思想熏陶和影响,医风秉承了"醇正和缓"的传统,处方用药往往于平淡之中藏其机颖,绳有法度。介绍的药物从前辈继承沿用于临床至今,或揭其未备之余蕴,也有参以当代科学研究成果在临证运用中体会新识,还有其他通过临床筛选的单方或验方,经实践检验行之有效,运用得当,往往事半功倍,堪为临床参考。

　　医案部分,由门诊医案和膏方脉案组成,是本书重要组成部分。从中反映了丁林宝主任一些学术思想和观点、医术的特长特色等。所录医案是从近3年临诊中搜集所得,从另一个角度讲,这是他从医至今的厚积薄发,通过自身不懈努力、实践给予他声誉和影响力。患者接踵而至,业务繁忙,户限为穿。膏方是丁林宝主任临床见长的医疗能力,膏方门诊十几年,入冬找他开膏方的患者络绎不绝。本书载膏方脉案 24 例,从结构、用药数量、剂量,有鲜明的中医传统。寓治于补中,将脏腑辨证、气血阴阳辨证、肾命学说,邪正标本平衡理论贯彻于处膏方之中。在医论篇中,他著有《概论膏方》一文,指出膏方要处理好温凉平衡,气机动静升降之平衡,膏方中务必重视脾胃和肾,这也是他处膏方的经验之谈,在膏方脉案中,这些学术思想有所体现。

最后基础带教部分,是根据基层中医所处实情,对常见的三大慢性疾患,糖尿病、高血压、冠心病提出中医处理方法以及养身防变的措施,将"治未病"理念贯彻其中,可供参考。伤寒六经辨证运用、温病卫气营辨证概要、脏腑辨证要点等基础理论讲解均摘汇于此篇中,原是临床带教所用,或对中医临床的医学者亦有所启发,故辑录之。

将丁林宝主任临床教学资料整理成书,一直是我们工作室的心愿,旨在利于后继的学习传承工作深入下去。成书过程中,得到上海广德中医门诊部支持和帮助,值此诚表谢忱。囿于水平,书中内容有粗疏不妥之处,诚望指正并请谅之。

丁林宝　上海市基层名老中医传承研究工作室

2019 年 1 月